全国中医药行业高等教育"十四五"创新教材

医学统计设计与
数据分析的SPSS应用

（供中医学、针灸推拿学、中西医临床医学、中药学、药学、临床医学、口腔医学、医学影像学、医学检验技术、康复医学、护理学、心理学、管理学等专业用）

主　编　魏高文（湖南中医药大学）

　　　　　魏歆然（湖南中医药大学第一附属医院）

副主编　闫国立（河南中医药大学）

　　　　　齐宝宁（陕西中医药大学）

　　　　　王成岗（山东中医药大学）

　　　　　李瑞锋（北京中医药大学）

　　　　　李云耀（湖南交通工程学院护理学院）

　　　　　刘　菲（河北中医学院）

　　　　　朱　旭（湖南中医药大学）

　　　　　任　森（长沙卫生职业学院）

全国百佳图书出版单位
中国中医药出版社
·北 京·

图书在版编目（CIP）数据

医学统计设计与数据分析的 SPSS 应用/魏高文，魏歆然主编 . —北京：中国中医药
出版社，2022.9
全国中医药行业高等教育"十四五"创新教材
ISBN 978-7-5132-7737-2

Ⅰ.①医…　Ⅱ.①魏…　②魏…　Ⅲ.①医学统计-统计分析-软件包-高等学校-教材
Ⅳ.①R311

中国版本图书馆 CIP 数据核字（2022）第 146413 号

中国中医药出版社出版

北京经济技术开发区科创十三街 31 号院二区 8 号楼
邮政编码　100176
传真　010-64405721
河北品睿印刷有限公司印刷
各地新华书店经销

开本 787×1092　1/16　印张 22　字数 494 千字
2022 年 9 月第 1 版　2022 年 9 月第 1 次印刷
书号　ISBN 978-7-5132-7737-2

定价　76.00 元
网址　www.cptcm.com

服 务 热 线　010-64405510
购 书 热 线　010-89535836
维 权 打 假　010-64405753

微信服务号　zgzyycbs
微商城网址　https：//kdt.im/LIdUGr
官 方 微 博　http：//e.weibo.com/cptcm
天猫旗舰店网址　https：//zgzyycbs.tmall.com

如有印装质量问题请与本社出版部联系（010-64405510）

全国中医药行业高等教育"十四五"创新教材

《医学统计设计与数据分析的SPSS应用》编委会

　　　　　　　徐　刚（江西中医药大学）

　　　　　　　曹治清（成都中医药大学）

　　　　　　　潘　江（湖南中医药大学第一附属医院）

学术秘书　李　鑫（湖南中医药大学）

　　　　　　　盛蓉蓉（湖南中医药大学第一附属医院）

编写说明

医学统计学（Medical Statistics）或卫生统计学（Health Statistics）是应用数理统计的原理与方法，研究居民健康状况以及卫生服务领域中数据的收集、整理和分析表达的科学。它是研究随机现象数量规律性的方法学与艺术，对于培养学生统计思维，做好研究设计、资料搜集、整理、分析与表达、论文阅读与写作等均具有至关重要的作用。随着电子计算机科学的飞速发展和普及应用，统计软件在医学科研设计和数据统计分析中的应用也越来越广泛。

SPSS 统计分析软件是目前世界上最早、最通用、最权威、操作简便的统计分析软件之一。据调查，目前国内外的 SPSS 类教材仅仅局限于统计分析，本书以 SPSS 25.0 为操作工具，分三个模块介绍其应用：SPSS 基础、SPSS 在医学科研设计中的的应用、SPSS 在医学数据统计分析中的应用，在数据分析时，首先明确分析思路，然后介绍操作步骤，最后示范结果呈现。以实例对应用过程进行演示，并在各章节配备相应的习题供学生训练，有助于学生在较短时间内掌握 SPSS 中的方法选择、操作和输出结果的解读，使学生掌握统计数据分析的现代化手段，同时帮助学生更好地理解统计学的内容，在较短时间内掌握 SPSS 在医学中的应用。

本教材的编写，按照科研的思路流程编排内容，结合统计软件协助科研设计和统计分析，突出"创新性、导向性、实用性"的编写宗旨。全书的内容结构分为三个模块：第一章介绍 SPSS 软件的特点、功能、主要窗口和对话框、数据文件的建立、数据文件的管理等基础知识，第二章介绍 SPSS 在医学科研统计设计中的应用，第三至十八章介绍 SPSS 在医学数据分析中的应用，各章节的软件有关界面的截图，统一采用图序标记。本教材具体编写分工如下：第一章由刘菲、魏高文编写，第二章由邓思思编写，第三章由魏高文、曹治清、徐刚编写，第四章由王晓波编写，第五章由齐宝宁编写，第六章由张志刚编写，第七章由闫国立、于博编写，第八章由王成岗编写，第九章由杨吉星编写，第十章由魏歆然、潘江编写，第十一章由陈婷婷编写，第十二章由魏高文、王瑾瑾、朱继民编写，第十三章由秦露露编写，第十四章由王瑾瑾编写，第十五章由魏高文、任森编写，第十六章由朱旭、李瑞锋编写，第十七章由朱旭、赵铁牛编写，第十八章由陈书、杨琬芳编写，附录部分主要由魏歆然、李鑫、盛蓉蓉负责搜集整理。在此，谨向各位编者表示由衷的敬意和真挚的谢意。本书的编写与出版，得到了中国中医药出版社和湖南中医药大学等参编院校的大力支持，并得到了 2019 年湖南省高水平研究生教材建设项目《医学统计设计与数据分析的 SPSS 应用》（2019-95）和 2019 年湖南省研究生优质课程项目《医学统计学》（2019-194）的立项支持，在此一并致以最诚挚的谢意！

本创新教材突出有用、实用、够用的特点，重在理清统计思路，以案例分析为导向，指导学生应用 SPSS 软件进行统计分析，并根据研究目的和资料特征，对计量、计数和等级资料进行灵活转换，尤其注重培养学生严肃认真、实事求是的科学精神，提高科研道德素养，激发学习热情，领悟学习技巧，强化统计思维。为了方便自学和复习巩固，我们还为广大读者建立了《医学统计学》线上共享课，链接为：https：//coursehome. zhihuishu. com/courseHome/1000066837/101359/。本教材可作为本科生、研究生《医学/卫生统计学》《医学科研方法》《SPSS 的医学应用》《医学统计设计与数据分析的 SPSS 应用》《临床流行病学》等课程的教材或辅导材料与作业练习，也可供广大医学科研工作者参考。

诚然，由于医学实践和医学科研的复杂多样性与日新月异，统计软件的内涵本身也异常复杂，而本教材的编委水平与经验有限，再加上日常教学与科研工作压力较大，时间仓促，在编写体例、编写内容及理论与方法的表述等方面难免存在不当或错漏，恳请广大读者批评指正，以便再版时修订提高。

《医学统计设计与数据分析的 SPSS 应用》编委会
2022 年 5 月

目 录

第一章 医学统计学与 SPSS 概述 ▷▷▷▷

统计学（Statistics）是研究随机现象数量规律性的方法学与艺术，对于培养学生统计思维，做好研究设计、资料搜集、整理、分析与表达、论文阅读与写作等均具有至关重要的作用。在当今信息化社会，尤其是大数据时代的到来，统计学知识与技术，已经渗透到自然科学、社会科学以及人类生活的各个领域，人们的日常生活几乎都离不开统计学所提供的信息。只有注重科学证据和统计艺术，才能通过对海量信息的处理来导出科学的结论。医学统计学（Medical Statistics）/卫生统计学（Health Statistics）是应用数理统计的原理与方法，研究居民健康状况以及卫生服务领域中研究设计、数据的收集、整理和分析表达的科学。

随着电子计算机科学的飞速发展和普及应用，统计软件在医学科研设计和数据统计分析中的应用也越来越广泛。SPSS（Statistical Product And Service Solution）是目前世界上最早、最通用、最权威、操作简便的统计分析软件之一。

第一节 医学统计学的基本概念

远古时代，人类为获取食物、分配食物，采用各种原始工具进行计数活动，便是统计实践的萌芽。18 世纪后叶至 20 世纪初期为近代统计学的发展时期，人们开始重视运用统计指标和统计图表对数字资料进行统计描述。20 世纪初期至今为现代统计学的发展时期，特别是 20 世纪中叶以来，随着电子计算机技术的发展和应用，促进了统计学的应用与发展。

一、统计工作与统计学

统计工作是指对数据的搜集、整理和分析的活动，具有信息职能、咨询职能和监督职能。如药品生产经营企业统计药品产量与销售量，医院统计病床使用情况、医疗费用、诊断水平、治疗效果等。统计学是一门搜集数据、分析数据，并根据数据进行推断的科学和艺术，是研究随机现象数量规律性的应用数学。统计学的基本工作步骤包括统计设计、搜集资料、整理资料、分析资料和结果表达等。

法国统计学家 J. Gavarret 于 1840 年出版了《医学统计学》，是世界上第一部医学统计教科书。我国医学统计学的主要奠基人之一郭祖超于 1948 年出版了《医学与生物统计方法》一书，在中国首次系统地介绍了医学统计学，将统计分析与医学研究融为一体，对于医学统计学在中国医学界的推广、应用和提高，起到了不可忽视的启蒙作用。20 世纪 50 年代，我国的官方采用当时苏联的《卫生统计学》名称，因此《医学统计学》和《卫生统计学》在我国并存，随着科学和社会的发展，其内涵和外延都得到了极大的拓展。

医学统计学的研究内容主要包括统计设计和统计分析两个方面。统计设计是根据统计研究的目的和研究对象的特点，明确统计指标和指标体系，以及对应的分组方法和分析方法的统计活动。统计分析主要包括统计描述、统计推断和统计联系，通过对统计数据由浅入深、由点到面的深入分析，以描述数据分布，推断数据变异，挖掘数据联系，帮助我们去粗取精、去伪存真，透过现象去发掘问题的本质。如 2019 年底至 2020 年初，一场突如其来的新型冠状病毒肺炎（corona virus disease 2019，COVID-19）大流行迅速席卷全球，专家们充分利用统计技术分析新冠肺炎流行趋势，指导制定防控措施，客观评价中西医防治措施的效果，筛选出目前最佳的中西医结合治疗方案，对于疫情的有效控制起了关键作用，大量临床观测数据的统计分析也为中医药走向世界提供了有力的科学证据。

二、总体与样本

总体（population）是根据研究目的所确定的同质观察单位某种变量值的集合。观察单位是指被研究的总体中的基本单位，即个体。如观察某社区 60 岁以上男性血压水平，则该社区所有 60 岁以上的男性居民的血压测量值就构成所描述的总体，该地每个60 岁以上的男性居民就是一个观察单位。总体具有同质性、群体性和差异性三个主要特点。

样本（sample）是从总体中随机抽取的具有代表性的个体的集合。一个样本所包含的观察单位数目称为样本（含）量或样本数。抽样研究（sampling study）是从总体中抽取样本，通过对样本的定量或定性测量结果来推断总体的特征。抽样研究的目的是用样本的特征来正确地推断总体的特征，所以样本必须对总体具有良好的代表性，抽样研究时应注意样本的构成分布与总体构成分布基本上保持一致，样本量要足够大，并遵循随机抽样的原则抽取样本。

三、参数与统计量

参数（parameter）是反映总体的统计指标，一般用希腊字母表达，如 μ（总体均数）、σ（总体标准差）、π（总体率）等；统计量（statistics）是反映样本的统计指标，通常用英文字母来表达，如 $\overline{X}$（样本均数）、S（样本标准差）、p（样本率）等。在书写时一般都要用斜体形式。在抽样研究中，样本统计量与总体参数之间总是不可避免地存在着抽样误差。因此，必须作用于统计学技术来估计抽样误差的大小，以得到相对可信的结论。

四、频率与概率

若在相同条件的控制下对某随机事件进行 n 次重复试验，某种结果出现的次数称为频数，频数与总试验次数之比称为频率（frequency），均属于样本统计量。

概率（probability）是反映随机事件发生的可能性大小的度量，用 P 表示，取值范围为 0 ~1 之间。概率属于总体参数，在统计学中，人们通常将 $P \leqslant 0.05$ 或 $P \leqslant 0.01$ 的随机事件称为小概率事件。

第二节 统计资料类型

一、变量类别

变量（variable）是指观察单位的某种特征或属性，即研究的项目或观察指标。变量一般可分为两大类：数值变量与分类变量。分类变量又分为无序分类变量和有序分类变量。数值变量为定量变量，一般为连续型随机变量（continuous random variable），即在某一区间可取任何值的变量，也可为离散型随机变量（discrete random variable），即在某一区间只可取有限的几个值的变量；分类变量为定性变量，为离散型随机变量，又可分为无序分类变量和有序分类变量，无序分类变量按质分类，有序分类变量则按等级顺序进行归类。

变量的观测结果称为变量值（value of variable）或观察值（observed value），如观察某社区 60 岁以上男性舒张压水平，则"血压"为变量，舒张压测量值（如 100mmHg）为变量值。

二、资料类型

资料（data）又称数据，是由变量及其观测结果（变量值）所组成的。统计分析时，主要根据资料类型、设计方法和分析目的等因素来选择合适的分析方法。统计资料一般可分为计量资料、计数资料和等级资料三种类型。

计量资料（measurement data）又称定量资料（quantitative data）或数值型资料（numerical data），是对观察单位用定量方法测定某项指标量的大小所得到的资料。计量资料是由数值变量所构成的，一般是连续型随机变量，也可以是离散型随机变量。

计数资料（enumeration data）又称定性资料（qualitative data）或无序分类资料（unordered categorical data），是将事物按不同的属性归类，清点每一类的数量多少所得到的资料。根据类别数的不同，计数资料分为二分类资料（binary data）和无序多分类资料（unordered categorical data）。计数资料属于离散型随机变量，如体检合格与不合格的人数。

等级资料（ordinal data）又称半定量资料（semi-quantitative data）或有序多分类资料（ordered categorical data），是将事物属性按等级顺序进行归类所得到的资料。由于等级资料最后是以计数的形式来表达资料的，因此也属于离散型随机变量，如按临床疗效等级分为痊愈、显效、好转和无效等来统计例数。

在统计分析时，根据分析的需要，可将各种资料进行相互转化。

第三节　SPSS 的基本功能与运行环境

SPSS（Statistical Product and Service Solution）是目前世界上最早、最通用、最权威、操作简便的统计分析软件之一。SPSS 与 SAS、Stata 并称三大权威统计软件，在社会科学、自然科学、医学等各个领域发挥了巨大作用，世界上许多有影响的报纸杂志广泛认同 SPSS 在科研设计与数据统计分析中的应用，并对其自动统计绘图、数据的深入分析、使用方便、功能齐全等方面给予了高度的评价。

一、SPSS 的研发简史

1968 年，美国斯坦福大学的三位研究生 Norman H. Nie、C. Hadlai（Tex）Hull 和 Dale H. Bent 成功研发出一款统计软件，最初全称为"社会科学统计软件包"（Statistical Package for the Social Sciences），缩写为"SPSS"，并成立了 SPSS 公司，在芝加哥组建了 SPSS 总部。

1984 年，SPSS 总部首先推出了世界上第一个统计分析软件微机版本 SPSS/PC+，开创了 SPSS 微机系列产品的开发方向，极大地扩充了它的应用范围，并使其能很快地应用于自然科学、技术科学、社会科学的各个领域。

2000 年，SPSS 公司正式将软件全称改为"统计产品与服务解决方案"（Statistical Product and Service Solutions），标志着 SPSS 的战略方向做出了重大调整，SPSS 产品服务的领域和深度得到大力拓展。

2009 年，IBM 公司收购了统计分析软件提供商 SPSS 公司，更名为 IBM SPSS Statistics，SPSS 为 IBM 公司推出了一系列用于统计学分析运算、数据挖掘、预测分析和决策支持任务的软件产品及相关服务，有 Windows 和 Mac OS X 等版本，如今其最新版本为 SPSS 26.0，已经成为全球领先的统计分析与数据挖掘产品。

二、SPSS 的基本特点

SPSS 软件的基本特点：Windows 风格的操作界面便于人机交互、操作简便直观易学、数据管理功能强大、统计分析方法全面、功能模块组合灵活、方便的数据接口与其他软件交互性好、输出结果直观好用等。

三、SPSS 的基本功能

SPSS 的基本功能包括统计设计、数据管理、统计分析、图表分析、输出管理等。SPSS 统计分析功能包括描述性统计、均值比较、一般线性模型、相关分析、回归分析、对数线性模型、聚类分析、数据简化、生存分析、时间序列分析、信度分析、多重响应等大类，每类中又分好几个统计过程，比如回归分析中又分线性回归分析、曲线估计、Logistic 回归、Probit 回归、加权估计、两阶段最小二乘法、非线性回归等多个统计过程，而且每个过程中又允许用户选择不同的方法及参数等。SPSS 软件还提供专门的绘图系统，可以根据数据绘制各种图形。

四、SPSS 的运行环境

为保障 SPSS 的正常运行，电脑需具备一定的软硬件条件，其最低软硬件要求如下。

1. 操作系统 Microsoft Windows XP（32 位）、Windows Vista（32 位和 64 位）或 Windows 7（32 位和 64 位）、Windows 8/10（32 位和 64 位）、Mac 等。

2. 硬件系统 以 2 千兆赫兹（GHz）或更高频率运行的 Intel 或 AMD 处理器，4 GB RAM 或更大，800MB 可用硬盘空间。如果安装一种以上的帮助语言，多出的每种语言将需要 150~170MB 磁盘空间。如果使用物理安装介质，则需要 DVD/CD 驱动器。XGA（1024×768）或更高分辨率的显示器。如果要与 IBM SPSS Statistics 服务器连接，则需要运行 TCP/IP 网络协议的网络适配器。

第四节 SPSS 的主要窗口和对话框

一、SPSS 的启动与退出

SPSS 的启动与退出方式与 Windows 操作系统下的一般软件类似，下面以 SPSS 25.0 为例来进行说明。

双击桌面上 SPSS Statistics 25.0 图标，或在"开始"菜单中选择"程序"→IBM SPSS Statistics→IBM SPSS Statistics 25.0 命令。启动界面如图 1-1 所示，该界面给出 SPSS 版本等信息，数据编辑、结果输出等窗口随之启动。SPSS 退出时可选择文件→退出，或单击数据编辑窗口上方"关闭"按钮。

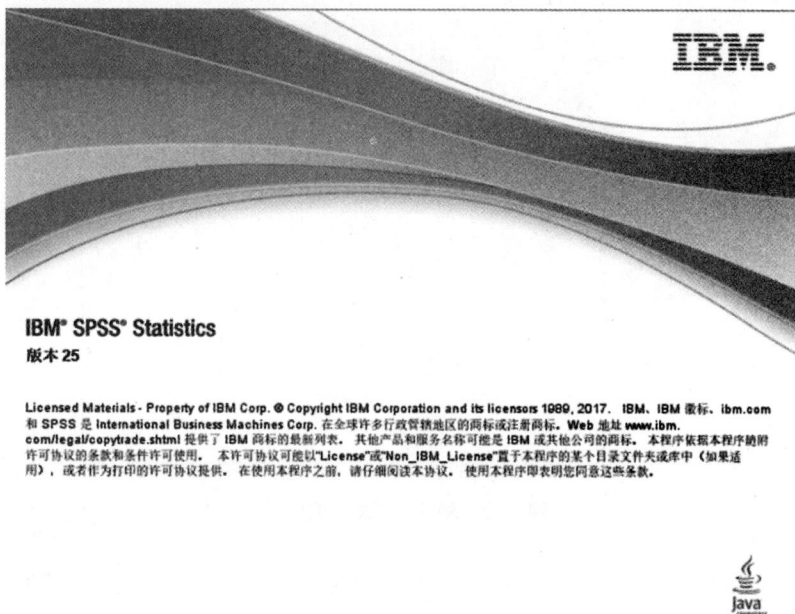

图 1-1 SPSS 25.0 启动界面

二、SPSS 的 5 个主要窗口和对话框

SPSS 在运行使用时主要包括 5 个窗口：数据编辑窗口、结果浏览窗口、对象编辑窗口、语法窗口和脚本窗口。其中数据编辑窗口和结果浏览窗口是最常用到的两个窗口，分别以 "sav" 和 "spo" 为扩展名来进行保存。

1. 数据编辑窗口 SPSS 启动后的第一个窗口，数据处理的主要工作全在此窗口进行。主要包括数据表格、菜单、快捷工具、状态栏等，如图 1-2 所示。此外，它还分为两个视图，数据视图用于显示具体数据；变量视图则专门显示有关变量的信息，如变量名称、类型、格式等。

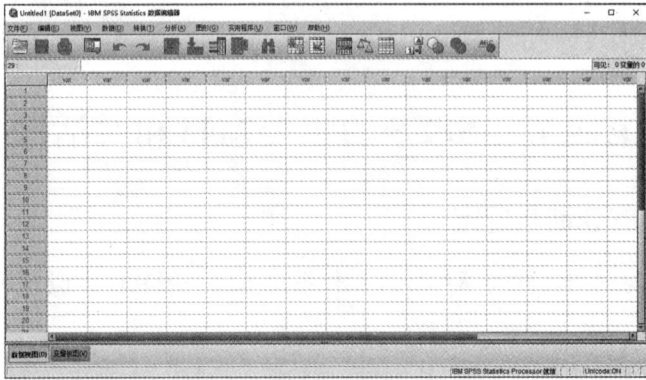

图 1-2　SPSS 数据编辑窗口

2. 结果浏览窗口 此窗口主要用于存放分析结果，如图 1-3 所示。窗口分为两个区：左边的目录区和右边的内容区。

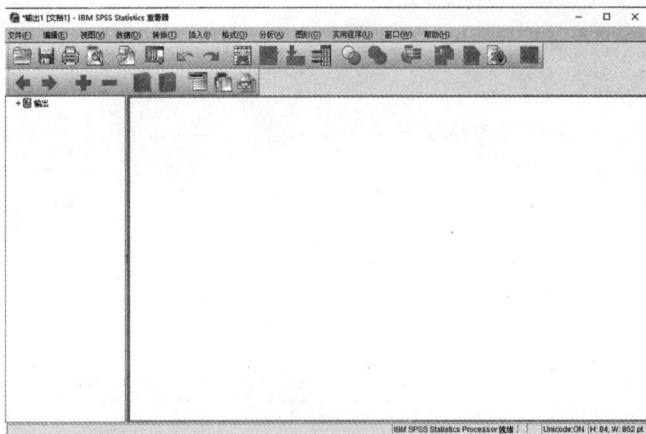

图 1-3　SPSS 结果浏览窗口

3. 对象编辑窗口 双击结果输出窗口中的图形或者表格，可打开对象编辑窗口，对结果中的图形、表格等对象进行相应编辑操作，如图 1-4 所示。

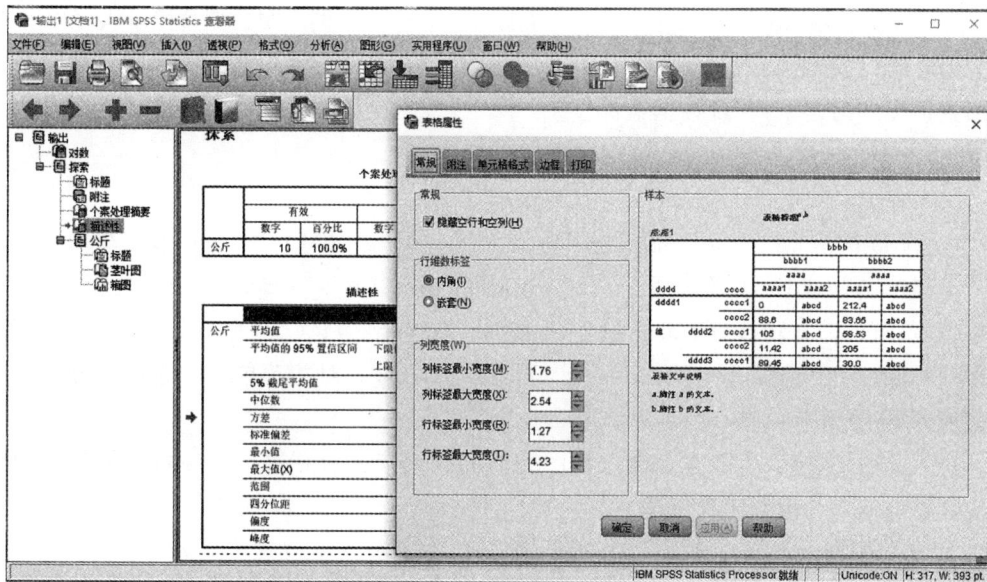

图 1-4　对象编辑窗口

4. 语法窗口　除简单易行的菜单操作，SPSS 还提供语法或程序方式进行统计分析，此法可作为菜单功能的补充，适用于高级统计分析人员。窗口形式如图 1-5（a）所示。依次选择文件→新建→语法，即可弹出窗口，窗口中可进行输入、修改或粘贴 SPSS 命令。

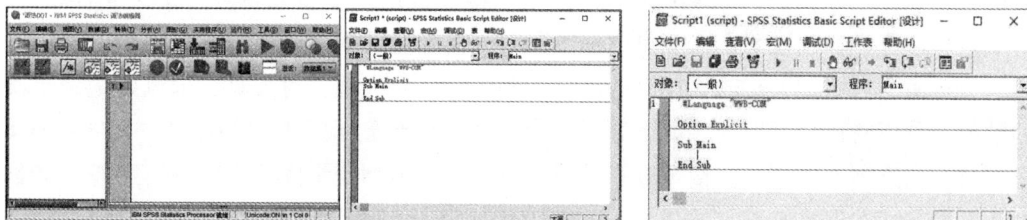

（a）语法　　　　　　　　　　　　（b）脚本
图 1-5　SPSS 语法及脚本窗口

5. 脚本窗口　SPSS 脚本是用 Sax Basic 语言编写的程序，可像 SPSS 宏一样构建和运行 SPSS 命令。通过文件→新建→脚本可打开窗口，形式如图 1-5（b）所示。

第五节　SPSS 数据文件的建立

医学数据是进行医学研究的基础，建立标准的数据库是进行科学分析的前提。一般用于分析的医学数据资料有两种形式，一种是原始资料，需要将其直接录入 SPSS 软件；另一种是已经被录入为其他数据格式的资料，如 EXCEL 文件，需要将其直接读入 SPSS 中。

一、数据的直接录入

打开 SPSS 软件，进入 SPSS 后的第一个窗口就是数据编辑窗口，在空白数据文件中按需要定义变量，输入数据后保存即可。下面以 SPSS 25.0 举例说明数据直接录入过程。

【例 1-1】某医院妇产科记录了婴儿的编号、姓名、性别、出生日期、体重、身长等出生情况，请建立 SPSS 数据文件。

（一）操作步骤

1. SPSS 的启动 开始→程序→IBM SPSS Statistics→IBM SPSS Statistics 25.0。

主菜单主要包括 10 个项目：①文件（File）；②编辑（Edit）；③查看（View）；④数据（Data）；⑤转换（Transform）；⑥分析（Analyze）；⑦图形（Graphs）；⑧实用程序（Utilities）；⑨窗口（Windows）；⑩帮助（Help）。对主菜单进行选择、操作，可以完成 SPSS 的相应功能。

进入 SPSS 程序，左下角有两个视图转换的选项卡，对其进行选择可完成变量的定义及数据的输入，保存后即可建立新的数据库文件。

2. 定义变量 点变量视图（Variable View）选项卡，显示变量定义的信息，每一行表示一个变量的信息。对拟建立数据文件中的所有变量依次定义，包括：①变量名：给变量命名，中、英文均可，要求≤64 个字符，首字符是字母或汉字；②变量类型：根据变量的具体类型在选项卡里选择，常用 Numeric（数值型，系统默认）、String（字符型）和 Date（日期型）等；③变量宽度：系统默认 8，数值型变量取整数位数+小数位数+1，字符型变量根据字符的长度确定，日期型变量取 10；④小数位数：数值型变量默认 2，可根据其保留小数的位数选择，字符型和日期型变量默认 0；⑤变量名标签：对变量名进行解释性说明；⑥变量值标签：对分类变量的每一个取值作进一步的附加说明，上行输入数值，下行输入标签→添加→确定；⑦缺失值：对失真、未测或记录错误的数据，分析时进行特别处理或不分析；⑧列宽：变量显示时占用的宽度，系统默认 8 个字符，注意列宽应该≥变量宽度；⑨对齐方式：数值型变量默认右对齐，字符型变量默认左对齐；⑩度量类型：数值型——数值变量资料、序数型——有序分类变量资料、名词型——无序分类变量资料。本题的变量定义结果见图 1-6。

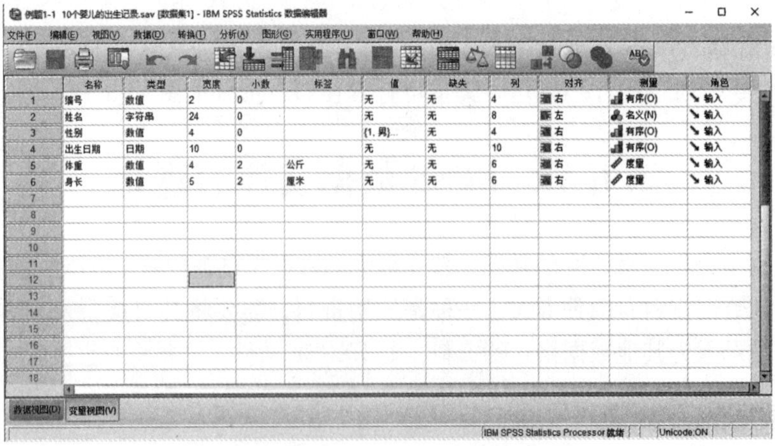

图 1-6 婴儿出生情况变量的定义

3. 输入数据　单击数据视图选项卡，利用上、下、左、右键，或回车、Tab 键输入数据。本题建立的数据库文件如图 1-7 所示。

图 1-7　婴儿出生情况记录

4. 保存数据文件　文件→另存为→输入文件名→保存。

（二）注意事项

1. 将同一观察单位的不同变量输入同一行；不同观察单位的同一变量输入同一列。
2. 频数表资料是一列输入组中值（或变量名），另一列输入对应的频数。

二、数据文件的导入

SPSS 软件可直接导入许多常用格式的数据文件，选择文件→导入数据，系统显示出软件可以直接打开的数据文件格式，如图 1-8 所示。选择文件类型后选中需要导入的文件，软件会按要求打开相应数据，并自动转换为 SPSS 格式。

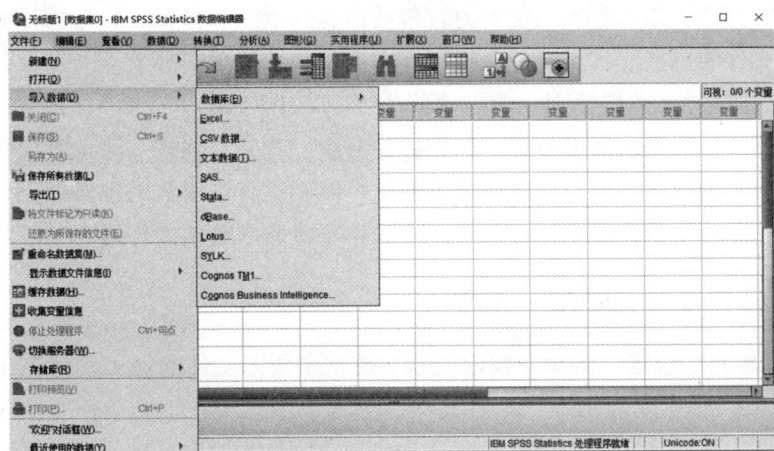

图 1-8　SPSS 可以直接打开的数据类型

三、练习题

【习题 1-1】为研究单味中药对小白鼠细胞免疫功能的影响，把 40 只小白鼠随机分成 4 组，雌雄均衡，用药 15 天后，测定 E-玫瑰花结形成率（E-SFC,%），结果见表 1-1。试对此数据文件建立 SPSS 数据库。

表 1-1　不同中药对小白鼠 E-SFC（%）的影响

动物号	对照组	黄芪组	党参组	淫羊藿组
1	14	35	21	24
2	10	35	24	20
3	12	33	18	22
4	16	29	17	18
5	13	31	22	17
6	14	38	19	21
7	10	35	18	18
8	13	30	23	22
9	9	28	20	19
10	12	36	18	23

第六节　SPSS 数据文件的管理

数据是进行一切医学研究的基础，在建立好数据文件之后，还需要对数据进行必要的整理加工。在统计分析的过程中，由于研究目不同，对同一组数据往往可以从不同角度采用多种统计方法进行分析，这就需要对数据文件进行重新调整或转换，我们把这一过程称为数据管理。数据管理的主要内容包括信息的录入和保存、数据的排列、格式的转换、数据文件的拼接等，是统计分析过程中不可或缺的关键环节。

对于 SPSS 软件，数据管理功能主要集中于"数据"和"转换"两个菜单。其中，前者主要实现文件级别的加工整理，如数据的分组、合并、加权、筛选等操作；后者主要实现变量级别的数据管理，如对原始数据进行四则运算、对数据重新编码、求出变量的秩次等。这些功能往往在统计分析的预处理中起着非常重要的作用。

一、文件管理的"数据"菜单

利用 SPSS 的"数据"菜单，我们可以实现整个数据文件的加工整理工作（菜单形式参见图 1-9）。根据功能特点，可将其项目分为以下几类：①简单命令：包括插入变量、个案、到达某条个案、复制数据集等，大多功能都通过鼠标操作在数据表界面上直接完成，很少使用菜单来调用。②常用的简单过程：包括排序、拆分文件、个案筛选和个案加权，这几个过程在数据整理过程中使用较为频繁。③数据重组向导：用于进行数据转置，或者对重复测量数据进行长型、宽型记录格式间的转换。④文件合并向导：将几个数据文件合并为一个大的数据文件，包括横向和纵向两种合并形式。⑤数据字典相关向导：包括定义变量属性、复制变量属性、新建设定属性三个向导界面。多用于较复杂的数据管理项目。⑥重复个案与异常个案查找向导：同样用于复杂数据项目，用于简化数据管理工作。⑦数据验证模块：针对复杂数据管理项目开发，用于数据自动查错。⑧与统计模型密切相关的过程：正交设计过程是结合分析模块的一部分，用于生成结合分析所需的设计；定义日期变量过程用于时间序列数据的分析。⑨其他过程：包括定义多重响应集、数据汇总过程等。

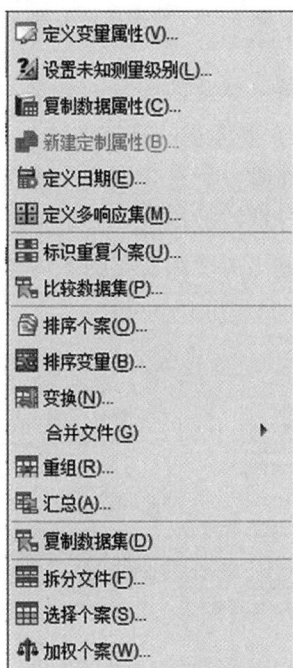

图 1-9 SPSS 数据菜单

（一） 记录排序

在实际统计工作中，有时需要将某一个或多个变量值按照升序或降序排列，如将记录按照患者 ID 变量排序，便于数据的查找和修正。这一过程可通过数据→个案排序来实现。此过程常用来查找输入错误，因为他们通常就是最大或最小值；也可用于发现缺失值，因为他们通常会排在最小值的前面，其操作菜单如图 1-10 所示。此菜单可实现数据库中一个变量的排序或多个变量的同时排序，且多个变量可按照不同顺序进行排列，如图 1-10 中的操作可实现先按照出生日期降序排列，再按照体重升序排列。

（二） 记录拆分

用于数据文件的分组处理。下面以【例 1-2】来进行说明。

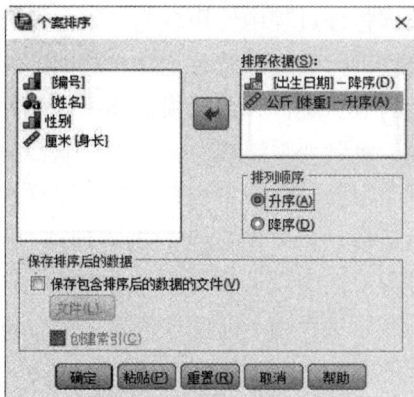

图 1-10　个案排序菜单

【例 1-2】某医院妇产科记录了婴儿的编号、姓名、性别、出生日期、体重、身长等出生情况，请分别计算男婴和女婴体重的算数均数。

操作步骤：①数据拆分：数据→拆分文件→"性别"选入"分组依据"→比较组→确定，如图 1-11 所示；②计算算数均数：分析→统计描述→频率。

结果如图 1-12 所示，分别输出男婴和女婴的平均体重。

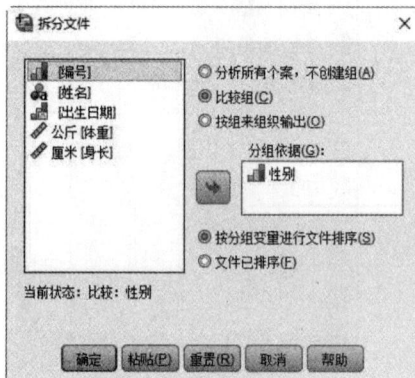

图 1-11　拆分文件菜单

统计

公斤

男	个案数	有效	6
		缺失	0
	平均值		3.5567
女	个案数	有效	4
		缺失	0
	平均值		2.8800

图 1-12　拆分后计算结果

（三）记录筛选

在统计分析过程中，有时不需要分析全部数据而是按要求分析其中某部分，如【例1-2】中，只对男婴数据进行分析，此过程可通过数据→选择个案来实现，其操作菜单如图1-13所示。

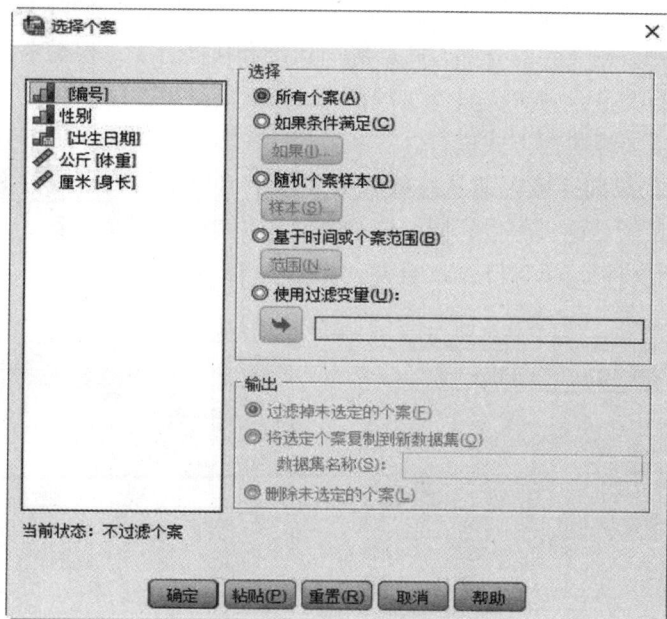

图1-13　选择个案菜单

（四）记录加权

一般情况下，SPSS 软件默认输入数据库的每一行就是一条记录，当样本量较大时，逐条输入工作烦琐，这时，相同取值的观察值可以只输入一次，另添加一个频数变量来记录该数值出现的次数。此种输入方式，只有先进行加权设定，统计软件才能正确识别和处理数据。加权过程可通过数据→个案加权来实现，其操作菜单如图1-14所示。

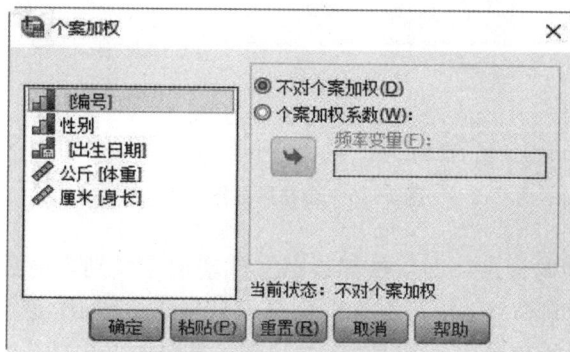

图1-14　个案加权菜单

（五）数据文件的合并

录入数据是统计分析的第一步工作，当样本量较大时，我们往往采用多人同时录入的方式进行，以缩短录入时间，分部分录入完成后再组合成一个大的数据库供下一步的统计分析使用。此外，如果数据库中的变量有多个来源，不同变量则可能分散在多个文件中，同样需要合并后才能展开统计分析。针对上述两种需要合并的情况，SPSS 软件为我们提供了两种数据文件的合并方式：纵向连接和横向合并。但需要注意的是，当应用对话框方式进行文件合并时，只能实现两个 SPSS 数据文件的合并；三个及以上数据文件的合并，则需要以程序方式进行。

1. 数据文件的纵向连接　即从外部数据文件中追加记录到当前数据文件。需合并的文件中各个变量的名称应尽量相同，变量类型和长度也要尽量一致。

【例 1-3】将文件 a. sav 和 b. sav 合并，如图 1-15 所示。

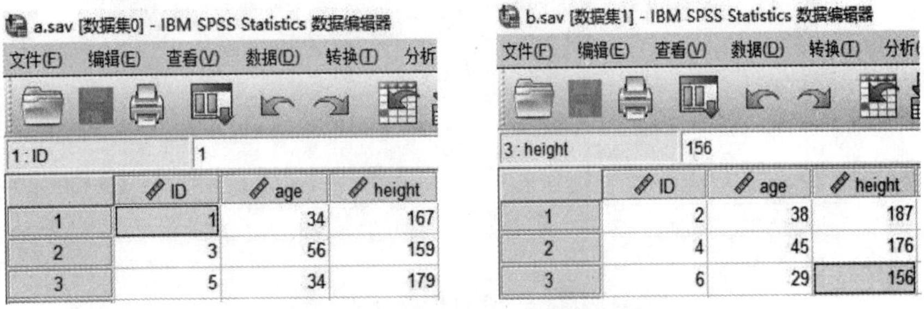

图 1-15　需合并的数据文件

操作步骤：数据→合并文件→添加个案→选择"b. sav"→继续→确定，输出结果如图 1-16 所示。

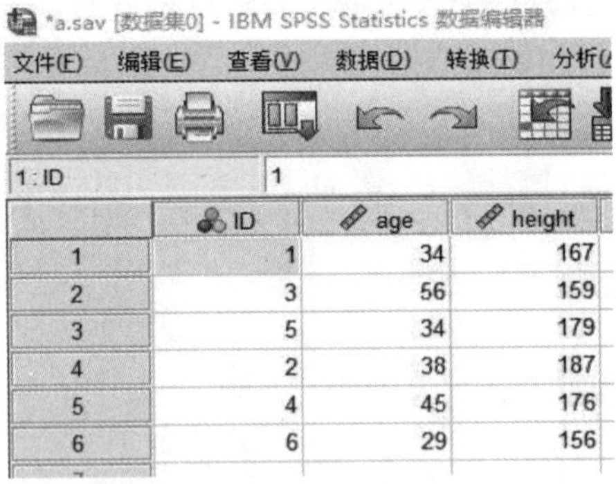

图 1-16　合并后数据文件

2. 数据文件的横向合并　即从外部数据文件增加变量到当前数据文件，默认是按照记录号顺序对应起来合并，由于在许多情况下是需要按照 ID 变量取值相同的原则进行对应和合并，此时就存在是否正确对应的问题，需要加以注意。

【例 1-4】将文件 a. sav 和 c. sav 合并，如图 1-17 所示。

图 1-17　需合并的数据文件

操作步骤：数据→合并文件→添加变量→选择 "c. sav" →继续→确定。输出结果如图 1-18 所示。

图 1-18　合并后数据文件

二、变量处理的 "转换" 菜单

SPSS 软件对于变量的处理主要通过 "转换" 菜单完成，如图 1-19 所示，其功能包含以下几个方面。

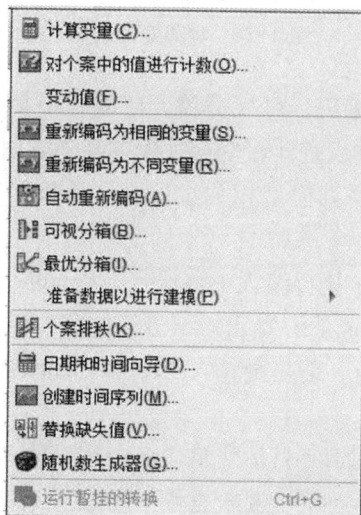

图 1-19　SPSS 转换菜单

1. 计算新变量　计算新变量，或者给老变量赋值主要有两种方式：一是利用 SPSS 算数表达式直接进行；二是通过 SPSS 函数计算。SPSS 提供了 70 余种系统函数，如算数函数、分布函数、统计函数、逻辑函数等。函数有时也可以与表达式混合出现用于完成更加复杂的计算过程。当然，如果能够结合相应的语句可使计算过程更加简便快捷，主要通过"计算变量"选项完成，如图 1-20 所示。

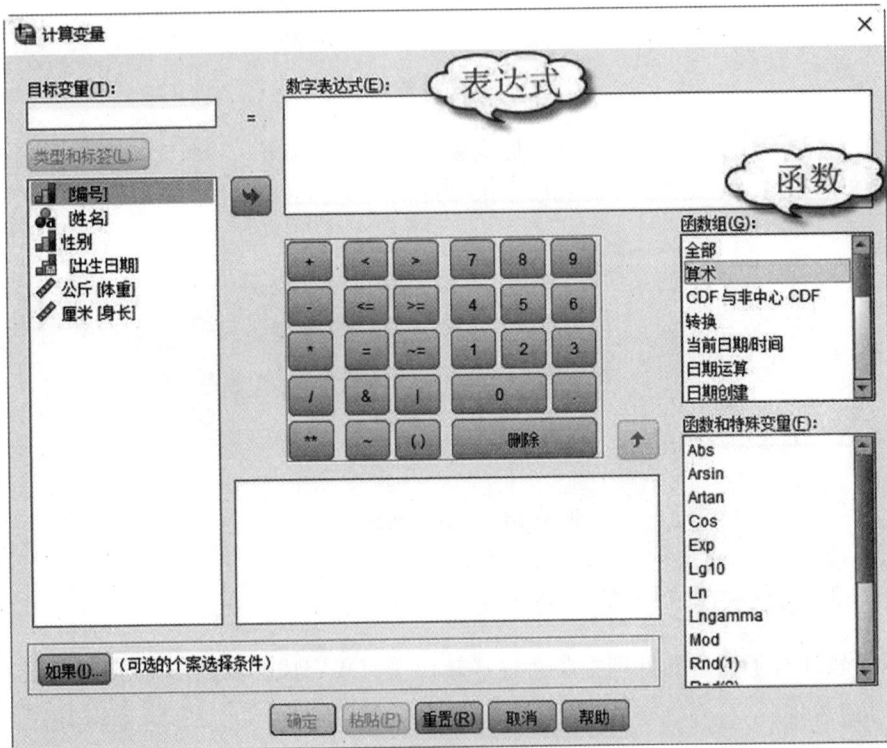

图 1-20　计算变量选项

2. 变量转换　包括重新编码、可视分箱、计数、个案排秩、自动重新编码这五个过程，它们实际上都可以被看成是计算变量过程在某一方面功能的强化和打包。

3. 专用过程　包括时间序列模型相关过程、自动数据准备相关过程和设定随机种子等过程。

4. 运行暂挂的转换　用于执行编程中被挂起（Pending）的数据整理操作。

【例 1-5】某医院妇产科记录了婴儿的编号、姓名、性别、出生日期、体重、身长等出生情况。为便于统计分析，请将身长大于等于 45cm 的赋值为 1，身长小于 45cm 的赋值为 2。

操作步骤：转换→计算变量→目标变量命名→数字表达式填入"1"→如果→在个案满足条件时包括→"身长>=45"键入右侧→继续→确定。"2"的赋值过程与此相同。输出结果如图 1-21 所示。赋值完成后出现新变量。

以上过程通过"转换→重新编码为不同变量"这一操作也可以实现。

此外，转换菜单中其他较为专业的应用，如建立时间序列、设定随机种子等内容，请详见本书后面相关章节。

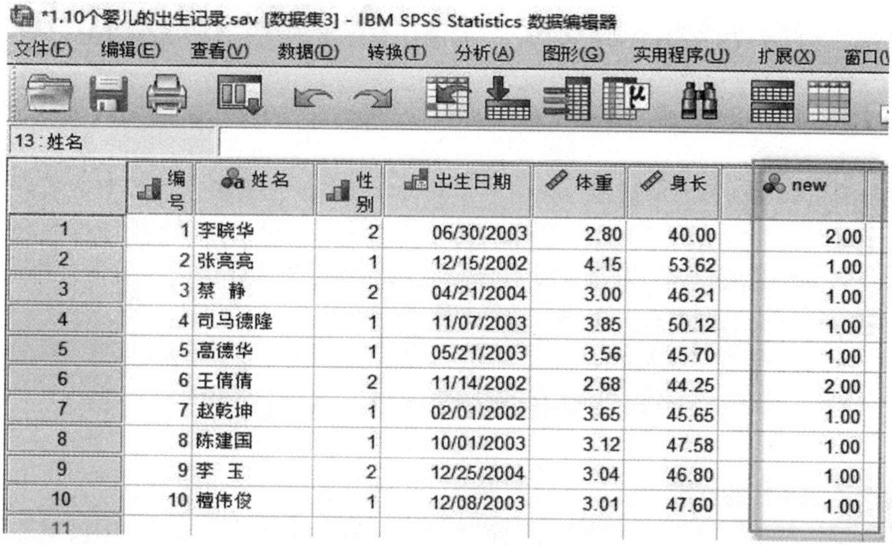

	编号	姓名	性别	出生日期	体重	身长	new
1	1	李晓华	2	06/30/2003	2.80	40.00	2.00
2	2	张亮亮	1	12/15/2002	4.15	53.62	1.00
3	3	蔡　静	2	04/21/2004	3.00	46.21	1.00
4	4	司马德隆	1	11/07/2003	3.85	50.12	1.00
5	5	高德华	1	05/21/2003	3.56	45.70	1.00
6	6	王倩倩	2	11/14/2002	2.68	44.25	2.00
7	7	赵乾坤	1	02/01/2002	3.65	45.65	1.00
8	8	陈建国	1	10/01/2003	3.12	47.58	1.00
9	9	李　玉	2	12/25/2004	3.04	46.80	1.00
10	10	檀伟俊	1	12/08/2003	3.01	47.60	1.00
11							

图 1-21　变量赋值结果

三、练习题

【习题 1-2】现测量了 120 名大学生的红细胞数，请在原数据文件中生成新变量 new，其中红细胞数小于等于 440 时取值为 1，红细胞数在 440 ~520 时取值为 2，红细胞数大于等于 550 时取值为 3，建立新的数据文件。

第二章 SPSS 在医学科研设计中的应用 ▷▷▷▷

质量源于设计，科研的成败、科研成果的科学性和应用价值，从根本上来讲，关键是取决于科研设计水平的高低，而严谨的科研设计一定是专业理论与统计技术的完美结合。随着电子计算机科学的飞速发展和普及应用，统计软件在医学科研设计中的应用，也越来越得到科技工作者的青睐。

第一节 科研设计中样本量的估计

选择适当足够的样本含量，是控制误差的一种重要手段。从理论上讲，样本含量越大则抽样误差越小，但也不是样本含量越大越好。当样本含量增加时，不仅增加了实际工作中的困难，也增加了实验条件的控制难度，反而增加了系统误差，并造成不必要的浪费。因此，有必要正确估计一个实验的最少观察例数，即样本含量的估计。

样本含量的估计方法有经验法、查表法和计算法等。经验法是根据过去研究结果总结的经验或别人研究的经验而确定调查的样本例数。查表法是根据已知的条件或确定的条件查样本含量估计表以确定样本量。计算法是根据已知条件或确定的条件代入样本量估计公式计算而确定样本量。目前，能实现样本量估计功能的在线样本量计算工具和样本量计算软件较多，SPSS 暂时无法直接采用简单菜单式操作来实现此功能，需要编制简易算法程序计算。

一、常用的在线样本量计算工具

1. Power And Sample Size 该工具目前可计算单样本均数、两样本均数比较、k 个样本均数比较、单个率、两个率比较、配对率比较、k 个样本率比较、时间 – 事件数据（生存数据）比较、OR 值比较、自身对照的病例系列研究中的相对值比较等。该工具的一个重要特点是可提供样本量的计算公式和 R 语言代码。该网站目前网址为http://www.powerandsamplesize.com/。

2. Epitools 该网站是澳大利亚生物安全合作研究中心资助的 Ausvet 动物健康服务机构创办，为流行病学家和研究人员提供流行病学的在线计算网站。其样本量计算方法包括一些常见方法，如估计单个率、估计单样本均数、两个率、估计真实流行率（动物或牧群水平）、队列研究的样本量、病例对照研究的样本量等，并有相应的中文界面。该网站目前网址为 http://epitools.ausvet.com.au/content.php? page＝home。

二、常用的样本量计算软件

1. PASS 美国 NCSS 司公开发的商业软件，覆盖了几乎所有样本量计算方法。

2. G *Power 德国杜塞尔多夫大学开发的统计分析免费软件，可进行样本量计算工作。

3. SAS Power and Sample Size application（PSS） 由 SAS 公司开发，SAS 系列内随同安装。

4. Epi Info Epi Info 是世界卫生组织（WHO）和美国疾病控制与预防中心（CDC）共同为公共卫生专业工作人员开发的主要用于流行病学、统计学分析的免费软件，同样可进行部分研究方法的样本量计算。

第二节 随机抽样

一、应用条件

随机是指通过随机方法使每一个受试对象有同等机会被抽取，并且有同等机会被分配到不同的组别。随机抽样用来保证样本的代表性，使实验结果具有普遍推广性。随机抽样方法的方法有多种，其中常见的有：

1. 单纯随机抽样 是指从总体全部研究对象中，利用随机方法（如随机数字）抽取部分个体构成样本，也称简单随机抽样，是其他各种抽样方法的基础。其过程：在总数为 N 的总体中，先将每一个个体按照某种指标进行编号（如身高、体重等指标），编为 $1\sim N$ 号，每一个编号对应一个个体，然后通过抽签、随机数字表或者软件等方式随机出编号，其对应的个体则意味着被抽取进入了样本。

2. 整群抽样 是先将总体分成若干个互不交叉、互不重复的群，然后以群为单位抽取样本的一种抽样方式。进行整群抽样时，要求各群都有较好的代表性。整群抽样的抽样误差一般大于单纯随机抽样，故需增加 50% 左右的样本量。在 SPSS 中，以群为单位进行的抽样过程可参照其他抽样方法。

3. 系统抽样 又称等距抽样，是把总体观察单位按一定顺序分为若干个部分，从第一个部分随机抽取固定位次的观察单位，再从每一部分中抽取相同位次的观察单位，全部抽取观察单位组成样本。

4. 分层抽样 是按总体人口学特征（如年龄、性别）或影响观察值变异较大的某种特征（如病情、病程）将观察单位分成若干层，不同层采用一定的抽样方法、独立进行抽样后组成样本。这种方法考虑了各层个体数的差异对结果产生的影响，使样本中各层次的比例与总体中各层次的比例相同，对总体的情况更加具有代表性。

5. 多阶段抽样 是指抽样过程不是一步到位，而是分几个阶段进行的，每个阶段使用的抽样方法往往不同，将简单随机抽样、整群抽样等上面学习到的各种抽样方法结合在一起使用。多阶段抽样便于组织抽样，尤其适用于大总体的抽样。

二、应用实例

（一）单纯随机抽样

【例 2-1】某班级总共 50 名学生，需要从中抽取出 10 名学生进行一项有关用眼习惯的调查，请采用SPSS进行单纯随机抽样。

1. 分析思路 本例中，50名学生是总体，先将总体中的每一名学生按照某特征排序，如身高从低到高、学号从小到大等进行编号，编为1~50号，每一个编号对应一名学生，利用“选择个案”窗口实现SPSS自带的随机抽样功能或利用“计算变量”窗口手动设置实现随机抽样。

2. 操作步骤

（1）建立数据文件 ①点击变量视图，在“名称”列下输入“编号”变量，在变量行中点击“小数位数”，将“小数位数”调整为“0”。②点击“数据视图”，录入数据如图2-1所示。点击文件→保存，将此新建数据文件进行保存。

	编号
1	1
2	2
3	3
4	4
5	5
6	6
7	7
8	8
9	9
10	10
11	11
12	12
13	13
14	14

图2-1 学生编号数据的录入

（2）设定种子数 点击转换→随机数生成器，在弹出的窗口中，点击活动生成器初始化中的设置起点→固定值→“值”中输入“2000000”→确定。活动生成器初始化中，设置起点时可以选择随机，也可以选择某个固定值（如本例中的2000000），一般来说为了提高其他研究者对该试验的重现性，建议选择固定值，并在研究报告的相关位置进行描述。

（3）利用“选择个案”或“计算变量”窗口实现单纯随机抽样

1）利用“选择个案”窗口实现SPSS自带的随机抽样功能：点击数据→选择个案，在弹出的窗口中，点击输出框中的将选定个案复制到新数据集，并设置新数据集名称，如本例中输入“抽取样本”，点击选择框中随机个案样本（D）→样本，点选其中一个并填入数值，点击继续，点击确定即可。

对于样本大小的设置，如图2-2所示，SPSS提供了2种方法：一种是近似法，用户不需要输入抽样的总体数量，SPSS直接按照设定的比例从总体中进行不重复的抽样；另一种是精确法，对抽取的样本含量的控制是精确的，用户需要设定具体的样本大小，SPSS严格按照这个数字从总体中随机抽取样本，如本例中，第一个对话框填入“10”，第二个对话框中填入“50”，表示在50个总体中随机抽取10个样本。

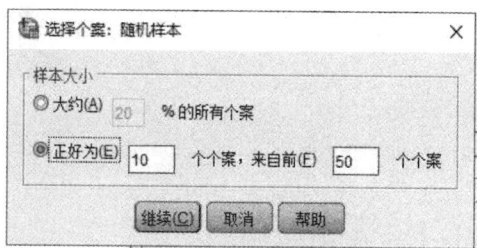

图 2-2 选择个案：随机样本窗口

2）利用"计算变量"窗口手动设置实现随机抽样：点击转换→计算变量，在弹出的窗口中，在目标变量中输入名称，如本例中输入"随机数字"，在函数组中点选"随机数"，在函数和特殊变量中点选任一随机函数，填入适当的条件，点击确定，即可获得一系列随机数字。一般常用 Rv. Normal 或 Rv. Uniform 函数，其具体随机值含义可参考窗口中的文字说明。

获得随机数字之后，可采用任意规则（规则在生成随机数字之前必须确定）进行随机抽样。如本例中，得到随机数字后，根据事先规定将总体按随机数字进行升序排序（选取"随机数字"列，点击右键→升序排序），得到如图 2-3 重新排序的结果，抽取重新排序后的前 20% 的个案即可。

	✐ 编号	✐ 随机数字
1	20	4.67
2	12	5.25
3	9	6.19
4	29	6.23
5	32	6.83
6	43	7.63
7	34	10.86
8	21	10.96
9	10	11.22
10	31	12.86

图 2-3 重新排序结果

3. 结果解释与呈现

（1）结果解释 ①利用"选择个案"窗口实现 SPSS 自带的随机抽样功能时，如果采用近似法，将得到如图 2-4 的抽样结果，生成近似于指定个案百分比的随机样本；如果采用的是精确法，将得到如图 2-5 的抽样结果，抽取的样本含量的控制是精确的。②利用"计算变量"窗口手动设置实现随机抽样时，如图 2-3 所示，直接抽取重新排序后的前 20% 的个案即可。

（2）结果呈现 ①利用"选择个案"窗口的近似法实现随机抽样时，最终班级同学中第 1、5、9、10、11、12、14、20、21、29、31、32、33、34、43、50 号学生被抽取出来进行用眼习惯的调查；利用"选择个案"窗口的精确法实现随机抽样时，最终班级同学中第 1、5、9、10、11、12、20、29、32、43 号学生被抽取出来进行用眼习惯的调查。②利用"计算变量"窗口手动设置实现随机抽样时，最终班级同学中第 20、

12、9、29、32、43、34、21、10、31 号学生被抽取出来进行用眼习惯的调查。

	编号
1	1
2	5
3	9
4	10
5	11
6	12
7	14
8	20
9	21
10	29
11	31
12	32
13	33
14	34
15	43
16	50
17	

图 2-4　采用近似法的抽样结果

	编号
1	1
2	5
3	9
4	10
5	11
6	12
7	20
8	29
9	32
10	43
11	
12	

图 2-5　采用精确法的抽样结果

（二）系统抽样

【例 2-2】某医院要对某市进行胆石症患病率的调查，需要以户为单位进行抽样，某小区共有 1000 户人家，现需要从中抽取 50 户，请用系统抽样方法。

1. 分析思路　①将 1000 户人家进行排序：编号 1~1000 号；②确定需要抽取的样本数为 50 户；③采用 SPSS 中的系统抽样方法进行抽样。

2. 操作步骤

（1）建立数据文件　因本例中，所需录入的数据较多，可采用更为便捷的 Excel 录入数据后进行数据导入。①打开 SPSS，点击文件→导入数据→Excel，找到相应文件，点击打开，在弹出的窗口中进行读取 Excel 文件的设置，点击确定，导入数据。②点击"变量视图"，检查各项目是否需要调整。点击文件→保存，将此新建数据文件进行保存。

（2）抽取样本　点击分析→复杂样本→选择样本，弹出"抽样向导"窗口，在此窗口中选择"设计样本"并点击浏览，选择一个计划文件名来保存样本计划，点击下一步，使向导继续，在"设计变量"步骤中不做其他定义，点击下一步，在"方法"步骤中点击"简单系统性"类型用于选择样本，点击下一步，在"样本大小"步骤中指定要抽样的单元格数或单元格比例，在本例中单元数选择"计数"来设置抽样量，输入所需样本量"50"，点击下一步直至"抽取样本"的"选择选项"步骤，输入自行设定的定制种子值"200"以便重现样本，点击下一步，在"抽取样本"的"输出文件"步骤中，选择"新数据集"并设置新数据集名称，点击完成。抽样结果如图 2-6 所示。

	编号	Inclusion Probabilit y_1_	SampleW eightCum ulative_1_	SampleW eight_Fin al_
1	19	.05	20.00	20.00
2	39	.05	20.00	20.00
3	59	.05	20.00	20.00
4	79	.05	20.00	20.00
5	99	.05	20.00	20.00
6	119	.05	20.00	20.00
7	139	.05	20.00	20.00
8	159	.05	20.00	20.00
9	179	.05	20.00	20.00
10	199	.05	20.00	20.00
11	219	.05	20.00	20.00
12	239	.05	20.00	20.00
13	259	.05	20.00	20.00
14	279	.05	20.00	20.00
15	299	.05	20.00	20.00

图 2-6　抽样结果

3. 结果解释与呈现

（1）结果解释　本例中总体数目为 1000 户，需要抽取的样本数为 50 户，那么抽样间隔＝1000/50＝20（户），第一段总体单位就是 1～20 号，本次 SPSS 系统抽样的起点为 9 号，从该起始点开始，每隔一个抽样间隔抽取一个样本，即从 9 号开始，每隔 20 户抽取一户，直到抽取出 50 户为止。

（2）结果呈现　对该小区 1000 户人家进行系统抽样抽取 50 户的编号为 9 号、39 号、59 号……999 号。

（三）分层抽样

【例 2-3】某研究人员欲对某社区居民的营养状况进行调查，社区共有居民 1000 户，采用抽样调查需要从中抽选 100 户家庭。其中高收入户居民家庭为 200 户，中收入户家庭为 600 户，低收入户家庭 200 户。请用分层抽样法进行抽样。

1. 分析思路　①将 1000 户人家按照收入层次进行排序，编号 1～1000 号；②确定需要抽取的样本数为 100 户，抽样比例为 0.1，分层指标为收入水平，分成高、中和低收入三个层次；③采用 SPSS 中的分层抽样方法进行抽样。

2. 操作步骤

（1）建立数据文件　因本例中，所需录入的数据较多，可采用更为便捷的 Excel 录入数据后进行数据导入。①打开 SPSS，点击文件→导入数据→Excel，找到相应文件，点击打开，在弹出的窗口中进行读取 Excel 文件的设置，点击确定，导入数据如图 2-7 所示。②点击"变量视图"，检查各项目是否需要调整。点击文件→保存，将此新建数据文件进行保存。

图 2-7　导入数据结果

（2）抽取样本　点击分析→复杂样本→选择样本，弹出"抽样向导"窗口，在此窗口中选择"设计样本"并点击浏览，选择一个计划文件名来保存样本计划。点击下一步，使向导继续，在"设计变量"步骤中，把"收入层次"选入"分层依据"。点击下一步，在"方法"步骤中点击"简单随机抽样"类型，选择"不放回"。点击下一步，在"样本大小"步骤中指定要抽样的单元格数或单元格比例。在分层抽样中一般采取等比例抽样，单元数选择"比例"，输入所需抽样比例"0.1"；单元数也可选择"计数"来设置抽样量，但由于每一分层下的抽样量不一致，因此需要选择"各层的不等值"，点击定义，如图 2-8 所示自定义各分层的样本大小，点击继续。点击下一步，直至"抽取样本"的"选择选项"步骤，设置定制种子值以便重现样本。点击下一步，在"抽取样本"的"输出文件"步骤中，选择"新数据集"并设置新数据集名称，点击完成。抽样结果如图 2-9 所示。

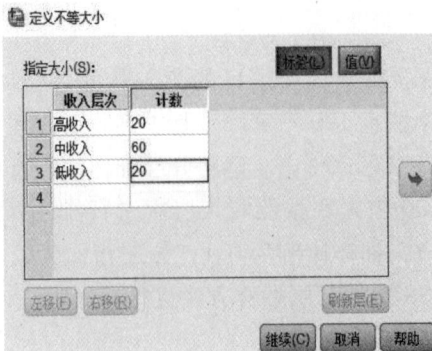

图 2-8　自定义各分层抽样大小

	编号	收入层次
1	11	高收入
2	37	高收入
3	48	高收入
4	59	高收入
5	69	高收入
6	72	高收入
7	104	高收入
8	105	高收入
9	114	高收入
10	117	高收入
11	145	高收入
12	147	高收入
13	148	高收入
14	153	高收入
15	162	高收入
16	172	高收入
17	180	高收入
18	185	高收入
19	194	高收入
20	195	高收入
21	206	中收入

图2-9　抽样结果

3. 结果解释与呈现

（1）结果解释　本例中总体数目为1000户，其中高收入户居民家庭为200户、中收入户家庭为600户、低收入户家庭200户、需要抽取的样本数为100户，抽样比例为0.1，分层指标为收入水平，分成高、中和低收入三个层次，那么应抽高收入户居民家庭为20户，中收入户家庭为60户，低收入户家庭20户。

（2）结果呈现　对该小区1000户人家进行分层抽样抽取出来的100户的编号为高收入户11号、37号、48号……195号共20户；中收入户206号、214号、222号……800号共60户；低收入户803号、807号、818号……998号共20户。

（四）多阶段抽样

【例2-4】某市需要调查了解该市居民的健康状况，拟从该市管辖的9个区县168个乡镇街道1820个社区（村）中进行抽样，要求覆盖全部9个区县抽取60个乡镇街道，再从每个被抽中的乡镇街道中随机抽取3个社区（村），被抽中的社区（村）居民全部参与健康调查。

1. 分析思路　对于本例中抽样结构比较复杂的情况，需要综合多种随机抽样的方法，即进行分阶段抽样。在本例数据中，社区代码作为唯一识别号，可代表各社区（村）信息，整体抽样过程可分为如下两个阶段：①第一阶段：为能抽取覆盖全部9个区县的60个乡镇街道，需将乡镇街道作为整体抽样单位，以9个区县作为分层依据进行按比例分配的分层抽样；②第二阶段：每个被抽中的乡镇街道中随机抽取3个社区（村），此阶段以社区（村）为单位进行简单随机抽样，实为整群抽样，被抽中的社区

（村）居民全部参与健康调查。

2. 操作步骤

（1）**建立数据文件** 因本例中，所需录入的数据较多，可采用更为便捷的 Excel 录入数据后进行数据导入。①打开 SPSS，点击文件→导入数据→Excel，找到相应文件，点击打开，在弹出的窗口中进行读取 Excel 文件的设置，点击确定，导入数据如图 2-10 所示。②点击"变量视图"，检查各项目是否需要调整。点击文件→保存，将此新建数据文件进行保存。

	🖊 社区代码	🦱 社区名称	🦱 所属街道	🦱 所属区县
1	430102001001	识字里社区	文艺路街道	芙蓉区
2	430102001002	文艺新村社区	文艺路街道	芙蓉区
3	430102001003	韭菜园社区	文艺路街道	芙蓉区
4	430102001004	湘府社区	文艺路街道	芙蓉区
5	430102001005	乔庄社区	文艺路街道	芙蓉区
6	430102001006	东广济桥社区	文艺路街道	芙蓉区
7	430102001007	南元宫社区	文艺路街道	芙蓉区
8	430102002001	朝阳社区	朝阳街道	芙蓉区
9	430102002002	五一东村社区	朝阳街道	芙蓉区
10	430102002003	向韶社区	朝阳街道	芙蓉区
11	430102002004	二里牌社区	朝阳街道	芙蓉区
12	430102002005	人民新村社区	朝阳街道	芙蓉区
13	430102002006	曙光社区	朝阳街道	芙蓉区
14	430102003001	桐荫里社区	韭菜园街道	芙蓉区
15	430102003002	燕山街社区	韭菜园街道	芙蓉区

图 2-10　导入数据结果

（2）**第一阶段** 点击分析→复杂样本→选择样本，弹出"抽样向导"窗口，在此窗口中选择"设计样本"并点击浏览，选择一个计划文件名来保存样本计划，点击下一步，使向导继续。在"设计变量"步骤中，可以对样本进行分层或者分群，本例中把"所属区县"选入"分层依据"，把"所属街道"选入"聚类"。该步骤的含义为：将总体按照"所属区县"进行分层，并在每一个"所属区县"分层中，以"所属街道"作为分群依据，进行整群抽样。点击下一步，在"方法"步骤中点击"简单随机抽样"类型，选择"不放回"。点击下一步，在"样本大小"步骤中指定要抽样的单元格数或单元格比例。在分层抽样中一般采取等比例抽样，本例中单元数选择"比例"，计算并输入所需抽样比例：60÷168＝0.35714；单元数也可选择"计数"来设置抽样量，但由于每一分层下的抽样量不一致，因此需要选择"各层的不等值"，点击定义，自定义各分层的样本大小，点击继续。点击下一步至"摘要"步骤，选择"是，现在添加阶段2"。点击下一步，进入第二阶段设置。

（3）**第二阶段** 本例中，本阶段的"设计变量"步骤不需要进行定义。点击下一步，在"方法"步骤中点击"简单随机抽样"类型，选择"不放回"。点击下一步，在"样本大小"步骤中，根据抽样要求单元数选择"计数"来设置抽样量，在"值"后输入"3"。点击下一步至"摘要"步骤，选择"否，现在不添加另一阶段"。点击下一步直至"抽取样本"的"选择选项"步骤，如图 2-11 设置定制种子值以便重现样本，点击下一步，在"抽取样本"的"输出文件"步骤中，选择"新数据集"并设置新数据集名称，点击完成。抽样结果如图 2-12 所示。

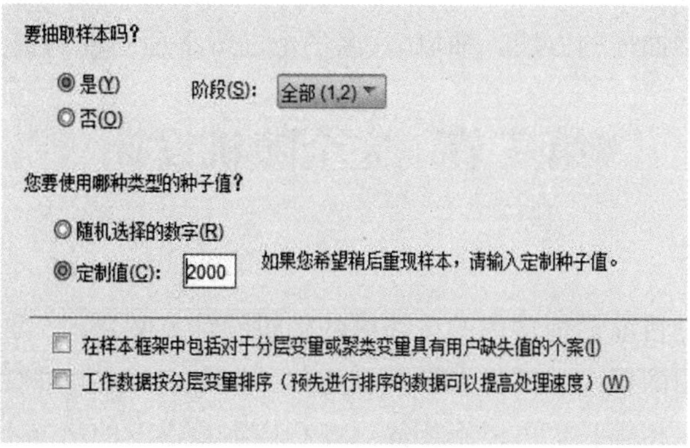

图 2-11 定制种子值

图 2-12 抽样结果

3. 结果解释与呈现

（1）结果解释 本例中抽样结构比较复杂，但从抽样结果可以看出，在第一阶段对每个区县进行了按比例分配的分层抽样，最终抽取了 60 个乡镇街道，而后在第二阶段，继续对每个被抽中的乡镇街道中随机抽取了 3 个社区（村），最终被抽中的社区（村）居民全部参与健康调查。

（2）结果呈现 该市社区代码为 430102005001 号、430102005002 号……430181207226号等共 186 个社区（村）的居民将参与健康调查。

三、练习题

【习题 2-1】某班有学生 60 人，其中男生 39 人、女生 21 人，请分别用单纯随机抽样、系统抽样和分层抽样的方法，抽取 20 名学生进行某项问卷调查。

第三节 完全随机设计

一、应用条件

完全随机设计是目前最为常用的最简便的随机设计方案之一，同时也是其他各种设计方法的基础，适用面很广。其特点是不受组数的限制（可以是两组或多组比较），且各组的样本含量可以相等，也可以不相等。在总样本量不变的情况下，各组样本量相等的设计效率可提高 10% ~15%。

传统的完全随机设计分组方法常用随机数字表法或随机排列表法进行人工分组，比较烦琐，达到熟练应用的难度较大，不便于推广应用。随着电子计算机科学的飞速发展和普及应用，在科研设计与数据统计分析中越来越多的借助于统计软件帮助人们完成，尤其是样本量较大、分组数较多时，统计软件的优势更加突出。

二、应用实例

【例 2-5】现有性别相同的大鼠 15 只，请将其随机分到 A、B、C 三个组，每组 5 只。

1. 分析思路 先将 15 只大鼠按体重由小到大编 1 ~ 15 号，再采用软件操作将每个对象所分配的随机数字的性质分配到三组中。

2. 操作步骤

（1）**建立数据文件** ①点击变量视图，在"名称"列下输入"编号"变量，在变量行中点击"小数位数"，将"小数位数"调整为"0"。②点击"数据视图"，录入数据如图 2-13 所示。点击文件→保存，将此新建数据文件进行保存。

	编号
1	1
2	2
3	3
4	4
5	5
6	6
7	7
8	8
9	9
10	10
11	11
12	12
13	13
14	14
15	15
16	

图 2-13 大鼠编号数据的录入

（2）设定种子数　点击转换→随机数生成器，在弹出的窗口中点击活动生成器初始化中的设置起点→固定值→"值"中输入"2000000"→确定。活动生成器初始化中，设置起点时可以选择随机，也可以选择某个固定值（如本例中的2000000），一般来说为了提高其他研究者对该试验的重现性，建议选择固定值，并在研究报告的相关位置进行描述。

（3）利用"计算变量"窗口生成随机数字　点击转换→计算变量，在弹出的窗口中，在目标变量中输入名称，如本例中输入"随机数字"，在函数组中点选"随机数"，在函数和特殊变量中点选任一随机函数，填入适当的条件，点击确定，即可获得一系列随机数字。一般常用Rv. Normal或Rv. Uniform函数，其具体随机值含义可参考窗口中的文字说明。

（4）利用"个案排秩"功能对随机数字进行排序分组　获得随机数字之后，可采用任意规则（规则在生成随机数字之前必须确定）进行分组。如本例中，得到如图2-14所示随机数字后，根据事先规定（本例样本量较小，直接按随机数字由小到大各取5个到3个组中）将样本按随机数字进行升序排序后分组。

	编号	随机数字
1	1	14.82
2	2	43.70
3	3	61.61
4	4	29.78
5	5	16.42
6	6	70.25
7	7	35.28
8	8	45.12
9	9	6.19
10	10	11.22
11	11	14.97
12	12	5.25
13	13	62.55
14	14	16.21
15	15	71.81
16		

图2-14　生成随机数字

点击转换→个案排秩，如图2-15所示，将"随机数字"选入变量，点击确定，点击转换→重新编码为不同变量，如图2-16所示，将"Rank of随机数字"点入数字变量，在变量名称中输入"组别"后点击变化量，点击"旧值与新值"→如图2-17所示，在"旧值"的"范围"输入1到5→点击右下角"输出变量是字符串"，在"新值"输入组别"A"→添加→在"旧值"的"范围"输入6到10→在"新值"输入组别"B"→添加→在"旧值"的"范围"输入11到15→在"新值"输入组别"C"→添加→继续→确定，由此得出如图2-18的分组结果。

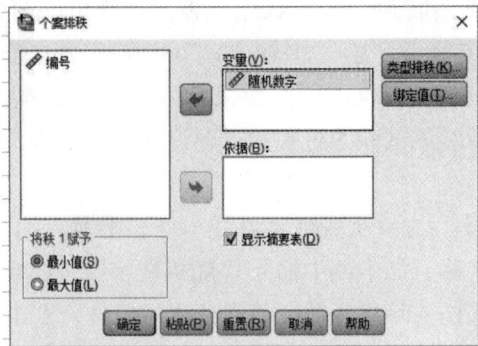

图 2-15　个案排秩设置

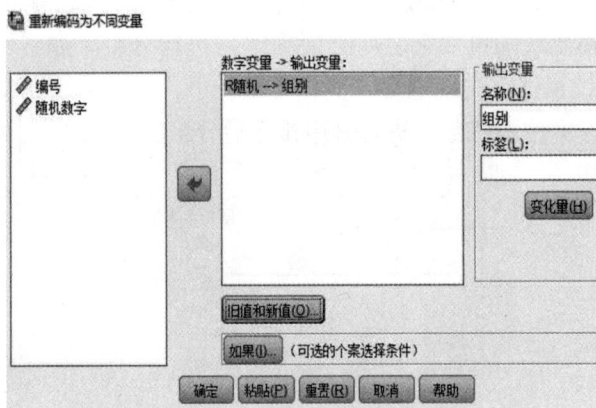

图 2-16　重新编码为不同变量设置

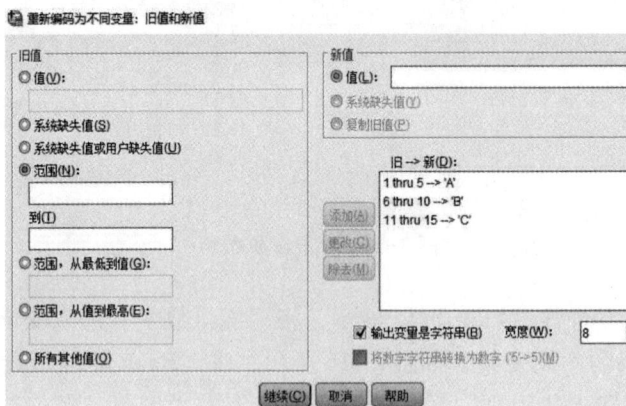

图 2-17　旧值和新值设置

3. 结果解释与呈现

（1）结果解释　根据每个编号所对应的组别，可得到其随机分组的结果。

（2）结果呈现　15 只大鼠的随机分组结果：分配到 A 组的是第 1、9、10、11、12 号，被分配到 B 组的是第 2、4、5、7、14 号，分配到 C 组的是第 3、6、8、13、15 号。

	编号	随机数字	R随机	组别
1	1	14.82	4.000	A
2	2	43.70	10.000	B
3	3	61.61	12.000	C
4	4	29.78	8.000	B
5	5	16.42	7.000	B
6	6	70.25	14.000	C
7	7	35.28	9.000	B
8	8	45.12	11.000	C
9	9	6.19	2.000	A
10	10	11.22	3.000	A
11	11	14.97	5.000	A
12	12	5.25	1.000	A
13	13	62.55	13.000	C
14	14	16.21	6.000	B
15	15	71.81	15.000	C

图 2-18　分组结果

三、练习题

【习题 2-2】现有 24 例患者，请将其随机分到 A、B、C、D 四个组，每组 6 人。

第四节　配对设计与配伍组设计

一、应用条件

由于完全随机设计单纯依靠随机分组的方法对混杂因素进行平衡，缺乏有效的控制，因而误差往往偏大，故该设计对个体间同质性要求较高，在个体同质性较差或达不到设计要求时，完全随机设计并不是最佳设计，此时可采用配对设计与配伍组设计等方案，其中配伍组设计是配对设计的扩展。

配对设计是指以自身为对照，或者先将条件相同（相近）的受试对象配成对子，而后按随机原则给予每对中的个体施以不同处理。由于实验对象间条件基本均衡甚至于完全相同，各处理组间有较好的齐同可比性，能最大限度地排除非处理因素的干扰，因而抽样误差小，试验效率高，所需样本含量相对较少。

配伍组设计又称随机区组设计，是将条件相同或相近的受试对象划分成一个配伍组（区组），在每个配伍组内按照随机原则将各受试对象分配到不同的处理组。配伍组设计实质上属于两因素设计，不仅要分析处理因素（第一因素）间的差异，还要分析配伍因素（第二因素）间差异对结果的影响。各处理组的受试对象不仅数量相同，且对已知重要的非处理因素（配伍因素）的影响进行了控制，提高组间的均衡性，降低抽样误差，因而试验效率较高。

二、应用实例

（一）配对设计

【例 2-6】将 20 对受试对象（40 个受试对象）随机分入甲乙两个处理组。

1. 分析思路　由于 40 个受试对象已被配成 20 对，此时若能按随机原则将每对中的两个受试对象分配到甲乙两个处理组中，将使得处理组间有较好的齐同可比性，能最大限度地排除非处理因素的干扰，试验效率更高。

2. 操作步骤

（1）建立数据文件　①点击变量视图，设置两个变量名称分别为"对号"和"编号"变量，在变量行中点击"小数位数"，将"小数位数"调整为"0"；②点击"数据视图"，录入数据如图 2-19 所示。点击文件→保存，将此新建数据文件进行保存。

	对号	编号
1	1	1
2	1	2
3	2	3
4	2	4
5	3	5
6	3	6
7	4	7
8	4	8
9	5	9
10	5	10
11	6	11
12	6	12
13	7	13
14	7	14
15	8	15
16	8	16

图 2-19　编号数据的录入

（2）设定种子数　点击转换→随机数生成器，在弹出的窗口中，点击活动生成器初始化中的设置起点→固定值→"值"中输入"2000000"→确定。活动生成器初始化中，设置起点时可以选择随机，也可以选择某个固定值（如本例中的 2000000），一般来说为了提高其他研究者对该试验的重现性，建议选择固定值，并在研究报告的相关位置进行描述。

（3）产生随机数　点击转换→计算变量，在弹出的窗口中，在目标变量中输入名称，如本例中输入"随机数"，在函数组中点选"随机数"，在函数和特殊变量中点选任一随机函数，填入适当的条件，点击确定，即可获得一系列随机数字。一般常用 Rv. Normal 或 Rv. Uniform 函数，其具体随机值含义可参考窗口中的文字说明。如本例中设置为 Rv. Uniform（1，100），此时，数据窗口产生一个新的变量"随机数"。

（4）对随机数编秩　点击转换→个案排秩，在弹出的窗口中，在变量框中输入新变量"随机数"，在依据框中输入变量"对号"，点击确定。此时，如图 2-20 所示，数据窗口又产生一个变量"R 随机"。

3. 结果解释与呈现

（1）结果解释　从图 2-20 可见，按变量"R 随机"的取值进行分组，"1"为甲处理组，"2"为乙处理组。

（2）结果呈现　20 对受试对象的配对设计随机分组结果：分配到甲组的是第 1、4、5、7、9……号，被分配到乙组的是第 2、3、6、8……号。

🔀 对号	🖊 编号	🖊 随机数	🖊 R随机
1	1	14.82	1.000
1	2	43.70	2.000
2	3	61.61	2.000
2	4	29.78	1.000
3	5	16.42	1.000
3	6	70.25	2.000
4	7	35.28	1.000
4	8	45.12	2.000
5	9	6.19	1.000
5	10	11.22	2.000
6	11	14.97	2.000
6	12	5.25	1.000
7	13	62.55	2.000
7	14	16.21	1.000
8	15	71.81	1.000
8	16	92.90	2.000

图 2-20 编秩结果

（二） 配伍组设计

【例 2-7】将 40 只 SD 雄性大鼠按照体重为区组因素随机分入 A、B、C、D 四个处理组（10 个区组）。

1. 分析思路 将体重相近的大鼠划分成一个配伍组（区组）后，再在每个配伍组内按照随机原则将其 4 只大鼠分配到四个处理组中，所分配的结果不仅使得各处理组的大鼠数量相同，且对体重的影响进行了控制，提高了组间的均衡性，因而实验效率较高。

2. 操作步骤

（1）建立数据文件 ①点击变量视图，设置两个变量名称分别为"区组"和"编号"变量，在变量行中点击"小数位数"，将"小数位数"调整为"0"。②点击"数据视图"，录入数据如图 2-21 所示。点击文件→保存，将此新建数据文件进行保存。

（2）设定种子数 点击转换→随机数生成器，在弹出的窗口中，点击活动生成器初始化中的设置起点→固定值→"值"中输入"2000000"→确定。活动生成器初始化中，设置起点时可以选择随机，也可以选择某个固定值（如本例中的 2000000），一般来说为了提高其他研究者对该试验的重现性，建议选择固定值，并在研究报告的相关位置进行描述。

（3）产生随机数 点击转换→计算变量，在弹出的窗口中，在目标变量中输入名称，如本例中输入"随机数"，在函数组中点选"随机数"，在函数和特殊变量中点选任一随机函数，填入适当的条件，点击确定，即可获得一系列随机数字。一般常用 Rv. Normal 或 Rv. Uniform 函数，其具体随机值含义可参考窗口中的文字说明。如本例中设置为 Rv. Uniform（1，100），此时，数据窗口产生一个新的变量"随机数"。

（4）对随机数编秩 点击转换→个案排秩，在弹出的窗口中，在变量框中输入新变量"随机数"，在依据框中输入变量"区组"，点击确定。此时，如图 2-22 所示，数据窗口又产生一个变量"R 随机"。

	⬭ 区组	⬭ 编号
1	1	1
2	1	2
3	1	3
4	1	4
5	2	5
6	2	6
7	2	7
8	2	8
9	3	9
10	3	10
11	3	11
12	3	12
13	4	13
14	4	14
15	4	15
16	4	16

图 2-21　编号数据的录入

	⬭ 区组	⬭ 编号	⬭ 随机数	⬭ R随机
1	1	1	14.82	1.000
2	1	2	43.70	3.000
3	1	3	61.61	4.000
4	1	4	29.78	2.000
5	2	5	16.42	1.000
6	2	6	70.25	4.000
7	2	7	35.28	2.000
8	2	8	45.12	3.000
9	3	9	6.19	2.000
10	3	10	11.22	3.000
11	3	11	14.97	4.000
12	3	12	5.25	1.000
13	4	13	62.55	2.000
14	4	14	16.21	1.000
15	4	15	71.81	3.000
16	4	16	92.90	4.000

图 2-22　编秩结果

3. 结果解释与呈现

（1）结果解释　从图 2-22 可见，按变量"R 随机"的取值进行分组，"1"为 A 处理组，"2"为 B 处理组，"3"为 C 处理组，"4"为 D 处理组。

（2）结果呈现　40 只 SD 雄性大鼠按照体重为区组因素随机分组结果为：分配到 A 组的是第 1、5、12、14……号，分配到 B 组的是第 4、7、9、13……号，分配到 C 组的是第 2、8、10、15……号，被分配到 D 组的是第 3、6、11、16……号。

三、练习题

【习题 2-3】现有病种相同、病情与年龄相近的男、女患者各 4 对，试将他们随机分到甲、乙两组。

【习题 2-4】将 24 例患者以年龄相近的 4 名患者作为一个区组，试将 24 名患者分配到 A、B、C 和 D 四个不同处理组。

第五节　正交设计

一、应用条件

正交试验设计是用一系列规格化的正交表来安排各试验因素及其水平组合来研究多因素多水平的一种规范化设计的过程。它能帮助我们在试验前借助于事先已研制好的规范化的正交表科学地设计试验方案，合理地安排试验，从而挑选出少量具有代表性的试验方案，试验后经过简单的表格运算，分清各因素在试验中的主次作用并找出最优化的试验条件配置，最终得到正确的分析结果的一种试验设计方法，其特点具有均匀分散性和整齐可比性。正交试验设计适合于多种因素的试验设计，考查多种因素各种水平对指标的影响通过较少的试验次数，选出最佳的试验条件或最优参数组合。

正交试验设计的具体步骤为：①根据专业知识确定试验指标、因素和水平。②根据问题实际选择合适的正交表进行表头设计。③将正交表中的"编码水平"换成实际试验的"真实水平"写出试验方案表。④最好采用随机化的方法确定试验的次序。⑤统计分析，数据进行方差分析，也可进一步探求最优试验组合条件。

二、应用实例

【例 2-8】为了优化白花蛇舌草总黄酮的提取工艺，考察 3 个影响因素分别是甲醇浓度、甲醇用量和超声提取时间，甲醇浓度的 3 个水平分别为 60%、70% 和 80%，甲醇用量的 3 个水平分别为 10 倍、12.5 倍和 15 倍，超声提取时间的 3 个水平分别为 15 分钟、30 分钟和 45 分钟。试进行正交试验设计。

1. 分析思路　根据专业知识确定试验指标、因素和水平。根据题目可以看出，该试验的主要指标应为总黄酮含量，处理因素分别是甲醇浓度、甲醇用量和超声提取时间，每个处理因素的水平分别是甲醇浓度 3 个水平（60%、70% 和 80%），甲醇用量 3 个水平（10 倍、12.5 倍和 15 倍），超声提取时间 3 个水平（15 分钟、30 分钟和 45 分钟）。

2. 操作步骤　选择数据→正交设计→生成（图 2-23）→在"因子名称"中分别输入因子的名称，然后点击"添加"，点击添加好的因子名称，再点击"定义值"（图 2-24）→需设计结果重现可设置随机数种子（图 2-25）→点击"确定"，输出如图 2-26 所示的正交试验结果，如想得到带有具体水平标签的结果，可选择数据→正交设计→显示→将三个因素选入因素框内（图 2-27）→输出正交试验设计结果（图 2-28）。需要指出的是，用 SPSS 生成的正交表，不一定是标准正交表，在实验过程中为避免引发一些不必要误会，重复实验时可采用标准正交表的设计进行重复验证工作；此外 SPSS 产生的正交设计方案只适合分析主效应，如需要分析交互作用则仍要按照标准正交表进行表头设计。

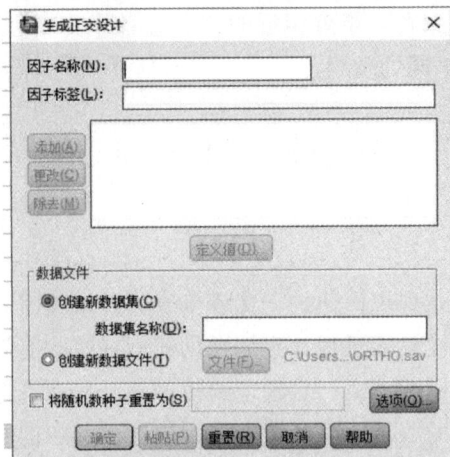

图 2-23　生成正交设计窗口

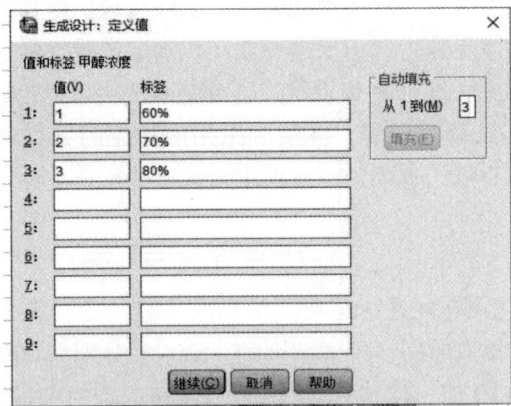

图 2-24　定义因素的各水平值

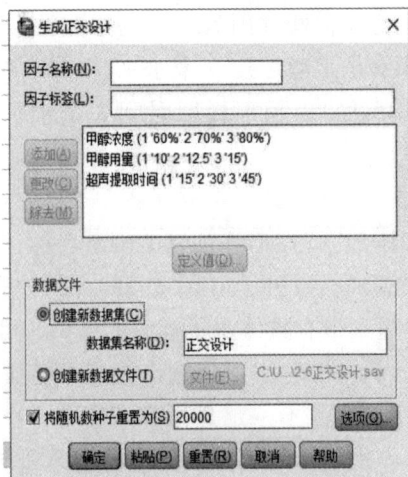

图 2-25　生成正交设计完成

🖊 甲醇浓度	🖊 甲醇用量	🖊 超声提取时间	🖊 STATUS_	🖊 CARD_	变
2.00	3.00	1.00	0	1	
1.00	1.00	1.00	0	2	
2.00	2.00	3.00	0	3	
2.00	1.00	2.00	0	4	
1.00	2.00	2.00	0	5	
3.00	1.00	3.00	0	6	
3.00	2.00	1.00	0	7	
3.00	3.00	2.00	0	8	
1.00	3.00	3.00	0	9	

图 2-26　正交试验设计结果

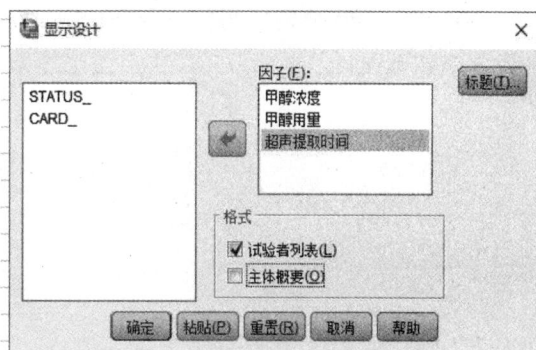

图 2-27　显示设计窗口

卡列表

	卡 ID	甲醇浓度	甲醇用量	超声提取时间
1	1	70%	15	15
2	2	60%	10	15
3	3	70%	12.5	45
4	4	70%	10	30
5	5	60%	12.5	30
6	6	80%	10	45
7	7	80%	12.5	15
8	8	80%	15	30
9	9	60%	15	45

图 2-28　正交试验设计结果显示

3. 结果解释与呈现

（1）结果解释　从图 2-28 可见，此次正交试验设计结果共需做 9 次试验次数。需要指出的是，首先，用 SPSS 生成的正交表，不一定是标准正交表，在实验过程中为避免引发一些不必要误会，重复实验时可采用标准正交表的设计进行重复验证工作，此外 SPSS 产生的正交设计方案只适合分析主效应，如需要分析交互作用则仍要按照标准正交表进行表头设计。

（2）结果呈现　此次正交试验设计的 9 次试验的提取条件分别：1 号（甲醇浓度 70%，甲醇用量 15 倍，超声提取时间 15 分钟），2 号（甲醇浓度 60%，甲醇用量 10 倍，超声提取时间 15 分钟），3 号（甲醇浓度 70%，甲醇用量 12.5 倍，超声提取时间 45 分钟），4 号（甲醇浓度 70%，甲醇用量 10 倍，超声提取时间 30 分钟），5 号（甲醇浓度 60%，甲醇用量 12.5 倍，超声提取时间 30 分钟），6 号（甲醇浓度 80%，甲醇用量 10 倍，超声提取时间 45 分钟），7 号（甲醇浓度 80%，甲醇用量 12.5 倍，超声提取时间 45 分钟），8 号（甲醇浓度 80%，甲醇用量 15 倍，超声提取时间 30 分钟），9 号（甲醇浓度 60%，甲醇用量 15 倍，超声提取时间 45 分钟）。

三、练习题

【习题 2-5】为提高烘制某中药的质量，以其有效成分含量为指标，考察烘制温度、烘制时间和用药量三个主要因素的影响，烘制温度分别选取 150℃、165℃和 175℃，烘制时间分别选取 20 分钟、30 分钟和 40 分钟，用药量分别选取 10g、20g 和 30g，不考虑各因素交互作用，试进行正交试验设计。

第三章 统计分析基本思路 ▷▷▷▷

眼界决定境界，思路决定出路。只有选择统计分析方法的正确，才有可能借助于统计软件对数据进行正确的统计分析，以得到可靠的结论。

第一节 数据分析前的准备工作

科研统计的基本流程是研究设计→搜集资料→整理资料→分析资料→结果表达（结果解释与结果呈现）与结论报告（统计结论与专业结论）等。统计工作的任一环节发生缺陷，都会影响研究结果的质量，甚至有可能导致错误的结论。要想对搜集到的科研数据进行正确、高效率的统计分析，应当先做好有关准备工作。

一、原始数据的审核

原始资料的完整、准确和及时性，是正确做出统计分析的前提与基础。因此，在数据分析之前，首先应对原始数据进行审核，以确保原始数据准确无误。完成搜集资料后，应首先对原始数据的结构、观测数、变量名称与数量、各变量的取值范围、最小值、最大值等进行检查与核对，以及时发现异常值。如有错误或遗漏的研究变量取值，应及时采取补救措施，如修正、再次询问、查阅档案、重新检测等。

二、原始数据的整理

原始数据可整理成计量资料（定量变量）、计数资料（无序分类变量或名义变量）和等级资料（有序分类变量或顺序变量），见表 3-1。

表 3-1　三大类型数据比较

数据类型	基本特征	变量类型	举例
计量资料	每个个体有 1 个观察值，有度量衡单位	数值变量，包括连续型和离散型	20 名成年男性 Hb（g/L）原始数据：132、136、141、169、102、68、54、168、149、163、112、78、151、129、131、128、141、147、27、43
计数资料	按质分组清点个数	无序分类变量（名义变量），离散型	正常：11 个 异常：9 个
等级资料	按等级顺序分组清点个数	有序分类变量（顺序变量），离散型	增高（>160）：3 个 正常（120~160）：11 个 轻度贫血（90~）：2 个 中度贫血（60~）：1 个 重度贫血（30~）：2 个 极重度贫血（<30）：1 个

三、数据录入和管理

在对数据进行统计分析时，应选择合适的数据管理与分析软件进行数据录入和管理。目前常用的数据管理软件主要有 Microsoft FoxPro、Microsoft Access、Microsoft Excel、EpiData 等；常用的数据统计分析软件主要有 SAS、SPSS、Epi-Info、Stata 等。一般采用双人双录入法，以保证原始数据的正确性，提高统计分析的效率。

第二节 计量资料统计分析方法的选择思路

一、统计分析方法选择思路

计量资料统计分析方法的选择思路如图 3-1 和表 3-2~表 3-5 所示，统计描述与参数估计方法详见第四章第一节，本节重点介绍假设检验方法。

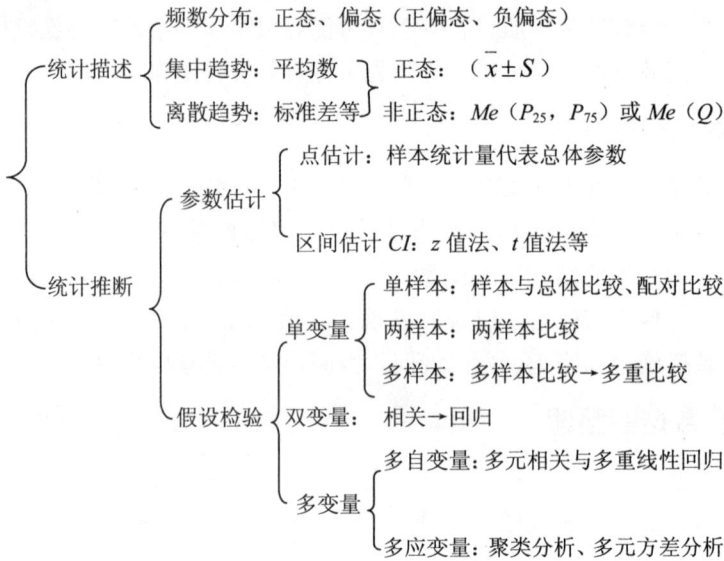

图 3-1 计量资料统计分析方法的选择思路

表 3-2 假设检验基本思路简表

检验类别	分析目的	H_0	$P>0.05$	$P\leq0.05$
正态性检验	与正态性有无差别	无差别	满足正态性	不满足正态性
方差齐性检验	方差有无差别	无差别	满足方差齐性	不满足方差齐性
优势性检验	组间均数或率有无差别	无差别	组间水平相同	组间水平不同
相关性检验	变量间有无相关	无相关	无线性相关	有线性相关
回归性检验	变量间有无线性回归	无线性回归	无线性回归	有线性回归
一致性检验	组间有无一致性	无一致性	不具一致性	具有一致性

表 3-3 计量资料常用的单变量分析方法

单变量分析方法	分析目的	应用条件
单样本 t 检验	样本均数与已知总体均数比较	单个样本、正态分布
单样本 Z 检验	样本均数与已知总体均数比较	单个大样本（$n \geq 50$）、正态分布
配对 t 检验	配对均数比较	配对样本、正态分布
Wilcoxon 符号秩和检验	样本与总体平均水平比较或配对比较	单个样本或配对样本、非正态分布
两独立样本 t 检验	两样本均数比较	两个样本、正态分布、方差齐性
两独立样本 Z 检验	两样本均数比较	两个大样本（$n \geq 50$）、正态分布、方差齐性
两独立样本 t' 检验	两样本均数比较	两个样本、正态分布、方差不齐
两独立样本协方差分析	两样本修正均数比较	两样本、正态分布、方差齐性、协变量
Wilcoxon 秩和检验	两样本平均水平比较	两个样本原始数据、非正态分布
Mann-Whitney U 检验	两样本平均水平比较	两个样本频数表资料、非正态分布
单因素方差分析	完全随机设计多组均数比较	多样本、正态分布、方差齐性
Krukal-Wallis H 检验	完全随机设计多组平均水平比较	多样本、非正态分布或方差不齐
两因素方差分析	随机区组设计多组均数比较	多样本、正态分布、方差齐性
Friedman M 检验	随机区组设计多组平均水平比较	多样本、非正态分布或方差不齐
多样本协方差分析	多样本修正均数比较	多样本、正态分布、方差齐性、协变量
重复测量资料方差分析	观测指标多次测量其平均水平的时间变化趋势	正态分布、方差齐性、协方差阵球对称性
拉丁方设计方差分析	拉丁方设计多组均数比较	多样本、三因素（处理、配伍、序列）
析因设计方差分析	析因设计多组均数比较	多样本、处理因素、交互作用
正交设计方差分析	正交设计多组均数比较	多样本、处理因素、交互作用
交叉设计方差分析	交叉设计多组均数比较	多样本、三因素（处理、配伍、阶段）
两层次分组方差分析	组内分组设计多组均数比较	多样本、大组（主）、小组（次）

表 3-4　计量资料常用的双变量分析方法

双变量分析方法	分析目的	应用条件
直线相关	两数值变量线性相关方向与程度	双变量、正态分布
等级（秩）相关	两个非正态分布变量线性相关方向与程度	双变量、非正态分布
直线回归	线性相关的两数值变量的数量依存关系	双变量、正态分布
曲线回归	非线性相关的两变量的数量依存关系	双变量
秩回归	秩相关的两变量数量依存关系	双变量、非正态分布

表 3-5　计量资料常用的多变量分析方法

多变量分析方法	分析目的	应用条件
单样本 Hotelling T^2 检验	单样本与总体均数向量比较	多元正态分布、多元协方差矩阵相等
配对样本 Hotelling T^2 检验	配对样本均数向量比较	多元正态分布、多元协方差矩阵相等
聚类分析与判别分析	单样本的多变量分类	多元正态分布、多元协方差矩阵相等
主成分分析与因子分析	单样本的多变量降维	多样本单因素、多因素、多元正态分布、多元协方差矩阵相等
两样本 Hotelling T^2 检验	两样本单均数向量比较	多元正态分布、多元协方差矩阵相等
Wilks λ 检验	多样本均数向量比较	多样本单因素、多因素、多元正态分布、多元协方差矩阵相等
含协变量的多元方差分析	含协变量多变量比较	多样本、协变量、多元正态分布、多元协方差矩阵相等
重复测量的多元方差分析	重复测量设计的多变量比较	重复测量、多元正态分布、H-F 球对称
多元相关分析	多个变量间的线性相关关系	多变量、多元正态分布
多重线性回归分析	1 个应变量与多个自变量的数量依存关系	多变量、多元正态分布、多元相关
典型相关分析	多个应变量与多个自变量的相关性	多变量、多元正态分布

二、案例分析

【例 3-1】某医院欲比较 A 与 B 两种镇痛药物联合运用在产妇分娩时的镇痛效果，A 药取 2 个剂量：1.0mg 与 2.5mg，B 药也取 2 个剂量：5μg 与 15μg，共 4 个处理组。将 12 名产妇随机等分为 4 组，每组 3 名产妇，记录每名产妇分娩时的镇痛时间，结果见表 3-6。试分析 A、B 两药不同剂量的镇痛效果及联合用药的效果。

表 3-6　A 与 B 两种镇痛药物联合运用在产妇分娩时的镇痛效果

A 药剂量	B 药剂量	
	5μg	15μg
1.0 mg	105	115
	80	105
	65	80
2.5 mg	75	125
	115	130
	80	90

分析思路： 本资料为 2×2 析因设计的计量资料，欲分析各处理因素（药物）的作用及其交互作用，可采用析因设计方差分析方法。

三、练习题

【习题 3-1】将 20 名 2 级高血压患者随机等分为试验组与对照组，3 个月后观察舒张压下降的幅度，结果见表 3-7，试问两组舒张压降压的效果有无差别？

表 3-7　试验组和对照组舒张压下降值（mmHg）

试验组	12	17	13	8	4	10	9	12	10	7
对照组	11	8	12	13	9	10	8	10	7	16

【习题 3-2】一位医院管理人员想根据表 3-8 资料建立一个数学模型，对重伤患者出院后的长期恢复情况进行预测。自变量为患者住院天数（X），应变量为患者出院后长期恢复的预后指数（Y），指数取值越大表示预后结局越好。应该如何进行统计分析？

表 3-8　某院 15 名重伤患者的住院天数 X（天）与预后指数 Y

编号	1	2	3	4	5	6	7	8	9	10	11	12	13	14	15
住院天数 X	2	5	7	10	14	19	26	31	34	38	45	52	53	60	65
预后指数 Y	54	50	45	37	35	25	20	16	18	13	8	11	8	4	6

【习题 3-3】儿童哮喘病治疗中，采用双盲、交叉试验法，将 12 个患者随机分成两组，分别在两个阶段按次序 A、B 和 B、A 服用两种药物，服药后 5 小时测 PEF 值（升/分钟），数据见表 3-9，请问 A、B 两种药物的疗效是否相同？两试验阶段的 PEF 值是否相同？

表 3-9 两阶段 PEF 值试验结果

患者	时期 1	时期 2
1	A（310）	B（270）
2	A（310）	B（260）
3	A（370）	B（300）
4	A（410）	B（390）
5	A（250）	B（210）
6	A（380）	B（350）
7	B（370）	A（385）
8	B（310）	A（400）
9	B（380）	A（410）
10	B（290）	A（320）
11	B（260）	A（340）
12	B（290）	A（220）

第三节 计数资料统计分析方法的选择思路

一、统计分析方法选择思路

计数资料统计分析方法的选择思路如图 3-2 和表 3-10 所示，统计描述与参数估计方法详见第四章第二节，本节重点介绍假设检验方法。

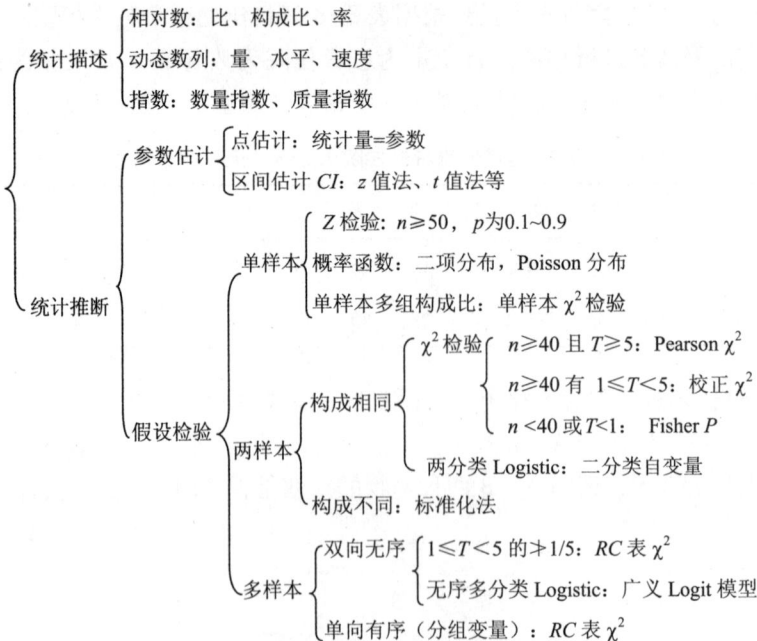

图 3-2 计数资料统计分析方法的选择思路

表 3-10 计数资料常用的假设检验方法

分析方法	分析目的	应用条件
成组设计 2×2 表 χ^2 检验	检验两个独立样本之间的差异	当 $n \geq 40$ 且 $T \geq 5$ 时,用 χ^2 检验基本公式。当 ≥ 40 且 $1 \leq T < 5$ 时,用 χ^2 检验校正公式。当 $n < 40$ 或 $T < 1$ 时,用 Fisher 确切概率法
成组设计 $R \times C$ 表 χ^2 检验	检验多个独立样本之间的差异	不能有 $T < 1$ 的格子,并且表中 $1 \leq T < 5$ 的格子数不能超过格子总数的 1/5,否则应当用 Fisher 确切概率法直接计算 P 值
配对设计二分类 2×2 表 χ^2 检验	检验两个配对计数资料的差异	当 $(b+c) \geq 40$ 时,用配对 χ^2 检验公式。当 $(b+c) < 40$ 时,用配对 χ^2 检验连续性校正公式或 Fisher 确切概率法
Logistic 回归模型与对数线性模型	一个分类应变量与多个自变量的关系	应变量为分类、自变量为分类或定量变量
对应分析	降维(数据简化)	分类变量

二、案例分析

【例 3-2】 某研究者拟探讨中西医结合治疗糖尿病的临床疗效,以常规西医治疗为对照组,试验组是在对照组的基础上增加一种中药方剂为中西医结合组,结果见表 3-11,试比较两组有效率有无差异?

表 3-11 中西医结合治疗糖尿病 200 例的临床疗效观察(例)

组别	有效	无效	合计	有效率(%)
中西医结合组	55	45	100	55.0
西医组	40	60	100	40.0

分析思路:本资料为完全随机设计的二分类变量,两组有效率比较,当 $n > 0$,若所有 $T \geq 5$ 时,使用 Pearson χ^2 检验;若 $1 \leq T < 5$ 时,用校正卡方检验;若 $n < 40$ 或者 $T < 1$ 时,用 Fisher 确切概率法计算 P 值。

三、练习题

【习题 3-4】 某研究者拟探讨中西医结合治疗糖尿病的临床疗效,将 300 个入组病例随机分成三组:西医组、中医组、中西医结合组,每组各 100 例,结果见表 3-12,试比较三组有效率有无差异?

表 3-12 中西医结合治疗糖尿病 200 例的临床疗效观察（例）

组别	有效	无效	合计	有效率（%）
中西医结合组	55	45	100	55.0
西医组	40	60	100	40.0
中医组	60	40	100	60.0

【习题 3-5】某企业在进行产品质量管理考核时，将经过权威部门鉴定过的不合格产品 50 件，分别采用经验法和仪器法两种方法进行检查，以阳性表示发现问题，阴性表示未发现问题，结果见表 3-13，试对两种检查方法进行分析。

表 3-13 两种方法检查结果比较（件）

经验法	仪器法		合计
	阳性	阴性	
阳性	23	16	39
阴性	9	2	11
合计	32	18	50

第四节 等级资料统计分析方法的选择思路

一、统计分析方法选择思路

等级资料统计分析方法的选择思路见表 3-14、图 3-3，统计描述与参数估计方法详见第四章第二节，本节重点介绍假设检验方法。

表 3-14 等级资料常用假设检验方法及其应用条件

分析方法	分析目的	应用条件
Wilcoxon 秩和检验	两样本各等级差异比较	两个样本等级资料
Mann-Whitney U 检验	两样本各等级差异比较	两个样本等级资料
Krukal-Wallis H 检验	多样本各等级差异比较	多样本等级资料
等级（秩）相关	两等级变量线性相关方向与程度	双变量、等级资料
配对设计方表 χ^2 检验	检验关联性、优势性、一致性	配对设计多个等级资料
Ridit 分析	两样本或多样本各等级差异比较	等级资料、大样本（各组 $n>50$）

统计描述 ⎰ 相对数：比、构成比、率
　　　　　⎱ 动态数列：量、水平、速度
　　　　　　 指数：数量指数、质量指数

参数估计 ⎰ 点估计：统计量=参数
　　　　　⎱ 区间估计CI：z值法、t值法等

统计推断

假设检验

单样本 ⎰ 样本与总体率比较：Ridit分析（$n \geqslant 50$）
　　　　 游程检验
　　　　 单样本多个等级构成比：单样本χ^2检验

两样本 ⎰ Mann–Whitney U检验
　　　　⎱ Ridit分析（各组$n \geqslant 50$）

多样本

单向有序（应变量）⎰ Krukal–Wallis H检验
　　　　　　　　　　 多组Ridit分析（各组$n \geqslant 50$）
　　　　　　　　　　 有序多分类Logistic

双向有序

属性相同 ⎰ 独立性检验：Pearson χ^2
　　　　　 优势性检验：Bowker χ^2
　　　　　 一致性检验：Kappa

属性不同：秩相关分析→线性趋势检验

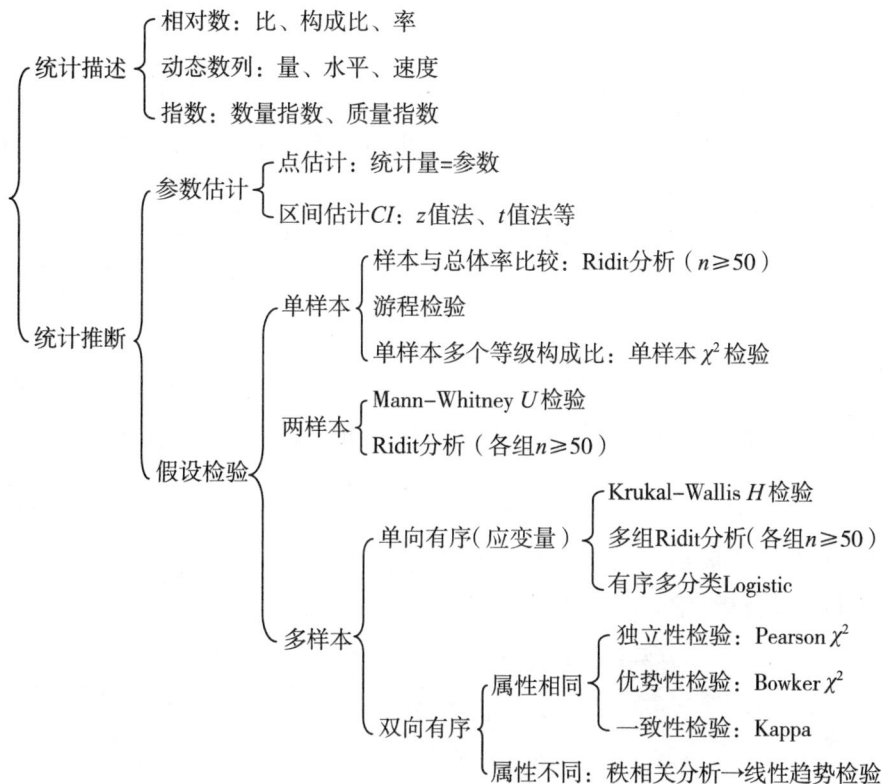

图 3-3　等级资料统计分析方法的选择思路

二、案例分析

【**例 3-3**】某实验室分别用乳胶凝集法和免疫荧光法对 78 名可疑系统红斑狼疮患者血清中抗核抗体进行测定，结果见表 3-15。试对两种方法的检测结果进行分析（包括独立性、一致性与优势性评价）。

表 3-15　78 名可疑系统红斑狼疮患者血清中抗核抗体测定结果

免疫荧光法	乳胶凝集法		
	+	++	+++
+	14	8	6
++	7	11	5
+++	10	8	9

分析思路：本资料为双向有序属性相同的等级资料 3×3 方表，独立性检验用 Pearson χ^2 检验评价两种方法有无关联，优势性检验用 McNemar-Bowker χ^2 检验评价两种方法灵敏度有无差别，一致性检验用 Kappa 检验评价两种方法检测结果是否一致。

三、练习题

【习题 3-6】对某公共管理班学生采用两种方法进行"卫生统计学"教学试验，实验组采用课外小组实践式，对照组采用课上小组讨论式，学习效果见表 3-16，判断两种方法的效果有无差异。

表 3-16 不同方法学习《卫生统计学》效果比较（人）

方法	效果				合计
	变差	无效	好转	显效	
课外实践	8	23	28	33	92
课上讨论	12	26	16	24	78
合计	20	49	44	57	170

【习题 3-7】某研究者欲研究年龄与血压等级之间的关系，将 278 例受试者资料整理成表 3-17，试分析年龄与血压等级之间是否存在线性变化趋势。

表 3-17 年龄（X）与血压等级（Y）的关系

年龄（岁）	血压等级（例）				合计
	正常	轻度高血压	中度高血压	重度高血压	
20～	70	22	4	2	98
30～	27	24	9	3	63
40～	1	23	13	7	44
≥50	9	20	15	14	58
合计	107	89	41	26	263

【习题 3-8】甲、乙两名调查员同时对 86 家中医院进行卫生情况调查，结果见表 3-18，试对 2 人调查结果进行分析评价（包括独立性、一致性与优势性评价）。

表 3-18 甲乙调查员对 86 家中医院卫生情况调查结果（家）

甲调查员	乙调查员				合计
	优秀	良好	一般	较差	
优秀	4	3	1	10	18
良好	2	5	6	8	21
一般	10	13	4	12	39
较差	2	1	2	3	8
合计	18	22	13	33	86

第四章 样本数据的统计描述与总体参数的估计 ▷▷▷▷

统计分析包括统计描述和统计推断。统计描述是样本或总体的分布情况或特征值进行分析表述，即指用少量几个统计指标刻画出原始数据的特征；统计推断是根据已知的样本信息来推断未知的总体，包括参数估计和假设检验。

第一节 定量数据的统计描述与参数估计

一、定量数据的统计描述

定量数据构成计量资料，统计描述主要包括：集中趋势、离散趋势和频数分布特征。

（一）集中趋势的统计描述

定性数据集中趋势常用的描述指标如表4-1所示。

表4-1 定量数据集中趋势的统计描述

统计指标	符号	基本特征	用途
算术均数	$\bar{X}$	一组观测值之和与观测值个数之商	描述正态分布定量数据的平均水平
几何均数	G	n 个数值连乘积的 n 次方根	描述成倍数变化定量数据的平均水平
中位数	M_e	将一组观测值按大小顺序排列，位次居中的数值	描述任何分布定量数据的平均水平
百分位数	P_x	位于某指定百分位置的数值	描述定量数据任一百分位的水平
众数	M_0	一组数据中出现次数最多的数值	描述偏态分布定量数据的平均水平

【例4-1】有6份血清的抗体效价为 $1:10$、$1:20$、$1:40$、$1:80$、$1:80$、$1:160$，求其平均效价。

1. 分析思路 数据之间呈倍比关系，其平均水平就用几何均数统计指标描述。

2. 操作步骤 ①建立数据文件：点击变量视图，在"名称"列下输入"抗体效价倒数"1个变量，在"抗体效价倒数"变量行中点击"小数位数"，把"小数位数"设置"0"，如图4-1所示；点击"数据视图"，录入全部数据，如图4-2所示；②统计描述：点击分析→比较平均值→平均值，把"抗体效价"选入"因变量列表"，点击选项，把"统计"中的"几何平均值"选入"单元格统计"，点击继续→确定，输出结果如图 4-3 所示。

3. 结果解释与呈现　如图 4-3 所示，抗体效价的倒数=45，抗体平均效价为 1：45。

	名称	类型	宽度	小数位数	标签	值	缺失	列	对齐	测量	角色
1	抗体效价倒数	数字	8	0		无	无	8	▤右	✐标度	↘输入

图 4-1　呈倍比数据文件的建立

	抗体效价倒数
1	10
2	20
3	40
4	80
5	80
6	160

图 4-2　呈倍比数据的录入

报告

抗体效价倒数

几何平均值	个案数
44.90	6

图 4-3　几何均数计算输出结果

（二）离散趋势的统计描述

定量数据离散趋势常用的描述指标如表 4-2 所示。

表 4-2　定量数据离散趋势的统计描述

统计指标	符号	基本特征	用途
全距	R	最大值与最小值之差	描述定量数据总的变化范围
四分位间距	Q	上四分位数与下四分位数之差	描述定量数据中间一半数据的变化范围
方差	S^2	离均差平方和的均值	描述正态分布定量数据各数据离散程度
标准差	S	方差的平方根	描述正态分布定量数据各数据离散程度
变异系数	CV	标准差与均数的百分比	描述观测单位不同或均数相差悬殊的定量数据各数据离散程度
标准误	$S_{\bar{x}}$	样本均数的标准差	描述抽样误差的大小

（三）分布特征的统计描述

1. 偏度（Skewness）　偏度是描述数据总体取值分布对称性的统计量。偏度=0 时表示其数据分布形态与正态分布的偏斜程度相同；偏度>0 时表示其数据分布形态与正态分布相比为正偏或右偏，即有一条长尾巴拖在右边，数据右端有较多的极端值；偏度<0 时表示其数据分布形态与正态分布相比为负偏或左偏，即有一条长尾拖在左边，数据左端有较多的极端值。偏度的绝对值数值越大表示其分布形态的偏离程度越大。

2. 峰度（Kurtosis） 峰度是描述某变量所有取值分布形态陡缓程度的统计量。峰度＝0 时表示其数据分布与正态分布的陡缓程度相同；峰度>0 时表示比正态分布高峰较陡峭，为尖顶峰；峰度<0 时表示比正态分布高峰较平坦，为平顶峰。峰度的绝对值数值越大表示其分布形态的陡缓程度与正态分布的差异程度越大。

【例 4-2】 某地随机抽样调查了 101 名正常成年女子的血清总胆固醇含量（mmol/L）情况，结果如表 4-3 所示，试对该资料进行统计描述。

表 4-3 某地 101 名正常成年女子的血清总胆固醇含量（mmol/L）

2.35	4.84	2.70	3.18	4.12	4.06	4.50	3.87	3.78	3.86
4.21	4.41	4.61	3.68	3.95	3.07	3.27	5.71	3.99	3.02
3.32	4.78	4.75	4.83	5.08	3.55	4.52	3.30	4.48	3.70
5.35	3.95	2.91	3.87	4.53	4.23	3.19	4.73	4.28	4.33
4.17	3.92	3.91	3.95	3.92	3.57	4.59	4.17	4.06	3.29
4.13	3.58	4.59	3.91	3.58	4.83	3.75	5.13	5.26	3.25
2.78	3.66	4.19	4.15	5.35	3.52	3.98	3.78	5.25	4.15
4.26	4.28	2.68	4.55	3.84	3.84	4.13	4.57	3.98	4.36
3.58	3.26	4.52	4.80	3.60	4.50	4.26	3.80	5.03	4.95
4.34	3.50	4.91	3.41	3.51	3.96	3.63	3.93	3.51	3.00
3.26									

1. 分析思路 该资料的数据是定量数据，定量数据的统计描述从集中趋势和离散趋势两方面进行。

2. 操作步骤 ①建立数据文件：点击变量视图，在"名称"列下输入"总胆固醇"，如图 4-4 所示；点击"数据视图"，录入全部数据，如图 4-5 所示；②统计描述：点击分析→描述统计→频率（Frequencies），把"总胆固醇"选入"变量"，点击统计量，√平均值、√中位数，√四分位数，√标准差、√标准误差平均值、√最小值、√最大值，√偏度、√峰度→继续，点击图表→直方图，√在直方图中显示正态曲线→继续→确定，输出结果如图 4-6、图 4-7 所示。

| 文件(F) | 编辑(E) | 查看(V) | 数据(D) | 转换(T) | 分析(A) | 图形(G) | 实用程序(U) | 扩展(X) | 窗口(W) | 帮助(H) |

	名称	类型	宽度	小数位数	标签	值	缺失	列	对齐	测量	角色
1	总胆固醇	数字	8	2		无	无	8	靠右	标度	输入

图 4-4 定量数据文件的建立

	📑总胆固醇	变量
1	2.35	
2	4.78	
3	3.91	
......		
99	5.71	
100	4.28	
101	3.25	

图 4-5 定量数据的录入

3. 结果解释与呈现 ①结果解释：如图 4-7 所见，数据频数分布曲线近似正态曲线，从图 4-6 所知：偏度=0.041，峰度=-0.15，二者近似为 0，所以可把数据频数分布曲线作为近似正态分布，描述其集中趋势和离散趋势的指标分别选为均数和标准差；如数据频数分布曲线为偏态分布，描述其集中趋势和离散趋势的指标分别选为中位数和四分位数（如 P_{25} 和 P_{75}）；②结果呈现：图 4-7 显示其分布为近似正态分布，由图 4-6 得：均数=4.03（mmol/L），标准差=0.66（mmol/L），标准误=0.07（mmol/L），偏度系数=0.04，峰度系数=-0.15。

统计
总胆固醇

个案数	有效	101
	缺失	0
平均值		4.0295
平均值标准误差		.06559
中位数		3.9800
标准 偏差		.65922
偏度		.041
偏度标准误差		.240
峰度		-.150
峰度标准误差		.476
最小值		2.35
最大值		5.71
百分位数	25	3.5800
	50	3.9800
	75	4.5100

图 4-6 定量数据统计描述输出结果

【例 4-3】 某研究收集了 100 例 7 岁男孩的身高和体重的资料，身高均数为 123.10cm，标准差为 4.71cm；体重均数为 22.92kg，标准差为 2.26kg，请比较这 100 例 7 岁男孩的身高和体重的变异度。

分析思路： 本例题比较身高（cm）和体重（kg）两者的变异度，两者均数度量衡单位不同，所以选择变异系数指标来比较两者的变异度大小。如比较的两均数度量衡单位相同，但两均数值相差较大，比较此两均数的变异度大小也用变异系数指标。

变异系数 CV 计算公式： $CV = \dfrac{S}{\overline{X}} \times 100\%$

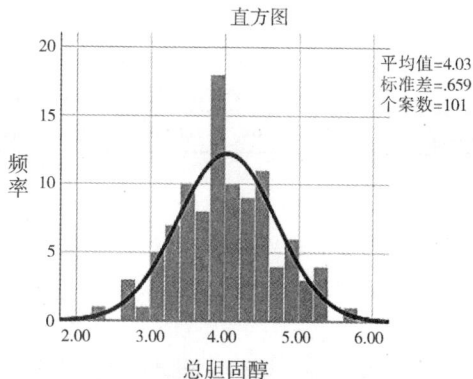

图 4-7　定量数据统计描述输出结果

$$身高\ CV = \frac{4.71}{123.10} \times 100\% = 3.83\%$$

$$体重\ CV = \frac{2.26}{22.29} \times 100\% = 10.14\%$$

可见，这 100 例 7 岁男孩的身高的变异度小于体重的变异度。

二、定量数据的参数估计

参数估计是通过对样本观察值分析，估计和推断总体的数量特征（如总体未知参数），也就是用样本统计量去估计总体参数，如用样本均数 $\overline{X}$ 估计总体均数 μ，用样本标准差 S 估计总体标准差 σ，用样本率 P 估计总体率 π 等。按照估计的形式参数估计有两种方法：点估计和区间估计。点估计是以抽样得到的样本指标作为总体指标的估计量，并以样本指标的实测值直接作为总体未知参数的估计值的一种统计推断方法。区间估计是按预先给定的概率（1-α），确定一个包含总体参数的范围，该范围称为参数的置信区间（confidence interval，CI）。

（一）单个正态总体均数的区间估计

【例 4-4】通过对以往大量资料分析得出某城市 22 岁男子平均身高为 167cm，现在随机测量当地 20 名 22 岁男性，得到一组身高（cm）数据：173、168、166、165、162、175、174、163、169、171、170、177、168、169、174、173、167、179、166、170。求现在当地 22 岁男性平均身高 95% 置信区间。

1. 建立数据文件　点击变量视图，在"名称"列下输入"身高"一个变量，点击"数据视图"，录入全部数据。

2. 单个正态总体均数置信区间的估计　点击分析→比较平均值→单样本 T 检验，把"身高"选入"检验变量"，点击选项，在"置信区间百分比"输入 95 所求的置信区间范围，系统默认 95% 范围，点击继续→确定，输出结果如图 4-8 所示。

单样本统计

	个安数	平均值	标准 偏差	标准 误差平均值
身高	20	169.95	4.559	1.019

单样本检验

检验值 = 0

	t	自由度	sig.（双尾）	平均值差值	差值95%置信区间 下限	差值95%置信区间 上限
身高	166.702	19	.000	169.950	167.82	172.08

图 4-8　单个正态总体均数置信区间估计输出结果

3. 结果解释与呈现

（1）结果解释　如图 4-8 所示，随机抽取 20 名现在当地 22 岁男性身高均数为 169.95cm，现在当地 22 岁男性平均身高 95% 置信区间的下限为 167.82cm，上限为 172.08cm。

（2）结果呈现　现在当地 22 岁男性平均身高 95% 置信区间为（167.82，172.08）cm。

（二）两个正态总体均数差的区间估计

【例 4-5】现对某地某社区随机调查 45 名体重指数（BMI）正常者（18.5<BMI<24.0）的血清总胆固醇值 TC（mmol/L），同时随机调查 46 名肥胖者（BMI>28.0）的血清总胆固醇值 TC（mmol/L），数据见表 4-4，求 BMI 正常者与肥胖者（BMI>28.0）血清总胆固醇均数差的 95% 置信区间。

表 4-4　BMI 正常者与肥胖者血清总胆固醇 TC（mmol/L）

体重指数正常者				肥胖者			
编号	TC	编号	TC	编号	TC	编号	TC
1	6.53	24	5.05	1	4.96	24	5.59
2	5.38	25	6.63	2	4.78	25	5.33
3	3.30	26	4.89	3	5.23	26	6.02
4	4.79	27	3.98	4	3.71	27	5.82
5	6.89	28	4.97	5	6.11	28	4.51
6	6.89	29	4.06	6	4.48	29	6.09
7	4.55	30	4.38	7	5.35	30	6.48
8	5.06	31	3.34	8	3.91	31	4.91
9	5.11	32	3.42	9	4.80	32	3.25
10	6.38	33	5.37	10	6.78	33	5.73

续 表

体重指数正常者				肥胖者			
编号	TC	编号	TC	编号	TC	编号	TC
11	5.41	34	5.62	11	4.92	34	4.34
12	4.18	35	3.88	12	6.94	35	4.09
13	6.47	36	4.45	13	4.94	36	4.80
14	3.77	37	4.07	14	6.56	37	4.42
15	3.53	38	3.91	15	5.03	38	5.68
16	3.81	39	4.45	16	3.63	39	5.12
17	5.80	40	5.14	17	4.11	40	5.48
18	6.19	41	4.48	18	5.27	41	7.26
19	5.41	42	3.03	19	4.04	42	4.64
20	5.62	43	5.83	20	5.72	43	5.44
21	4.96	44	5.19	21	7.36	44	4.68
22	5.52	45	5.90	22	7.06	45	7.54
23	5.19			23	5.70	46	6.04

1. 操作步骤 ①点击变量视图，在"名称"列下输入"组别""总胆固醇"2个变量，在"组别"变量行中点击"值"，在"值"输入"1"，"值标签"输入"正常"，点击"添加"，在"值"输入"2"，"值标签"输入"肥胖"，点击"添加""确定"，如图4-9所示；②点击"数据视图"，录入全部数据，如图4-10所示。

	名称	类型	宽度	小数位数	标签	值	缺失	列	对齐	测量	角色
1	级别	数字	8	0		{1,正常 |...	无	8	置右	名义	输入
2	总胆固醇	数字	8	2		无	无	8	置右	标度	输入

图4-9 两正态总体均数差的置信区间估计数据的建立

	组别	总胆固醇
1	1	6.53
2	1	5.38
3	1	3.30
89	2	4.68
90	2	7.54
91	2	6.04

图4-10 置信区间估计的数据录入

2. 两正态总体均数差的置信区间估计 点击分析→比较平均值→独立样本 T 检验，把"总胆固醇"选入"检验变量"，把"组别"选入"分组变量"，点击"定义组"，在"使用指定的值"下，"组 1"输入"1"，"组 2"输入"2"→继续→确定，输出结果见图 4-11。

组统计	组别	个案数	平均值	标准 偏差	标准 误差平均值
总胆固醇	肥胖	46	5.3187	1.03955	.15327
	正常	45	4.9507	1.02200	.15235

独立样本检验

	莱文方差等同性检验		平均值等同性 t 检验						
	F	显著性	t	自由度	Sig.（双尾）	平均值差值	标准误差差值	差值95%置信区间 下限	上限
总胆固醇 假定等方差	.001	.978	1.703	89	.092	.36803	.21615	−.06146	.79751
不假定等方差			1.703	88.998	.092	.36803	.21611	−.06138	.79743

图 4-11 两正态总体均数差的置信区间估计输出结果

3. 结果解释与呈现

（1）结果解释 两正态总体方差齐性检验 $P>0.05$，说明方差齐性，则取第一行 t 检验结果，两均数差的 95% 置信区间估计为（-0.06，0.80）。

（2）结果呈现 统计结果呈现见表 4-5（相关数据可在图 4-11 中摘抄）。

表 4-5 肥胖者与 BMI 正常者血清总胆固醇 TC 差值 95% 置信区间（mmol/L）

组别	n	样本均数（$\overline{X}$）	样本标准差（S）	差值 95% 置信区间 下限	上限
肥胖	46	5.32	1.04	-0.06	0.80
正常	45	4.95	1.02		

三、练习题

【习题 4-1】6 个人的血清滴度 1：4、1：4、1：8、1：16、1：32、1：64，求其平均滴度。

【习题 4-2】某地某年测得 7 女童身高均数 = 121.20cm，标准差 = 4.72cm，胸围均数 = 54.71cm，标准差 = 3.10cm，请比较两者变异度大小。

【习题 4-3】随机抽样调查某地 110 名 30~40 岁的正常非肥胖男性的空腹血清瘦素（μg/L），数据见表 4-6，请对该资料进行统计描述。

表 4-6　110 名正常非肥胖男性空腹血清瘦素（μg/L）

3.2	3.2	5.5	5.3	6.4	2.6	3.6	6.2	5.0	4.2	5.5
5.0	7.4	5.5	4.5	4.5	5.9	5.8	6.7	4.3	5.2	4.5
7.2	5.8	3.7	6.4	5.6	4.2	4.5	6.2	6.6	5.0	3.1
4.7	3.3	2.4	5.3	4.7	5.2	6.1	3.6	5.0	6.8	5.0
5.5	4.5	4.1	8.2	3.8	6.5	4.0	4.4	6.4	4.1	1.3
4.2	7.6	7.2	4.6	5.2	5.8	9.1	5.4	4.2	2.0	5.2
5.5	6.6	4.6	5.5	5.8	4.8	5.9	5.8	5.8	4.2	6.4
3.1	3.0	5.5	2.9	4.5	4.0	4.3	4.2	4.6	4.7	6.0
6.1	4.2	4.3	5.0	4.5	6.1	5.2	6.4	2.6	6.4	4.6
3.0	4.5	6.1	5.2	4.4	4.5	3.5	5.0	6.0	4.5	5.3

【习题 4-4】用高效液相色谱仪测定 11 次某复方中药中皂苷含量（mg/kg）分别为 151.9、162.8、140.7、165.6、146.7、158.2、156.9、172.8、138.9、161.3、178.2，求该复方中药皂苷含量 95% 置信区间。

【习题 4-5】研究者从接触某重金属的职业人群中随机抽取 14 人，从非接触该重金属的职业人群中随机抽取 14 人，测量每人血胰岛素水平（μIU/mL），见表 4-7，求两个人群血胰岛素均数差的 95% 置信区间。

表 4-7　某重金属接触职业人群和非接触职业人群血胰岛素水平（μIU/mL）

接触重金属	7.84	8.11	8.45	9.38	10.22	12.28	11.57
	11.38	8.23	8.92	3.02	4.54	7.11	6.04
非接触重金属	17.94	7.42	9.12	9.45	7.86	16.48	24.12
	8.57	8.92	6.74	9.23	16.29	5.73	8.51

第二节　定性数据的统计描述与参数估计

一、定性数据的统计描述

定性数据构成计数资料与等级资料，统计描述指标常用的有相对数、指数（多项指标综合计算的相对数）、动态数列等。这些指标的计算比较简单，一般不需要借助于统计软件，但 SPSS 在表中选择行、列和合计的"百分比"时，也可以输出相关的相对数指标。

（一）相对数

相对数是两个有联系的数据的比值，相对数比绝对数便于比较。常用的相对数指标有率、构成比和相对比，见表 4-8。

表 4-8　某单位高血压患病情况

年龄（岁）	检查（人）	患病（人）	构成比（%）	患病率（%）	与20~岁组患病率之比
20~	2000	140	33.3	7.0	1.00
40~	1500	180	42.9	12.0	1.71
50~60	500	100	23.8	20.0	2.86
合计	4000	420	100.0	39	—

1. 率　率是强度相对数，说明某现象在其可能发生的范围内实际发生的频率或强度。常用统计指标：发病率与患病率、病死率与死亡率等。计算公式为

$$率 = \frac{发生某现象的观察单位数}{可能发生某现象的观察单位总数} \times 比例基数\ k$$

2. 构成比　构成比是结构相对数，说明某事物内部各组成部分所占的比重或分布。事物内部各构成比可相加，总和等于100%。计算公式为

$$构成比 = \frac{某一组成部分的观察单位数}{同一事物各组成部分观察单位总数} \times 100\%$$

3. 相对比　相对比是两个有关的指标之比，说明两者的对比水平，以倍数或百分数表示。

$$相对比 = \frac{甲指标}{乙指标}\ (\times 100\%)$$

（二） 动态数列

动态数列是一系列按时间顺序排列起来的统计指标（可以为绝对数、相对数或平均数），用以观察和比较该事物在时间上的变化和发展趋势。常用指标有：绝对增长量、发展速度与增长速度、平均发展速度与平均增长速度等。常用动态数列指标见表4-9。

表 4-9　常用动态数列指标

指标	计算公式	意义
累计增长量	各年数据-初始年数据	一定时期的增长量
逐期增长量	（后一期数据）-（相邻前一期数据）	相邻两期的增长量
定基发展速度	各年数据/初始年数据	一定时期的发展速度
环比发展速度	（后一期数据）/（相邻前一期数据）	两期之间发展速度
定基增长速度	定基发展速度-1	一定时期的增长速度
环比增长速度	环比发展速度-1	两期之间增长速度
平均发展速度	$\sqrt[n]{\dfrac{第\ n\ 年数据}{基期数据}}$	一定时期的平均发展速度
平均增长速度	平均发展速度-1	一定时期的平均增长速度

二、定性数据的参数估计

定性数据的参数估计，用于对服从二项分布时总体率 π 或服从泊松分布时总体发生数 λ 的估计。

（一）点估计

1. 二项分布总体率 π 的点估计 二项分布总体率的估计即用样本率 p 估计总体率 π。

【例4-6】某医院用复方当归注射液静脉滴注治疗脑动脉硬化症 188 例，其中显效 83 例，求当归注射液显效率。

分析思路： 188 例患者中显效人数服从二项分布。

本例：$n=188>50$，$X=83$，$p=X/n=83/188=0.441=44.15\%$，

当归注射液静脉滴注治疗脑动脉硬化症显效率 π 为 44.15%。

2. 泊松分布点估计 当 $X>50$ 时，常用样本均数 $\bar{X}$ 代替 λ，其中 X 为事件 A 在 n 次试验中出现的总次数。

【例4-7】从同一水源制备 10 份随机试样，每份 1mL，在相同条件下分别作为平板培养，共得菌落 140 个，试求该水源每 10mL 水中平均菌落数。

分析思路： 本例以每 10mL 水中所含的菌落数为一个泊松分布，由题知：$\bar{X}=\hat{\lambda}=140$。

该水源每 10mL 水中平均菌落数 140 个。

（二）区间估计

1. 二项分布总体率的区间估计 总体率的区间估计可分为小样本和大样本两种情形。

（1）单个二项分布总体率的区间估计 ①查表法：当 $n \leqslant 50$ 时，为求总体率 π 的置信区间，可根据二项分布参数 π 的置信区间表（见百分率表）。根据 α、n、k 即能在表中查出 π 的 $1-\alpha$ 的置信区间。②正态近似法：当样本容量 $n>50$，np 与 $n(1-p)$ 均 >5，总体率 π 的（$1-\alpha$）置信区间为：$\left(p-u_{\alpha/2}\sqrt{\dfrac{pq}{n}},\ p+u_{\alpha/2}\sqrt{\dfrac{pq}{n}}\right)$。

【例4-8】用某种中药治疗皮肤软组织感染患者 200 例，治疗后 160 人痊愈，试估计该药治愈率的 95% 置信区间。

分析思路： $n=200$，$p=160/200=0.80$，$q=1-p=0.20$，$1-\alpha=0.95$，$\alpha=0.05$，$u_{\alpha/2}=u_{0.05/2}=1.96$。

代入上式得 $\left(0.80\pm1.96\sqrt{\dfrac{0.8\times0.2}{200}}\right)\approx(0.80\pm0.06)$

故该药治愈率的 95%CI 为（74.4%，85.6%）。

SPSS 操作分析： 本资料属于计数资料单个二项分布总体率的区间估计，样本容量 $n>50$，np 与 $n(1-p)$ 均 >5，可采用正态近似法估计总体率 π 的（$1-\alpha$）置信区间。

1）建立数据文件：点击变量视图，在"名称"列下输入"结果""总样本""频

数"三个变量,在"结果"变量行中点击"值",在"值"输入"0","值标签"输入"阴性",点击"添加",在"值"输入"1","值标签"输入"阳性",点击"添加""确定",如图4-12所示;点击"数据视图",录入全部数据,如图4-13所示。

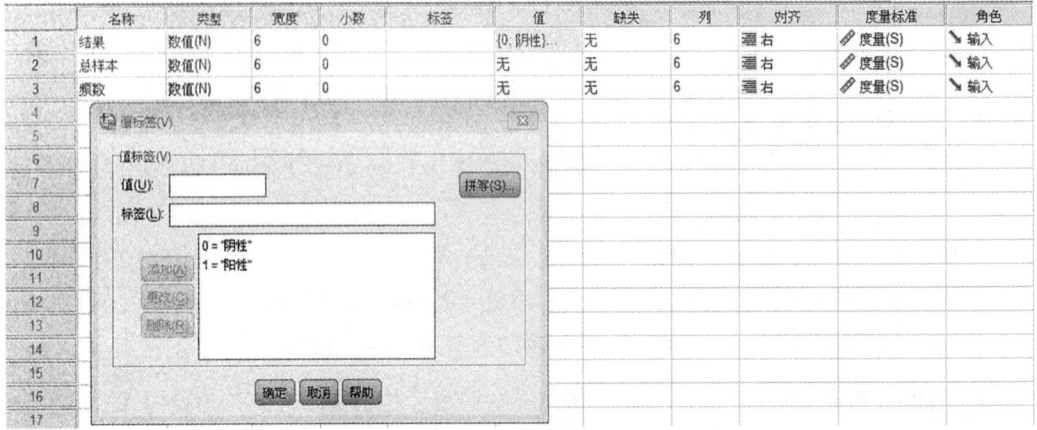

	名称	类型	宽度	小数	标签	值	缺失	列	对齐	度量标准	角色
1	结果	数值(N)	6	0		{0, 阴性}...	无	6	靠右	度量(S)	输入
2	总样本	数值(N)	6	0		无	无	6	靠右	度量(S)	输入
3	频数	数值(N)	6	0		无	无	6	靠右	度量(S)	输入

图 4-12　数据文件的建立

	结果	总样本	频数
1	1	1	160
2	0	1	40

图 4-13　数据的录入

2)采用正态近似法估计总体率 π 的 $(1-\alpha)$ 置信区间:点击数据→加权个案→对例数进行加权;点击分析→描述统计→比率(R),把"结果"放入分子框中,"总样本"放入分母框中,点击统计量,勾选均值和95%置信区间→继续→确定,结果如图4-14所示。

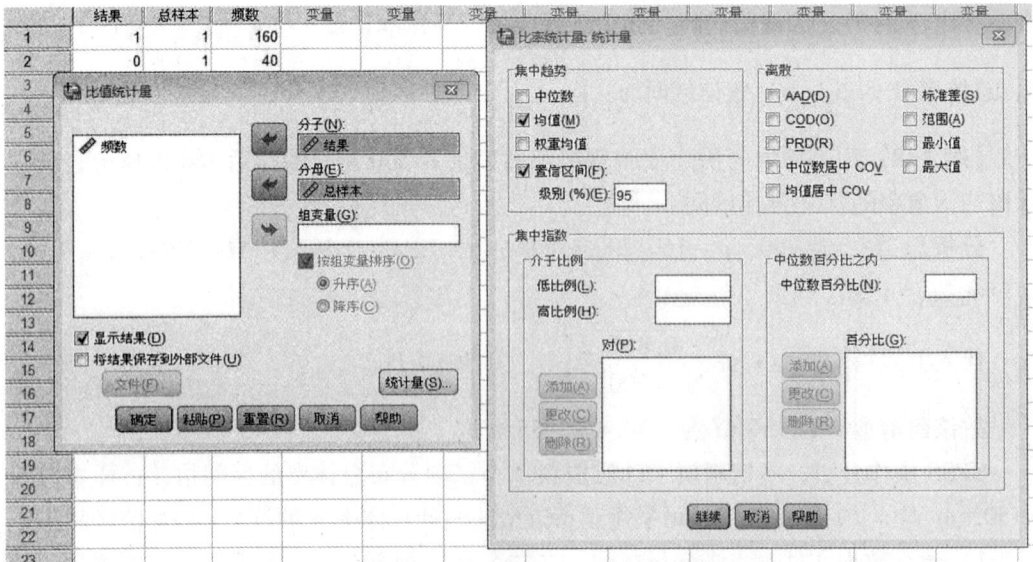

图 4-14　正态近似法估计总体率置信区间选项

结果／总样本的比率统计量

	均值的95%置信区间	
均值	下限	上限
.800	.744	.856

通过假设比率的正态分布构建置信区间。

图4-15 正态近似法估计总体率置信区间输出结果

3）结果解释与结果呈现：如图 4-15 所示，95%CI 的下限为 74.4%，上限为 85.6%，故该药治愈率的95%CI 为（74.4%，85.6%）。

（2）两个二项分布总体率差的区间估计 可用两样本率（p_1-p_2）作为两总体率之差（$\pi_1-\pi_2$）的点估计，但点估计没有考虑抽样误差的大小，因此需估计两总体率之差的置信区间，一般认为，n_1p_1，$n_1(1-p_1)$，n_2p_2，$n_2(1-p_2)$ 均大于 5 时，样本率的分布近似正态分布，可采用正态近似法，对两总体率的差别做区间估计：$[(p_1-p_2)-u_{\alpha/2}S_{p_1-p_2}$，$(p_1-p_2)+u_{\alpha/2}S_{p_1-p_2}]$，其中 $S_{p_1-p_2}$ 为两样本率之差的标准误 $S_{P_1-P_2}=\sqrt{\dfrac{P_1(1-P_1)}{n_1}+\dfrac{P_2(1-P_2)}{n_2}}$

【例4-9】对甲乙两种降压药进行临床疗效评价，将某时间段内入院的高血压患者随机分为两组，每组均为 100 人。甲药治疗组有效人数 80 人，乙药治疗组有效人数 50 人，试估计两种降压药有效率之差的95%CI。

将甲、乙两药治疗组的患者数、治疗有效数分别以 n_1、p_1 和 n_2、p_2 表示，则 n_1p_1，$n_1(1-p_1)$，n_2p_2，$n_2(1-p_2)$ 均大于 5，$p_1=80/100=0.8$，$p_2=50/100=0.5$，

$$S_{p_1-p_2}=\sqrt{\frac{0.8(1-0.8)}{100}+\frac{0.5(1-0.5)}{100}}=0.064$$

得95%CI 分别为（0.8-0.5）-1.96×0.064 = 17.45%，（0.8-0.5）+1.96×0.064 = 42.55%

即该两种降压药有效率之差的95%CI 为（17.45%，42.55%）。

2. 单个泊松分布参数 λ 的区间估计

（1）小样本总体参数 λ 的区间估计（查表法） 当样本计数 $X\leqslant50$ 时，可由泊松分布 λ 的可信区间表（附录9）中，计算参数 λ 的（$1-\alpha$）的置信区间，根据 α 和 X（n 个单元的观察数），可以从泊松分布 λ 的可信区间表中查得（$n\cdot\lambda$）置信区间的下限、上限，再分别除以 n，得到总体参数 λ 的置信区间的下限、上限。

【例4-10】为检验河水水质，抽取 3 次水样，每次 1mL，经检查共有细菌 20 只，试求该河水每毫升水中所含细菌数的 99% 置信区间。

分析思路：（$1-\alpha$）= 0.99，$X=20$，$n=3$

查泊松分布 λ 的可信区间表，有 3mL 水中所含细菌数的 99%CI 为（10.35，34.67）。

每毫升水中所含细菌数的 99%CI 为（3.45，11.56）。

（2）大样本 λ 的区间估计（正态近似法） 参数 λ 的 $1-\alpha$ 置信区间为

$$\left(\frac{X}{n}-u_{\alpha/2}\frac{\sqrt{X}}{n}, \ \frac{X}{n}+u_{\alpha/2}\frac{\sqrt{X}}{n}\right)$$

【例 4-11】 用一种计数器测定某放射性标本，10 分钟内获得脉冲数为 16641，试求每分钟总体脉冲数的 95% 置信区间。

分析思路： $X=\sum_{i=1}^{n}X_i=16641$，$n=10$，$u_{\alpha/2}=u_{0.05/2}=1.96$

由上式得每分钟总体脉冲数的 $95\%CI$ 为（1638.816，1689.384）。

三、练习题

【习题 4-6】 某地某年循环系统疾病死亡率数据资料见表 4-10。

表 4-10 某地某年循环系统疾病死亡资料

年龄组 （岁）	平均 人口数	循环系统 死亡人数	死亡人数构成比 （%）	死亡率 （1/10 万）	相对比（各年龄组死亡 率/0~组死亡率）
0~	745000	25			
30~	538760	236			
40~	400105	520			
50~	186537	648			
60~	52750	373			
合计	1923152	1802			

1. 填空。

2. 分析讨论各统计指标的含义。

【习题 4-7】 现某地某医院观察 65 岁以上老年人胃溃疡病患者 400 例，其中有胃出血症状的率为 31.6%，试估计该地 65 岁以上老年人胃溃疡病患者有胃出血症状的率 95% 置信区间。

【习题 4-8】 某医院分别用中药和西药治疗恶性肿瘤患者，结果中药治疗 80 人，有效 56 人，西药治疗 80 人，有效 40 人，试估计两种药有效率差 95% 置信区间。

第五章　单个样本及配对设计单变量计量资料检验 ▷▷▷▷

第一节　单个样本单变量计量资料检验

比较一个样本与总体均数或中位数水平是否相同，如某一医院与整个行业水平的比较、某药品生产企业的数据与药典或行业比较等，当一次分析的观测指标为一个定量指标时，可采用本章的统计分析方法。

一、应用条件

（一）单个样本 t 检验

应用 t 检验的条件是：①样本个体测量值相互独立，即独立性，②样本所代表的总体均数服从正态分布，即正态性。

（二）单样本 Wilcoxon 符号秩和检验

不满足单样本 t 检验应用条件时的资料，目的是推断样本中位数与已知总体中位数（常为标准值或大量观察的稳定值）有无差别。

二、应用实例

（一）样本与总体均数比较 t 检验

【例5-1】通过对以往大量资料分析得出某城市 22 岁男子平均身高为 167cm，现在随机测量当地 20 名 22 岁男性，得到一组身高（cm）数据：173、168、166、165、162、175、174、163、169、171、170、177、168、169、174、173、167、179、166、170，试问现在当地 22 岁男性平均身高是否比以往高？

1. 分析思路　本资料属于单个样本单变量资料，目的是推断该样本均数 $\overline{X}$ 所代表的未知总体均数 μ 是否与已知总体均数 μ_0 相等。对资料进行正态性检验，若服从正态分布，采用单样本 t 检验；若不符合，采用单个样本单变量资料 Wilcoxon 符号秩和检验。

2. 操作步骤

（1）建立数据文件　①点击变量视图，在"名称"列下输入"身高"一个变量，如图 5-1 所示；②点击"数据视图"，录入全部数据，如图 5-2 所示。

	名称	类型	宽度	小数位数	标签	值	缺失	列	对齐	测量	角色
1	身高	数字	8	0		无	无	8	▣ 右	✎ 标度	↘ 输入

图 5-1　单个样本单变量资料数据文件的建立

	✎ 身高
1	173
2	168
3	166
⋮	⋮
18	179
19	166
20	170

图 5-2　单个样本单变量资料数据的录入

（2）正态性检验　菜单行点击"分析→描述统计→探索"，弹出探索主对话框，将变量身高送入右边的因变量列表。单击"绘制"按钮→在弹出的绘制对话框中选中"带检验的正态图"→继续→确定，输出结果如图 5-3 所示。

正态性检验

	柯尔莫戈洛夫-斯米诺夫[a]			夏皮洛-威尔克		
	统计	自由度	显著性	统计	自由度	显著性
身高	.098	20	.200*	.983	20	.966

*. 这是真显著性的下限。

a. 里利氏显著性修正

图 5-3　正态性检验输出结果

（3）单个样本 t 检验　在"数据视图"中，点击"分析"→选择"比较平均值"→"单样本 T 检验"→将左侧框内变量"身高"→√检验变量（T）框内→检验值（V）框内输入该地区身高平均值"167"→确定，输出结果如图 5-4 所示。

单样本统计

	个案数	平均值	标准 偏差	标准 误差平均值
身高	20	169.95	4.559	1.019

单样本检验

	检验值 = 167					
					差值 95% 置信区间	
	t	自由度	Sig.（双尾）	平均值差值	下限	上限
身高	2.894	19	.009	2.950	.82	5.08

图 5-4　单样本 t 检验输出结果

3. 结果解释与呈现

（1）结果解释　①如图 5-3 所示，身高正态性检验统计量 $W=0.983$，$P=0.966>0.05$，故不拒绝 H_0，可认为身高总体服从正态分布，故采用单样本 t 检验；②单个样本 t 检验结果如图 5-4 所示，$t=2.894$，按照 $\alpha=0.05$ 的检验水准，拒绝 H_0，接受 H_1，可以认为现在的身高均值与以往的均值的差别有统计学意义。

（2）结果呈现　该城市男子平均身高为（169.95 ± 4.56），$t=2.894$，$P=0.009<0.05$，认为现在当地 22 岁男性平均身高比以往高。

（二）Wilcoxon 符号秩和检验

【例 5-2】今在该地某厂随机抽取 12 名工人，测得尿氟含量（mmol/L）见表 5-1。已知该地健康人群尿氟含量的中位数为 2.15mmol/L。请问该厂工人的尿氟含量是否高于当地健康人群？

表 5-1　12 名工人尿氟含量（mmol/L）测定结果

尿氟含量 x_1	差值 d_1	正差值秩次	负差值秩次
（1）	（2）=（1）-2.15	（3）	（4）
4.57	2.42	11	—
3.37	1.22	10	—
3.19	1.04	9	—
2.99	0.84	8	—
2.72	0.57	7	—
2.62	0.47	6	—
2.52	0.37	5	—
2.42	0.27	4	—
2.20	0.05	2.5	—
2.15	0	—	—
2.12	-0.03	—	1
2.10	-0.05	—	2.5
合计	—	62.5（T+）	3.5（T-）

1. 分析思路　根据专业知识可知，该资料为定量资料，设计类型为单样本设计；尿氟含量值呈明显偏态分布，表 5-1 第（2）栏为样本各观察值与已知总体中位数的差值，对差值 d_1 做正态性检验，不满足单样本 t 检验条件，采用单个样本单变量资料的 Wilcoxon 符号秩和检验。

2. 操作步骤

（1）建立数据文件　①点击变量视图界面进入变量定义，在"名称"列下输入

"尿氟含量"这个变量,如图 5-5 所示;②点击"数据视图",在"尿氟含量"栏中输入 12 个数据,如图 5-6 所示。

	名称	类型	宽度	小数位数	标签	值	缺失	列	对齐	测量	角色
1	尿氟含量	数字	8	2		无	无	8	≡ 右	✐ 标度	↘ 输入

图 5-5 单个样本单变量资料秩和检验数据文件的建立

	尿氟含量
1	4.57
2	3.37
3	3.19
⋮	⋮
10	2.15
11	2.12
12	2.10

图 5-6 单个样本单变量资料秩和检验数据的录入

(2) 正态性检验 菜单行点击"分析→描述统计→探索",弹出探索主对话框,将变量"尿氟含量"送入右边的因变量列表。单击"绘制"按钮→在弹出的绘制对话框中选中"带检验的正态图"→继续→确定,输出结果如图 5-7 所示。

正态性检验

	柯尔莫戈洛夫-斯米诺夫[a]			夏皮洛-威尔克		
	统计	自由度	显著性	统计	自由度	显著性
尿氟含量	.182	12	.200[*]	.838	12	.026

*. 这是真显著性的下限。

a. 里利氏显著性修正

图 5-7 正态性检验输出结果

(3) 单样本 Wilcoxon 符号秩和检验 ①点击分析→非参数检验→单样本,弹出单样本非参数检验对话框→点击"字段"→选择"尿氟含量"转到检验字段→点击设置→选择检验(S)→自定义检验→选择"比较中位数和假设中位数(Wilcoxon 符号秩和检验)(M)",在"假设中位数(H)"中输入 2.15,输出结果如图 5-8 所示。②点击图 5-8,出现详细分析结果,如图 5-9 所示。

假设检验汇总

	零假设	检验	显著性	决策者
1	尿氟含量 的中位数等于 2.15。	单样本 Wilcoxon 符号秩检验	.009	拒绝零假设。

显示渐进显著性。 显著性水平为 .05。

图 5-8 单样本 Wilcoxon 符号秩和检验结果

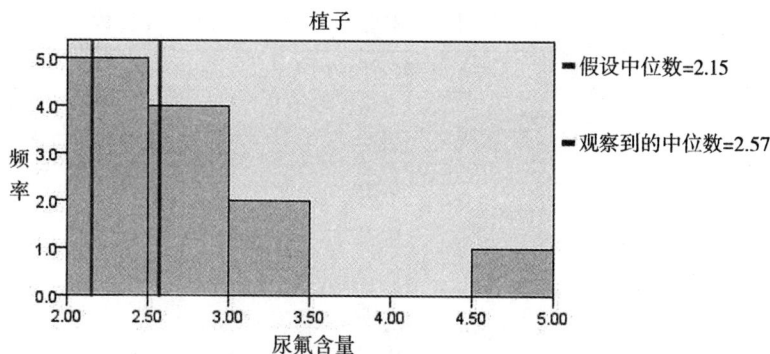

图 5-9　单样本 Wilcoxon 符号秩和检验详细分析结果

3. 结果解释与呈现

（1）结果解释　①如图 5-7 所示，尿氟含量正态性检验统计量 $W = 0.8380$，$P < 0.05$，不满足单样本 t 检验条件，故采用单个样本单变量资料的 Wilcoxon 符号秩和检验。②单样本 Wilcoxon 符号秩和检验结果如图 5-9 所示，$Z = 2.624$，$P = 0.009$，按照 $\alpha = 0.05$ 水准，拒绝 H_0，接受 H_1，差异有统计学意义，可以认为该厂工人尿氟含量高于该地健康人群。

（2）结果呈现　$Z = 2.624$，$P = 0.009 < 0.05$，可以认为该厂工人尿氟含量高于该地健康人群。

三、练习题

【习题 5-1】已知健康成年男子脉搏的均数为 72 次/分钟，某医生在一次社区调查中随机测量了 12 名成年男子脉搏数，分别为 78、81、70、66、85、87、73、71、69、74、82、70，请问能否认为该社区成年男子的脉搏数与一般健康成年男子脉搏数不同？

【习题 5-2】已知某地正常男性尿铅含量的中位数为 0.33μmol/L，现从该地某蓄电池厂随机抽取 18 名男性工人，测得其尿铅含量见表 5-2，请问该厂男性工人的尿铅含量是否高于当地正常男性尿铅含量？

表 5-2　某厂男性工人与当地正常男性尿铅含量（μmol/L）的比较

男性工人尿铅含量	与正常尿铅中位数差值	秩次
0.29	-0.04	-3.5
0.31	-0.02	-2
0.34	0.01	1
0.37	0.04	3.5
0.38	0.05	5
0.41	0.08	6
0.47	0.14	7
0.52	0.19	8
0.69	0.36	9
0.72	0.39	10
0.73	0.40	11
0.77	0.44	12
0.78	0.45	13
0.83	0.50	14

第二节　配对设计单变量计量资料检验

配对设计主要用于观察同一批患者在治疗前后某定量指标的变化，或者同一批患者或动物用不同的方法处理，通过对配对数据的比较，判断不同的处理效果是否有差别，或某种治疗方法是否起作用。

一、应用条件

配对设计数值变量资料，若满足参数检验条件即差值满足正态性，采用配对 t 检验；若差值不满足正态性，可采用 Wilcoxon 符号秩和检验。

配对 t 检验适用于配对设计的定量资料两相关样本均数的比较，其比较的目的在于每一对中两个观察值之差，用 t 检验推断差值的总体均数是否为 0。

配对设计资料 Wilcoxon 符号秩和检验主要是对样本差值的中位数和 0 比较。由检验配对样本的差值是否来自中位数为 0 的总体，来推断配对的两个相关样本所来自的两个总体中位数是否有差别。

二、应用实例

（一）配对 t 检验

【例 5-3】为研究某种解毒药对大白鼠血中胆碱酯酶含量的影响，将 20 只大白鼠按性别、体重、窝别配成对子。每对中随机抽取一只服用解毒药，另一只作为阴性对照，服用生理盐水。经过一定的时间，测量大白鼠血中胆碱酯酶含量，结果见表 5-3。请问大白鼠服用解毒药和生理盐水后血中胆碱酯酶有无不同？

1. 分析思路 本资料属配对设计定量资料的比较问题，首先考虑配对 t 检验。对差值进行正态性检验，差值服从正态分布，采用配对 t 检验；若不符合正态分布，采用配对设计资料 Wilcoxon 符号秩和检验。

表 5-3 不同组别大白鼠血中胆碱酯酶含量 （U/mL）

配对号	1	2	3	4	5	6	7	8	9	10
解毒药组	23	28	24	23	18	31	27	24	19	16
对照组	14	16	15	18	17	21	19	20	15	17
差值	9	12	9	5	1	10	8	4	4	-1

2. 操作步骤

（1）数据录入 ①点击"变量视图"界面进入变量定义，在"名称"列下输入"解毒药组""对照组"2个变量，如图 5-10 所示。②点击"数据视图"，配对输入两组全部的数据，差值 d=解毒药组-对照组，如图 5-11 所示。

	名称	类型	宽度	小数位数	标签	值	缺失	列	对齐	测量	角色
1	解毒药组	数字	8	0		无	无	8	靠右	标度	输入
2	对照组	数字	8	0		无	无	8	靠右	标度	输入
3	d	数字	8	0		无	无	8	靠右	标度	输入

图 5-10 配对设计定量资料数据文件的建立

	解毒药组	对照组	d
1	23	14	9
2	28	16	12
3	24	15	9
⋮	⋮	⋮	⋮
8	24	20	4
9	19	15	4
10	16	17	-1

图 5-11 配对设计定量资料数据的录入

（2）正态性检验 菜单行点击"分析→描述统计→探索"，弹出探索主对话框→将变量"差值"送入右边的因变量列表→单击"绘制"→在弹出的绘制对话框中选中"带检验的正态图"→继续→确定，输出结果如图 5-12 所示。

正态性检验

	柯尔莫戈洛夫-斯米诺夫[a]			夏皮洛-威尔克		
	统计	自由度	显著性	统计	自由度	显著性
d	.175	10	.200[*]	.953	10	.698

*. 这是真显著性的下限。

a. 里利氏显著性修正

图 5-12 正态性检验输出结果

（3）配对样本 t 检验　在"数据视图"中，点击"分析"，选择"比较平均值"→"配对样本 T 检验"→将左侧框内变量"解毒药组"→√选入成对变量（V）中 Variable1 框内→将左侧框内变量"对照组"选入成对变量（V）中 Variable2 框内→"确定"，输出结果如图 5-13 所示。

配对样本统计

		平均值	个案数	标准 偏差	标准 误差平均值
配对 1	解毒药组	23.30	10	4.668	1.476
	对照组	17.20	10	2.300	.727

配对样本相关性

		个案数	相关性	显著性
配对 1	解毒药组 & 对照组	10	.449	.193

配对样本检验

		配对差值					t	自由度	Sig.（双尾）
		平均值	标准 偏差	标准 误差平均值	差值 95% 置信区间 下限	差值 95% 置信区间 上限			
配对 1	解毒药组 - 对照组	6.100	4.175	1.320	3.113	9.087	4.620	9	.001

图 5-13　配对样本 t 检验输出结果

3. 结果解释与呈现

（1）结果解释　①如图 5-12 所示，正态性检验统计量 $W=0.953$，$P=0.698$，$P>0.05$，故不拒绝 H_0，可以认为数据来自的总体服从正态分布，故采用配对样本 t 检验；②配对样本 t 检验结果如图 5-13 所示，$t=4.620$，$P=0.001$，按照 $\alpha=0.05$ 的检验水准，拒绝 H_0，接受 H_1，差异具有统计学意义，可以认为大白鼠服用解毒药和生理盐水后血中胆碱酯酶含量不同，服用解药后大白鼠血中胆碱酯酶含量高于生理盐水对照。

（2）结果呈现　$t=4.620$，$P=0.001<0.05$，可以认为大白鼠服用解毒药和生理盐水后血中胆碱酯酶含量不同，服用解药后大白鼠血中胆碱酯酶含量高于生理盐水对照。

（二）　Wilcoxon 符号秩和检验

【例 5-4】留取 12 名在医用仪表厂工作的工人尿液，分成两份，一份用离子交换法，另一份用蒸馏法测得尿汞值见表 5-4，请问两种方法测得尿汞平均含量有无差异？

表 5-4　两种方法测得的尿汞含量（单位：mg/L）

配对号 (1)	离子交换法 (2)	蒸馏法 (3)	差值 d (4)=(2)-(3)	d 的秩次 (5)	带符号秩次 (6)
1	0.200	0.320	-0.12	8	-8
2	0.020	0.015	0.005	2	2
3	0.010	0.030	-0.020	3	-3

续　表

配对号 （1）	离子交换法 （2）	蒸馏法 （3）	差值 d （4）=（2）-（3）	d 的秩次 （5）	带符号秩次 （6）
4	0.382	0.424	-0.042	5	-5
5	0.723	0.789	-0.066	6	-6
6	0.876	0.721	0.155	9	9
7	0.035	0.014	0.021	4	4
8	0.023	0.020	0.003	1	1
9	0.940	0.051	0.889	12	12
10	1.201	1.115	0.086	7	7
11	0.408	0.612	-0.204	11	-11
12	1.256	1.078	0.178	10	10

1. 分析思路　本研究属于配对设计的定量资料，首先判断是否符合配对设计 t 检验的适用条件，即差值是否来自正态分布。对样本差值进行正态性检验，差值不服从正态分布，不满足配对 t 检验的条件，宜采用 Wilcoxon 符号秩和检验。

2. 操作步骤

（1）**建立数据文件**　①点击变量视图界面进入变量定义，在"名称"列下输入"离子交换法"和"蒸馏法"两个变量，如图 5-14 所示。②点击"数据视图"，分别在"离子交换法"和"蒸馏法"两栏中输入 12 个数据，差值 d = 离子交换法 - 蒸馏法，如图 5-15 所示。

	名称	类型	宽度	小数位数	标签	值	缺失	列	对齐	测量	角色
1	离子交换法	数字	8	3		无	无	8	靠右	标度	输入
2	蒸馏法	数字	8	3		无	无	8	靠右	标度	输入
3	d	数字	8	3		无	无	8	靠右	标度	输入

图 5-14　配对设计定量资料数据文件的建立

	离子交换法	蒸馏法	d
1	.200	.320	-.102
2	.020	.015	.005
3	.010	.030	-.020
⋮	⋮	⋮	⋮
10	1.201	1.115	.086
11	.408	.612	-.204
12	1.256	1.078	.178

图 5-15　配对设计定量资料数据的录入

（2）**正态性检验**　菜单行点击"分析→描述统计→探索"，弹出探索主对话框→将变量"差值"送入右边的因变量列表→单击"绘制"按钮→在弹出的绘制对话框中选中"带检验的正态图"→继续→确定，输出结果如图 5-16 所示。

正态性检验

	柯尔莫戈洛夫-斯米诺夫[a]			夏皮洛-威尔克		
	统计	自由度	显著性	统计	自由度	显著性
d	.271	12	.015	.703	12	.001

a. 里利氏显著性修正

图 5-16　正态性检验输出结果

（3）Wilcoxon 符号秩和检验　①点击分析→非参数检验→相关样本，弹出相关样本非参数检验对话框→点击"字段"，选择"离子交换法"和"蒸馏法"转到检验字段→点击"设置→选择检验（S）→自定义检验"，选择"比较中位数和假设中位数差"下面的"Wilcoxon 配对符号秩（二样本）（W）"，输出结果如图 5-17 所示。②点击图 5-17，出现详细分析结果，如图 5-18 所示。

假设检验汇总

	零假设	检验	显著性	决策者
1	离子交换法 和 蒸馏法 的中位数之差等于 0。	相关样本 Wilcoxon 符号秩检验	.638	保留零假设。

显示渐进显著性。　显著性水平为 .05。

图 5-17　配对 Wilcoxon 符号秩和检验结果

相关样本 Wilcoxon 符号秩检验

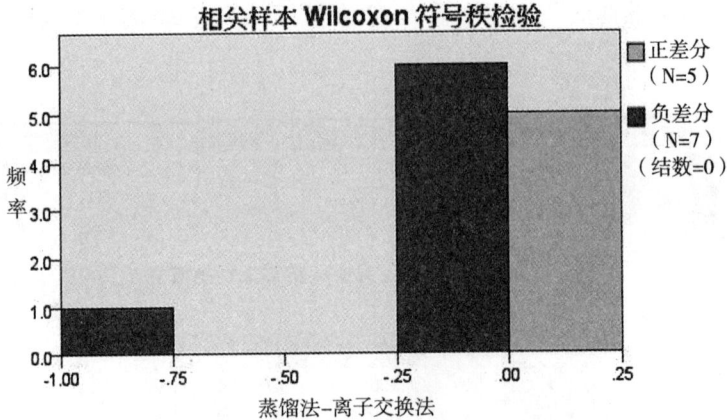

总计 N	12
检验统计	33.000
标准误差	12.748
标准化检验统计量	-.471
渐进显著性（2-sided 检验）	.638

图 5-18　配对 Wilcoxon 符号秩和检验详细分析结果

3. 结果解释与呈现

（1）结果解释 ①如图 5-16 所示，正态性检验统计量 $W=0.271$，$P=0.001$，说明差值 d 不服从正态分布，故采用配对设计的 Wilcoxon 符号秩和检验；②Wilcoxon 秩和检验结果如图 5-18 所示，Wilcoxon 秩和检验 $Z=-0.471$，$P=0.638$，按 $\alpha=0.05$ 水平不拒绝 H_0，差异无统计学意义，不能认为两种方法测得的平均尿汞含量不同。

（2）结果呈现 $Z=-0.471$，$P=0.638>0.05$，尚不能认为两种方法测得的平均尿汞含量不同。

三、练习题

【习题5-3】用两种不同的实验室检查方法测定 12 份血清样品中 Mg^{2+} 含量（mmol/L）的结果见表 5-5，试问两种不同方法测定的结果是否有所不同？

表 5-5 两种方法测定血清 Mg^{2+}（mmol/L）的结果

试样号	甲基百里酚蓝法	葡萄糖激酶两点法	差值
1	0.94	0.92	0.02
2	1.02	1.01	0.01
3	1.14	1.11	0.03
4	1.23	1.22	0.01
5	1.31	1.32	-0.01
6	1.41	1.42	-0.01
7	1.53	1.51	0.02
8	1.61	1.61	0.00
9	1.72	1.72	0.00
10	1.81	1.82	-0.01
11	1.93	1.93	0.00
12	2.02	2.04	-0.02

【习题5-4】某医师用改良药的 Seldinger 插管技术对 8 例经临床和病理证实的恶性滋养细胞肿瘤进行选择性盆腔动脉插管灌注化疗，测定治疗前后血中选择性的绒毛膜促性腺激素含量，结果见表 5-6，试问治疗前后血中 HCG 含量有无差别？

表 5-6 灌注化疗前后 HCG 含量测定结果（pmol/L）

病例号	1	2	3	4	5	6	7	8
灌注前	1280000	75500	12450	1500000	10000	9700	15588	4223
灌注后	210000	3300	2210	930000	2500	1203	4825	914

第六章 两个样本单变量资料检验 ▷▷▷▷

比较完全随机设计下两样本的总体均数或中位数水平是否相同，如两种方法的结果比较，当一次分析的观测指标为一个定量指标时，可采用本章的统计分析方法。

第一节 成组 t 检验与 t' 检验

一、应用条件

两个样本 t 检验，又称成组 t 检验，适用于完全随机设计下两样本均数的比较，其目的是检验两样本各自所在未知总体均数是否相等。其应用条件：①样本个体测量值相互独立，即独立性。②两个样本所代表的总体均数服从正态分布 $N\,(\mu_1,\ \sigma_1^2)$ 和 $N\,(\mu_2,\ \sigma_2^2)$，即正态性。③两个总体方差相等（$\sigma_1^2 = \sigma_2^2$），即方差齐性。若两独立样本所在总体符合正态性，但方差不齐，则采用 t' 检验。

二、成组 t 检验

【例6-1】欲研究中草药复方对草鱼血液中红细胞数的影响，以黄连、黄芪、金银花、甘草等组成的中草药复方药饵连续投喂 10 天后，测量草鱼血液中红细胞数见表6-1，请问中药复方是否对草鱼血液中红细胞数有影响？

表6-1　不同饲养组草鱼血液中红细胞数

组别	红细胞数（$10^4/mm^3$）									
正常饲养组	115	125	123	111	110	106	132	123	128	130
中草药投喂组	155	145	156	138	145	139	151	158	146	152

（一）分析思路

本资料属于两个样本单变量资料的第一个类型（将受试对象随机分为两组，每组接受一种处理），目的是推断两样本各自所在总体均数是否相等。若两独立样本所在总体符合正态性和方差齐性，采用 t 检验；若符合正态性，但方差不齐，则采用 t' 检验。

（二）操作步骤

1. 建立数据文件　①点击变量视图，在"名称"列下输入"组别""红细胞数"两个变量，在"组别"变量行中点击"值"，在"值"输入"1"，"标签"输入"正常饲养组",点击"添加",在"值"输入"2","标签"输入"中草药投喂组",点击"添加""确定",如图6-1所示;②点击"数据视图",录入全部数据,如图6-2所示。

	名称	类型	宽度	小数位数	标签	值	缺失	列	对齐	测量	角色
1	组别	数字	8	0		{1, 正常...	无	8	遭右	♣名义	➘输入
2	红细胞数	数字	8	0		无	无	8	遭右	✔标度	➘输入

图6-1 两个样本单变量资料数据文件的建立

	♣组别	✔红细胞数
1	1	115
2	1	125
3	1	123
⋮	⋮	⋮
18	2	158
19	2	146
20	2	152

图6-2 两个样本单变量资料数据的录入

2. 正态性检验 ①拆分数据:点击数据→拆分文件→点击比较组,把"组别"选入"分组依据"→确定;②点击分析→描述统计→探索,把"红细胞数"选入"因变量列表",点击图→√含检验的正态图→继续→确定,输出结果如图6-3所示。

正态性检验

组别		柯尔莫戈洛夫–斯米诺夫[a]			夏皮洛–威尔克		
		统计	自由度	显著性	统计	自由度	显著性
正常饲养组	红细胞数	.216	10	.200*	.924	10	.395
中草药投喂组	红细胞数	.140	10	.200*	.937	10	.520

*. 这是真显著性的下限。

a.里利氏显著性修正

图6-3 正态性检验输出结果

3. 方差齐性检验 ①点击分析→描述统计→探索,把"红细胞数"选入"因变量列表",把"组别"选入"因子列表",点击图→在"含莱文检验的分布—水平图"下,选"未转换"→继续→确定,输出结果如图6-4所示。

方差齐性检验

		莱文统计	自由度1	自由度2	显著性
红细胞数	基于平均值	1.487	1	18	.238
	基于中位数	.461	1	18	.506
	基于中位数并具有调整后自由度	.461	1	14.084	.508
	基于剪除后平均值	1.413	1	18	.250

图6-4 方差齐性检验输出结果

4. 成组 t 检验 ①点击分析→比较平均值→独立样本 T 检验，把"红细胞数"选入"检验变量"，把"组别"选入"分组变量"，点击"定义组"，在"使用指定的值"下"组 1"输入"1"，"组 2"输入"2"→继续→确定，输出结果如图 6-5 所示。

组统计

	组别	个案数	平均值	标准 偏差	标准 误差平均值
红细胞数	正常饲养组	10	120.30	9.141	2.891
	中草药投喂组	10	148.50	6.980	2.207

独立样本检验

		莱文方差等同性检验		平均值等同性 t 检验						
		F	显著性	t	自由度	Sig.（双尾）	平均值差值	标准误差差值	差值 95% 置信区间 下限	差值 95% 置信区间 上限
红细胞数	假定等方差	1.487	.238	-7.753	18	.000	-28.200	3.637	-35.841	-20.559
	不假定等方差			-7.753	16.832	.000	-28.200	3.637	-35.880	-20.520

图 6-5　成组 t 检验输出结果

（三）　结果解释与呈现

1. 结果解释　如图 6-3 和图 6-4 所示，正常饲养组和中草药投喂组所在总体符合正态性和方差齐性，故采用成组 t 检验。$t=7.753$，$P=0.000$，按 $\alpha=0.05$ 水准，拒绝 H_0，接受 H_1，可认为正常饲养组和中草药投喂组草鱼血液中红细胞数差别有统计学意义，即中草药投喂组高于正常饲养组。

2. 结果呈现　统计结果呈现见表 6-2（相关数据可在图 6-5 中摘抄）。

表 6-2　不同饲养组草鱼血液中的红细胞数（$\bar{x}\pm s$）

组别	n	红细胞数（$10^4/mm^3$）
正常饲养组	10	120.30±9.14
中草药投喂组	10	148.50±6.98 *

注：* 与正常饲养组比较，$t=7.753$，$P=0.000$，差别有统计学意义。

三、成组 t' 检验

【例 6-2】某医师欲研究转铁蛋白测定对诊断病毒性肝炎的临床意义，分别测量了 16 名正常人和 18 名病毒性肝炎患者的血清转铁蛋白水平，结果见表 6-3，试问正常人与病毒性肝炎患者血清转铁蛋白含量有无差异？

表 6-3　正常人与病毒性肝炎患者血清转铁蛋白含量

组别	血清转铁蛋白含量（mg/dL）								
正常人	269.70	276.37	261.22	294.41	261.52	272.12	276.97	267.69	278.76
	258.48	282.54	265.33	264.72	269.75	271.45	265.07		
患者	228.60	208.13	190.88	212.52	240.72	227.64	227.31	193.55	232.72
	232.63	194.73	221.95	233.81	241.90	237.28	218.94	225.78	211.91

（一）分析思路

本资料属于两个样本单变量资料的第二个类型（从两个总体中分别抽取一定数量的研究对象，对测量的某项指标进行比较），目的是推断两样本各自所在总体均数是否相等。若两独立样本所在总体符合正态性和方差齐性，采用 t 检验；若符合正态性，但方差不齐，则采用 t' 检验。

（二）操作步骤

1. 建立数据文件　①点击变量视图，在"名称"列下输入"组别""转铁蛋白含量"两个变量，在"组别"变量行中点击"值"，在"值"输入"1"，"标签"输入"正常人"，点击"添加"，在"值"输入"2"，"标签"输入"病毒性肝炎患者"，点击"添加""确定"，如图 6-6 所示；②点击"数据视图"，录入全部数据，如图 6-7 所示。

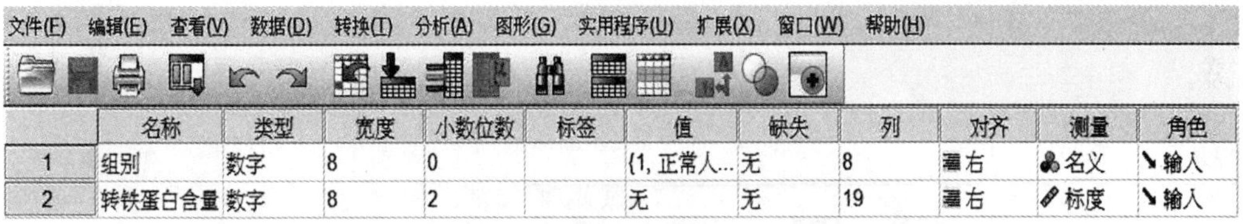

	名称	类型	宽度	小数位数	标签	值	缺失	列	对齐	测量	角色
1	组别	数字	8	0		{1, 正常人…	无	8	靠右	名义	输入
2	转铁蛋白含量	数字	8	2		无	无	19	靠右	标度	输入

图 6-6　两个样本单变量资料数据文件的建立

	组别	转铁蛋白含量
1	1	269.70
2	1	276.37
3	1	261.22
⋮	⋮	⋮
32	2	218.94
33	2	225.78
34	2	211.91

图 6-7　两个样本单变量资料数据的录入

2. 正态性检验　①拆分数据：点击数据→拆分文件→点击比较组，把"组别"选入"分组依据"→确定；②点击分析→描述统计→探索，把"转铁蛋白含量"选入"因变量列表"，点击图→√含检验的正态图→继续→确定，输出结果如图 6-8 所示。

正态性检验

组别		柯尔莫戈洛夫-斯米诺夫[a]			夏皮洛-威尔克		
		统计	自由度	显著性	统计	自由度	显著性
正常人	转铁蛋白含量	.139	16	.200[*]	.934	16	.279
病毒性肝炎患者	转铁蛋白含量	.169	18	.189	.913	18	.098

*. 这是真显著性的下限。

a. 里利氏显著性修正

图 6-8　正态性检验输出结果

3. 方差齐性检验 ①点击分析→描述统计→探索，把"转铁蛋白含量"选入"因变量列表"，把"组别"选入"因子列表"，点击图→在"含莱文检验的分布—水平图"下，选"未转换"→继续→确定，输出结果如图 6-9 所示。

方差齐性检验

		莱文统计	自由度 1	自由度 2	显著性
转铁蛋白含量	基于平均值	5.628	1	32	.024
	基于中位数	3.279	1	32	.080
	基于中位数并具有调整后自由度	3.279	1	25.247	.082
	基于剪除后平均值	5.306	1	32	.028

图 6-9 方差齐性检验输出结果

4. 成组 t' 检验 ①点击分析→比较平均值→独立样本 T 检验，把"转铁蛋白含量"选入"检验变量"，把"组别"选入"分组变量"，点击"定义组"，在"使用指定的值"下"组 1"输入"1"，"组 2"输入"2"→继续→确定，输出结果如图 6-10 所示。

组统计

	组别	个案数	平均值	标准 偏差	标准 误差平均值
转铁蛋白含量	正常人	16	271.0062	9.20356	2.30089
	病毒性肝炎患者	18	221.1667	16.02866	3.77799

独立样本检验

		莱文方差等同性检验		平均值等同性 t 检验					差值 95% 置信区间	
		F	显著性	t	自由度	Sig.（双尾）	平均值差值	标准误差差值	下限	上限
转铁蛋白含量	假定等方差	5.628	.024	10.928	32	.000	49.83958	4.56077	40.54960	59.12956
	不假定等方差			11.267	27.640	.000	49.83958	4.42349	40.77315	58.90602

图 6-10 成组 t' 检验输出结果

（三）结果解释与呈现

1. 结果解释 如图 6-8 和图 6-9 所示，正常人和病毒性肝炎患者所在总体符合正态性，但方差不齐，故采用成组 t' 检验。$t' = 11.267$，$P = 0.000$，按 $\alpha = 0.05$ 水准，拒绝 H_0，接受 H_1，可认为正常人和病毒性肝炎患者血清转铁蛋白含量差别有统计学意义，即正常人高于病毒性肝炎患者。

2. 结果呈现 统计结果呈现见表 6-4（相关数据可在图 6-10 中摘抄）。

表 6-4 正常人与病毒性肝炎患者转铁蛋白含量比较（$\bar{x} \pm s$）

组别	n	转铁蛋白含量（mg/dl）
正常人	16	271.01±9.20
病毒性肝炎患者	18	221.17±16.03[*]

注：[*] 与正常人组比较，$t' = 11.267$，$P = 0.000$，差别有统计学意义。

四、练习题

【习题6-1】为比较男女血清谷胱甘肽过氧化物酶（GSH-Px）的活力是否不同，在某大学中随机抽取 12 名男生和 12 名女生，测得其血清谷胱甘肽过氧化物酶含量（U/L）如表 6-5 所示，请问男女生的 GSH-Px 的活力是否不同？

表6-5　某大学男女生血清谷胱甘肽过氧化物酶含量

组别	血清谷胱甘肽过氧化物酶含量（U/L）					
男生组	94.50	94.10	96.50	97.20	94.90	96.40
	95.30	94.00	92.30	93.70	94.50	94.90
女生组	92.20	93.60	91.50	92.70	90.80	89.30
	92.00	92.50	91.60	90.30	90.50	91.70

【习题6-2】将 21 只 1 月龄雄性 Wistar 大鼠随机分为两组，分别给以高蛋白饲料和普通饲料，喂养 2 个月后测量大鼠体重增加情况见表 6-6，请问两种饲料对雄性大鼠体重增加是否有影响？

表6-6　高蛋白饲料和普通饲料喂养雄性大鼠 2 个月体重增加量

组别	n	体重增加量（g）										
高蛋白组	12	82	83	86	97	103	109	138	144	154	157	167	174
普通组	9	54	60	60	62	64	82	96	100	107			

第二节　Wilcoxon 秩和检验与 Mann-Whitney U 检验

一、应用条件

两个独立样本所在总体不服从正态分布的计量资料，采用非参数检验，目的是比较两样本所在的总体分布有无差异。如果是计量资料原始观测数据，可选用 Wilcoxon 秩和检验；如果是计量资料频数表数据或者第十一章的等级资料，可选用 Mann-Whitney U 检验。

二、Wilcoxon 秩和检验

【例6-3】为观察甲乙两厂生产的冻干人凝血酶原复合物对血友病患者凝血因子Ⅱ效价的影响，将 25 例血友病患者随机分成甲乙两组，分别采用甲、乙两厂生产的冻干人凝血酶原复合物于给药前和给药后 1 小时后测量他们的凝血因子Ⅱ效价并计算差值（单位:%），结果见表 6-7，请问甲乙两厂冻干人凝血酶原复合物对血友病患者的凝血因子Ⅱ效价的增加是否相同？

表 6-7　甲厂和乙厂冻干人凝血酶原复合物对血友病患者的凝血因子Ⅱ效价增加情况

组别	n	凝血因子Ⅱ效价增加量（%）									
甲厂	15	103.27	57.40	105.22	37.53	36.50	60.74	104.90	62.00	97.25	24.21
		102.28	29.02	104.84	13.80	98.81					
乙厂	10	12.84	26.14	10.33	12.77	12.50	19.73	13.88	11.00	24.80	10.51

（一）分析思路

本资料属于两个样本单变量计量资料原始观测数据，目的是推断两样本所在总体均数是否相等。若两独立样本所在总体符合正态性和方差齐性，采用 t 检验；若符合正态性，但方差不齐，则采用 t' 检验。若两独立样本所在总体不符合正态性，采用非参数检验——两独立样本的 Wilcoxon 秩和检验，比较两独立样本所在总体分布有无差异。

（二）操作步骤

1. 建立数据文件　①点击变量视图，在“名称”列下输入“组别”“凝血因子Ⅱ效价增加量”两个变量，在“组别”变量行中点击“值”，在“值”输入“1”，“标签”输入“甲厂”，点击“添加”，在“值”输入“2”，“标签”输入“乙厂”，点击“添加”“确定”，如图 6-11 所示；②点击“数据视图”，录入全部数据，如图 6-12 所示。

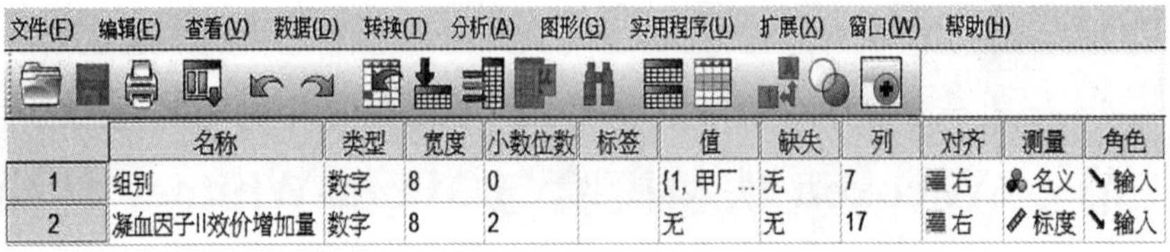

	名称	类型	宽度	小数位数	标签	值	缺失	列	对齐	测量	角色
1	组别	数字	8	0		{1, 甲厂...	无	7	右	名义	输入
2	凝血因子II效价增加量	数字	8	2		无	无	17	右	标度	输入

图 6-11　两个样本单变量资料数据文件的建立

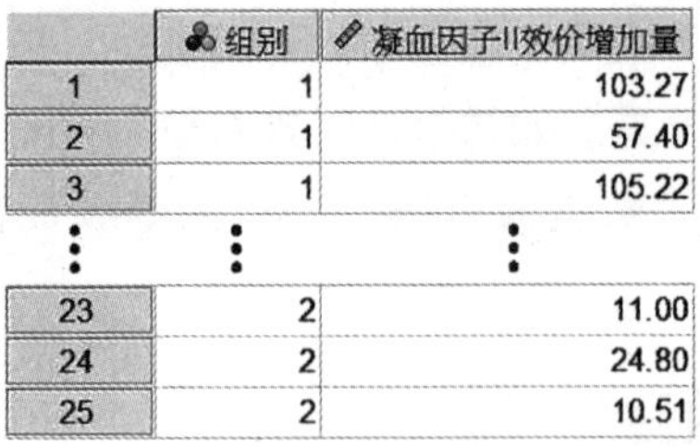

	组别	凝血因子II效价增加量
1	1	103.27
2	1	57.40
3	1	105.22
⋮	⋮	⋮
23	2	11.00
24	2	24.80
25	2	10.51

图 6-12　两个样本单变量资料数据的录入

2. 正态性检验　①拆分数据：点击数据→拆分文件→点击比较组，把“组别”选入“分组依据”→确定；②点击分析→描述统计→探索，把“凝血因子Ⅱ效价增加量”选入“因变量列表”，点击图→√含检验的正态图→继续→确定，输出结果如图 6-13 所示。

正态性检验

| | | 柯尔莫戈洛夫-斯米诺夫[a] | | | 夏皮洛-威尔克 | | |
组别		统计	自由度	显著性	统计	自由度	显著性
甲厂	凝血因子II效价增加量	.258	15	.008	.846	15	.015
乙厂	凝血因子II效价增加量	.305	10	.009	.792	10	.012

a. 里利氏显著性修正

图 6-13　正态性检验输出结果

3. Wilcoxon 秩和检验　①点击分析→非参数检验→旧对话框，2 个独立样本，把"凝血因子 II 效价增加量"选入"检验变量列表"，把"组别"选入"分组变量"，点击"定义组"，在"双独立样本：定义组"下"组 1"输入"1"，"组 2"输入"2"→继续→检验类型，选"曼-惠特尼 U"→确定，输出结果如图 6-14 所示。

曼-惠特尼检验

秩

	组别	个案数	秩平均值	秩的总和
凝血因子II效价增加量	甲厂	15	17.60	264.00
	乙厂	10	6.10	61.00
	总计	25		

检验统计[a]

	凝血因子II效价增加量
曼-惠特尼 U	6.000
威尔科克森 W	61.000
Z	-3.827
渐近显著性（双尾）	.000
精确显著性[2*(单尾显著性)]	.000[b]

a. 分组变量：组别

b. 未针对绑定值进行修正。

图 6-14　Wilcoxon 秩和检验输出结果

（三）结果解释与呈现

1. 结果解释　如图 6-13 所示，甲厂和乙厂所在总体不符合正态性，故采用 Wilcoxon 秩和检验。威尔科克森 $W = 61.000$，$Z = -3.827$，$P = 0.000$，按 $\alpha = 0.05$ 水准，拒绝 H_0，接受 H_1，可认为甲厂和乙厂冻干人凝血酶原复合物对血友病患者的凝血因子 II 效价增加量差别有统计学意义，即甲厂高于乙厂。

2. 结果呈现　统计结果呈现见表 6-8（相关数据可在图 6-14 中摘抄）。

表 6-8　两厂产品的凝血因子 II 效价增加量 $[Me\ (P_{25},\ P_{75})]$

组别	n	凝血因子 II 效价增加量（%）
甲厂	15	62.00 (36.50, 103.27)[*]
乙厂	10	12.81 (10.88, 21.00)

注：[*] 与乙厂比较，Wilcoxon $W = 61.000$，$P = 0.000$，差别有统计学意义。

三、Mann-Whitney U 检验

【例6-4】 某医生欲研究中药治疗糖尿病的效果，将 128 例患者随机分为两组，试验组采用中药治疗，对照组采用西药治疗，以空腹血糖的降低量（mmol/L）评价疗效，临床疗效如表 6-9 所示，请问两种治疗方法临床疗效不否相同？

表 6-9　不同方法治疗糖尿病的疗效（例）

组别	≥5 mmol/L	2~5 mmol/L	<2 mmol/L	合计
试验组	39	17	12	68
对照组	22	21	17	60
合计	61	38	29	128

（一）分析思路

本资料属于计量资料频数表数据两组比较，目的是推断两种治疗方法临床疗效是否相等，可选用采用非参数检验——两独立样本的 Mann-Whitney U 检验，以比较两独立样本所在总体分布有无差异。

（二）操作步骤

1. 建立数据文件　①点击变量视图，在"名称"列下输入"组别""临床疗效""例数"三个变量；在"组别"变量行中点击"值"，在"值"输入"1"，"标签"输入"试验组"，点击"添加"，在"值"输入"2"，"标签"输入"对照组"，点击"添加""确定"；在"临床疗效"变量行中点击"值"，在"值"输入"1"，"标签"输入"≥5 mmol/L"，点击"添加"，在"值"输入"2"，"标签"输入"2~5 mmol/L"，点击"添加"，在"值"输入"3"，"标签"输入"<2 mmol/L"，点击"添加""确定"，如图 6-15 所示；②点击"数据视图"，录入全部数据，如图 6-16 所示。

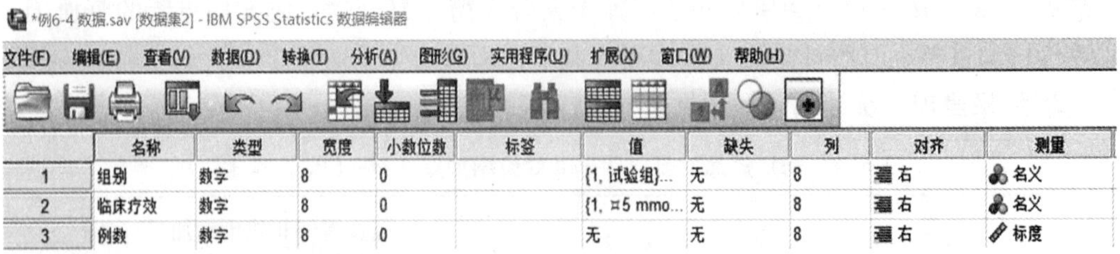

图 6-15　两个样本频数表资料数据文件的建立

2. 频数表资料两样本比较秩和检验　①加权：点击数据→个案加权→点击"个案加权系数"，把"例数"选入"频率变量"→确定；②点击分析→非参数检验→旧对话框，2 个独立样本，把"临床疗效"选入"检验变量列表"，把"组别"选入"分组变

	组别	临床疗效	例数
1	1	1	39
2	1	2	17
3	1	3	12
4	2	1	22
5	2	2	21
6	2	3	17

图6-16 两个样本频数表资料数据的录入

量"，点击"定义组"，在"双独立样本：定义组"下"组1"输入"1"，"组2"输入"2"→继续→检验类型，选"曼-惠特尼 U"→确定，输出结果如图6-17所示。

曼-惠特尼检验

秩

	组别	个案数	秩平均值	秩的总和
临床疗效	试验组	68	58.02	3945.50
	对照组	60	71.84	4310.50
	总计	128		

检验统计[a]

	临床疗效
曼-惠特尼 U	1599.500
威尔科克森 W	3945.500
Z	-2.276
渐近显著性（双尾）	.023

a. 分组变量：组别

图6-17 Mann-Whitney U 检验输出结果

（三）结果解释与呈现

1. 结果解释 如图6-16所示，该资料为两样本等级资料，故采用 Mann-Whitney U 检验。曼-惠特尼 $U=1599.500$，$Z=-2.276$，$P=0.023$，按 $\alpha=0.05$ 水准，拒绝 H_0，接受 H_1，可认为两组患者临床疗效差别有统计学意义，即中药治疗临床疗效优于对症治疗。

2. 结果呈现 统计结果呈现见表6-10（相关数据可在图6-17中摘抄）。

表6-10 不同方法治疗多发性硬化的疗效（例）

组别	≥5 mmol/L	2~5 mmol/L	<2 mmol/L	合计
试验组	39*	17	12	68
对照组	22	21	17	60
合计	61	38	29	128

注：* 与对照组比较，Mann-Whitney $U=1599.500$，$P=0.023$，差别有统计学意义。

四、练习题

【习题 6-3】某医生欲研究西药联合中药治疗糖尿病早期微血管病变的效果，将 23 例糖尿病早期微血管病变的患者随机分为两组，试验组采用西药+中药治疗，对照组采用西药+安慰剂治疗，治疗 4 周后测定 24 小时尿蛋白改变量，结果见表 6-11，请问该中药对糖尿病早期微血管病变有无效果？

表 6-11　糖尿病早期微血管病变患者 24 小时尿蛋白改变量

组别	n	24 小时尿蛋白改变量（mg/24h）								
试验组	10	22.00	25.00	45.00	52.00	52.00	77.00	85.00	122.90	213.00	268.00
对照组	13	6.00	6.00	8.00	9.10	19.00	22.00	24.00	37.00	43.00	52.00
		82.00	122.00	124.00						

【习题 6-4】某课题组应用两种方药治疗产后抑郁症，将患者随机分为两组，分别给予 A 方药物和 B 方药物进行治疗并观察疗效，以抑郁自评量表（SDS）20 个项目的标准总分下降值来评价综合疗效，结果见表 6-12，请问两种方药的疗效是否相同？

表 6-12　两种方药治产后抑郁症的疗效（例）

组别	≥15 分	≥10 分	≥5 分	<5 分	合计
A 方药物	26	18	14	2	60
B 方药物	28	12	16	4	60
合计	54	30	30	6	120

第七章 多个样本单变量计量资料检验 ▷▷▷▷

在实际工作中，常常会遇到 3 个或 3 以上样本进行单变量资料比较的情况，此时，应根据研究目的、设计方法、资料类型等条件，选择本章有关的统计分析方法。

第一节 完全随机设计资料检验及多重比较

完全随机设计是医学研究中较常用的一种设计方法，仅涉及一个处理因素，该因素可以有两个或多个水平，各个水平组的实验例数可以相等也可以不等。

一、应用条件

1. 若实验效应的指标为计量资料，且数据服从正态分布、各组间方差齐性时，可采用单因素方差分析。

2. 当数据不服从正态分布或者方差不齐时，可应用 Kruskal-Wallis H 检验。

二、应用实例

（一） 单因素方差分析及多重比较

单因素方差分析（one-way ANOVA）又称完全随机设计的方差分析，主要用于两个或两个以上计量资料样本均数的比较。要求各样本相互独立、满足正态分布且方差齐性。

【例 7-1】某研究机构拟评价三种中药治疗缺铁性贫血的效果，将 24 只缺铁性贫血大鼠随机分为 3 组，每组 8 只，分别服用中药 A、中药 B、中药 C，一定时间后测量大鼠血红蛋白含量，结果见表 7-1，请问三种中药的治疗效果是否相同？

表 7-1　三组大鼠血红蛋白含量（g/L）

中药 A	中药 B	中药 C
94	75	139
112	82	125
109	103	95
96	74	116
106	99	107
123	115	113
119	85	98
111	109	122

1. 分析思路 本例属于完全随机设计，大鼠血红蛋白含量属于计量资料，根据研究设计可知资料满足独立性。如果资料满足正态性且方差齐，可采用完全随机设计的方差分析，否则应采用 Kruskal-Wallis H 检验。

2. 操作步骤

（1）建立数据文件 ①点击变量视图，在"名称"列下输入"血红蛋白含量""组别"两个变量，在"组别"变量行中点击"值"，在"值"输入"1"，"值标签"输入"中药 A"，点击"添加"；在"值"输入"2"，"值标签"输入"中药 B"，点击"添加"；在"值"输入"3"，"值标签"输入"中药 C"，点击"添加""确定"，如图7-1 所示；②点击"数据视图"，录入全部数据，如图 7-2 所示。

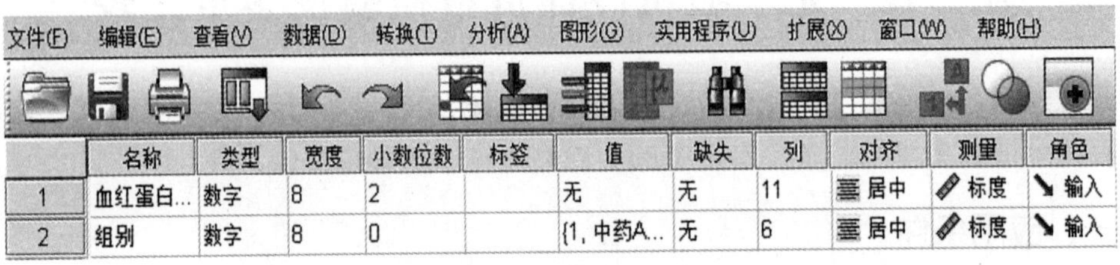

	名称	类型	宽度	小数位数	标签	值	缺失	列	对齐	测量	角色
1	血红蛋白...	数字	8	2		无	无	11	臺 居中	✎ 标度	↘ 输入
2	组别	数字	8	0		{1, 中药A...	无	6	臺 居中	✎ 标度	↘ 输入

图7-1 单因素方差分析数据文件的建立

	✎ 血红蛋白含量	♣ 组别
1	94.00	1
2	112.00	1
3	109.00	1
⋮	⋮	⋮
22	113.00	3
23	98.00	3
24	122.00	3

图7-2 单因素方差分析数据的录入

（2）正态性检验和方差齐性检验 分析→描述统计→探索→在探索窗口中，将变量"血红蛋白含量"→因变量列表框，"组别"→因子列表框，→图→☑含检验的正态图→⊙未转换→继续→确定。结果如图7-3、图7-4 所示。结果显示资料满足正态性和方差齐性。

正态性检验

	组别	柯尔莫戈洛夫-斯米诺夫[a]			夏皮洛-威尔克		
		统计	自由度	显著性	统计	自由度	显著性
血红蛋白含量	中药A	.147	8	.200[*]	.949	8	.702
	中药B	.188	8	.200[*]	.918	8	.414
	中药C	.120	8	.200[*]	.974	8	.925

*. 这是真显著性的下限。

a. 里利氏显著性修正

图7-3 正态性检验结果

方差齐性检验

		莱文统计	自由度 1	自由度 2	显著性
血红蛋白含量	基于平均值	1.659	2	21	.214
	基于中位数	1.652	2	21	.216
	基于中位数并具有调整后自由度	1.652	2	18.896	.218
	基于剪除后平均值	1.660	2	21	.214

图 7-4 方差齐性检验结果

（3）单因素方差分析及多重比较 分析→比较均值→单因素 ANOVA 检验，在单因素 ANOVA 检验视窗中，将变量"血红蛋白含量"→因变量列表框，"组别"→因子框→事后比较，选中☑LSD、☑S-N-K→继续→选项→☑描述→继续→确定。输出结果见图 7-5~图 7-8。

描述

血红蛋白含量

	个案数	平均值	标准 偏差	标准 错误	平均值的 95% 置信区间 下限	平均值的 95% 置信区间 上限	最小值	最大值
中药A	8	108.7500	10.08181	3.56446	100.3214	117.1786	94.00	123.00
中药B	8	92.7500	15.79105	5.58298	79.5484	105.9516	74.00	115.00
中药C	8	114.3750	14.53997	5.14066	102.2193	126.5307	95.00	139.00
总计	24	105.2917	16.08531	3.28340	98.4994	112.0839	74.00	139.00

图 7-5 统计描述结果

ANOVA

血红蛋白含量

	平方和	自由度	均方	F	显著性
组间	2014.083	2	1007.042	5.372	.013
组内	3936.875	21	187.470		
总计	5950.958	23			

图 7-6 单因素方差分析结果

多重比较

因变量： 血红蛋白含量

	(I) 组别	(J) 组别	平均值差值 (I-J)	标准 错误	显著性	95% 置信区间 下限	95% 置信区间 上限
LSD	中药A	中药B	16.00000*	6.84599	.029	1.7630	30.2370
		中药C	-5.62500	6.84599	.421	-19.8620	8.6120
	中药B	中药A	-16.00000*	6.84599	.029	-30.2370	-1.7630
		中药C	-21.62500*	6.84599	.005	-35.8620	-7.3880
	中药C	中药A	5.62500	6.84599	.421	-8.6120	19.8620
		中药B	21.62500*	6.84599	.005	7.3880	35.8620

*. 平均值差值的显著性水平为 0.05。

图 7-7 LSD 法两两比较结果

血红蛋白含量

	组别	个案数	Alpha 的子集 = 0.05	
			1	2
S-N-K[a]	中药B	8	92.7500	
	中药A	8		108.7500
	中药C	8		114.3750
	显著性		1.000	.421

将显示齐性子集中各个组的平均值。

a. 使用调和平均值样本大小 = 8.000。

图 7-8 S-N-K 法两两比较结果

3. 结果解释与呈现

（1）结果解释 如图 7-6 所示，$F = 5.372$，$P = 0.013 < 0.05$，按 $\alpha = 0.05$ 检验水准，拒绝 H_0，接受 H_1，差异有统计学意义，可以认为三组大鼠血红蛋白总体均数不等或不全相等。进一步两两比较结果显示，中药 B 与中药 A、中药 C 之间差异均有统计学意义，而中药 A 与中药 C 之间差异无统计学意义。

（2）结果呈现 统计结果呈现见表 7-2。

表 7-2 三组大鼠血红蛋白含量比较（$\bar{x} \pm s$，g/L）

组别	n	血红蛋白含量	F	P
中药 A	8	108.75±10.08 [*]		
中药 B	8	92.75±15.79	5.372	0.013
中药 C	8	114.38±14.54 [*]		

注：[*] 与中药 B 比较，$P < 0.05$

（二）Kruskal-Wallis H 检验及多重比较

Kruskal-Wallis H 检验由 Kruskal 和 Wallis（1952）在 Wilcoxon 秩和检验的基础上扩展而来，适用于完全随机设计非正态分布多组计量资料或者多组有序分类变量资料比较。

【例 7-2】某医生在研究再生障碍性贫血时，测得不同程度再生障碍性贫血患者血清中可溶性 CD_8 抗原水平（U/mL），结果见表 7-3，请问不同程度再生障碍性贫血患者血清中可溶性 CD_8 抗原水平有无差别？

表 7-3 不同程度再生障碍性贫血患者血清中可溶性 CD_8 抗原水平比较（U/mL）

编　号	正常组	轻度组	重度组
1	42	208	462
2	51	1025	531
3	72	275	553
4	98	330	590
5	141	462	596

续　表

编　号	正常组	轻度组	重度组
6	141	462	743
7	118	538	743
8	182	555	796
9	208	612	981
10	320	1462	1456

1. 分析思路　本例属于完全随机设计的多个独立样本比较，CD_8 抗原属于计量资料，根据研究设计可知资料满足独立性。如果资料满足正态性且方差齐，可采用完全随机设计的单因素方差分析，否则应采用 Kruskal-Wallis *H* 检验。

2. 操作步骤

（1）建立数据文件　①点击变量视图，在“名称”列下输入“抗原水平”“组别”两个变量，在“组别”变量行中点击“值”，在“值”输入“1”，“值标签”输入“正常组”，点击“添加”；在“值”输入“2”，“值标签”输入“轻度组”，点击“添加”；在“值”输入“3”，“值标签”输入“重度组”，点击“添加”“确定”，如图7-9所示；②点击“数据视图”，录入全部数据，如图7-10所示。

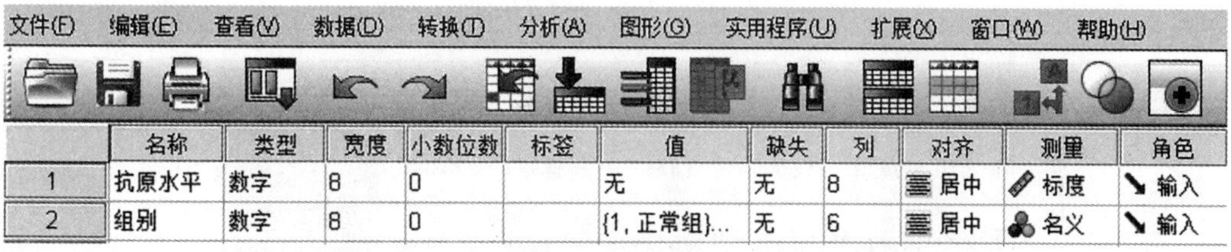

	名称	类型	宽度	小数位数	标签	值	缺失	列	对齐	测量	角色
1	抗原水平	数字	8	0		无	无	8	居中	标度	输入
2	组别	数字	8	0		{1, 正常组}...	无	6	居中	名义	输入

图 7-9　Kruskal-Wallis *H* 检验数据文件的建立

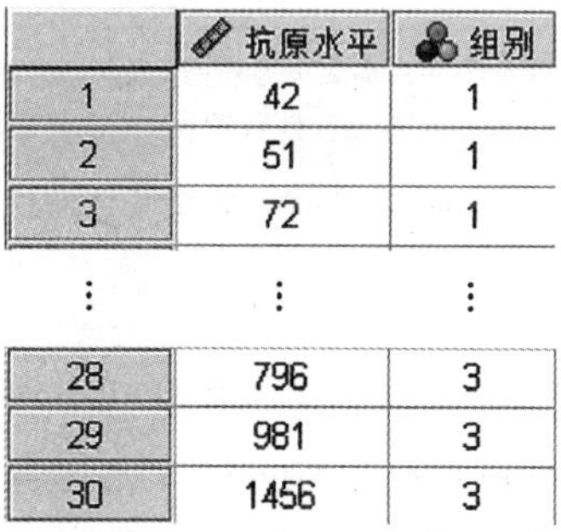

	抗原水平	组别
1	42	1
2	51	1
3	72	1
⋮	⋮	⋮
28	796	3
29	981	3
30	1456	3

图 7-10　Kruskal-Wallis *H* 检验数据的录入

（2）正态性检验　分析→描述统计→探索→在探索窗口中，将变量“抗原水平”→因变量列表框，“组别”→因子列表框，→图→☑含检验的正态图→⊙未转换→继续→确定，结果如图7-11所示。结果显示资料不满足正态性。

正态性检验

	组别	阿尔莫戈洛夫-斯米诺夫[a]			夏皮洛-威尔克		
		统计	自由度	显著性	统计	自由度	显著性
抗原水平	正常组	.182	10	.200[*]	.920	10	.354
	轻度组	.280	10	.025	.834	10	.037
	重度组	.231	10	.139	.818	10	.024

注：*.这是真显著性的下限；a.里利氏显著性修正

图7-11　正态性检验结果

（3）Kruskal-Wallis H 检验及多重比较　分析→非参数检验→独立样本→目标，选中⊙在各个组之间自动比较分布；选择"字段"，将变量"抗原水平"→检验字段，"组别"→组框；选择"设置"，选中⊙定制检验，选中☑Kruskal-Wallis 单因素 ANOVA 检验→运行。输出结果如图 7-12 所示。两两比较结果如图 7-13 所示。

假设检验汇总

	零假设	检验	显著性	决策者
1	在 组别 类别上，抗原水平 的分布相同。	独立样本 Kruskal-Wallis 检验	.000	拒绝零假设。

显示渐进显著性。　显著性水平为 .05。

图 7-12　Kruskal-Wallis H 检验结果

样本1-样本2	检验统计	标准错误	标准检验统计	显著性	调整显著性
正常组-轻度组	-12.500	3.934	-3.177	.001	.004
正常组-重度组	-16.750	3.934	-4.258	.000	.000
轻度组-重度组	-4.250	3.934	-1.080	.280	.840

每行会检验零假设：样本 1 和样本 2 分布相同；显示渐进显著性（双侧检验）。
显著性水平为 .05；Bonferroni 校正已针对多个检验调整显著性值

图 7-13　Kruskal-Wallis H 检验两两比较结果

3. 结果解释与呈现

（1）结果解释　如图 7-12 所示，$P=0.000<0.05$，按 $\alpha=0.05$ 检验水准，拒绝 H_0，接受 H_1，差异有统计学意义，可以认为不同程度再生障碍性贫血患者血清中可溶性 CD8 抗原水平有差异。进一步两两比较结果显示，正常组与轻度组、重度组之间均有差异，而轻度组与重度组之间差异无统计学意义。

（2）结果呈现　统计结果呈现见表 7-4。

表 7-4　不同程度再生障碍性贫血患者血清中可溶性 CD8（U/mL）抗原水平比较 $[Me(P_{25}, P_{75})]$

组别	n	CD8 抗原水平	H	P
正常组	10	129.50（66.75, 188.50）		
轻度组	10	500.00（316.25, 715.25）*	19.595	0.000
重度组	10	669.50（547.50, 842.25）*		

注：* 与正常组比较，$P<0.05$

三、练习题

【习题 7-1】研究不同证型反复呼吸道感染患儿外周血 CD_8^+ 细胞的表达，测定三组儿童外周血 CD_8^+ 细胞百分率（T 细胞中 CD_8^+ 细胞的百分率）数据见表 7-5，试比较三组儿童外周血 CD_8^+ 细胞百分率有无差别。

表 7-5　三种不同证型反复呼吸道感染患儿外周血 CD_8^+ 细胞百分率（%）

正常组	肺脾气虚组	肺脾气阴两虚组
24.20	13.26	20.46
66.32	18.59	22.14
18.52	20.14	29.38
19.61	20.36	16.19
50.43	20.76	14.06
28.41	18.37	11.37
30.16	30.25	17.56
23.34	31.63	12.48
21.06	23.47	13.61
19.26	52.18	42.53

【习题 7-2】观察参苓降脂片对高脂血症模型大鼠甘油三酯（TG）的影响，将高脂血症大鼠随机分为 4 组，每组 9 只，对照组不给予任何处理，低剂量组、中剂量组和高剂量组分别灌服参苓降脂片 0.41g/kg、0.82g/kg、1.23g/kg，连续给药 20 天后，测定各组大鼠 TG 水平，结果见表 7-6，试分析不同剂量的参苓降脂片降脂效果是否相同。

表 7-6　各组大鼠 TG 测定结果表（mmol/L）

对照组	低剂量组	中剂量组	高剂量组
0.81	0.50	0.34	0.27
0.92	0.54	0.33	0.23
0.82	0.48	0.32	0.30

续　表

对照组	低剂量组	中剂量组	高剂量组
0.87	0.49	0.40	0.25
0.91	0.47	0.42	0.24
0.83	0.55	0.37	0.19
0.86	0.45	0.31	0.24
0.92	0.52	0.32	0.23
0.90	0.52	0.40	0.26

第二节　随机区组设计资料的检验及多重比较

随机区组设计又称配伍组设计，是配对设计的扩展，是将全部研究对象按某种或某些影响实验结果的非处理因素分为若干个区组，再将每个区组中的研究对象随机分配到各个处理组。此种设计能更好地控制混杂因素对结果的影响，检验效率高于完全随机设计。

一、应用条件

1. 资料满足独立性，且数据服从正态分布时，可采用随机区组设计两因素方差分析。
2. 数据不服从正态分布时，可应用 Friedman M 检验。

二、应用实例

（一）　随机区组设计两因素方差分析及多重比较

【例 7-3】某研究者欲研究某中药复方制剂对肿瘤的作用，将 30 只接种肿瘤细胞的小白鼠按照体重配成 10 个区组，然后将每个区组中的 3 只小白鼠随机分配到 3 个处理组：对照组不加任何处理，另外 2 组分别给予 0.5g/kg、1.0g/kg 的中药复方制剂，一段时间后称量瘤重，结果见表 7-7，试比较各处理组和各区组瘤重是否有差异。

表 7-7　三组小白鼠瘤重（g）

区组	0.5g/kg 制剂	1.0g/kg 制剂	对照组
1	3.1	2.1	4.6
2	2.2	1.3	3.5
3	2.4	0.5	4.0
4	1.9	1.7	3.9
5	2.0	2.8	4.5

续 表

区组	0.5g/kg 制剂	1.0g/kg 制剂	对照组
6	3.6	3.1	6.7
7	2.8	1.6	7.1
8	1.3	0.6	4.4
9	2.5	1.0	5.6
10	1.7	1.9	4.3

1. 分析思路 本例属于随机区组设计，小鼠瘤重属于计量资料，根据研究设计可知资料满足独立性。如果资料满足正态性且方差齐，可采用随机区组设计两因素方差分析，否则应采用 Friedman *M* 检验。

2. 操作步骤

（1）建立数据文件 ①点击变量视图，在“名称”列下输入“瘤重”“处理组”“区组”三个变量，在“处理组”变量行中点击“值”，在“值”输入“1”，“值标签”输入“0.5g/kg 制剂”，点击“添加”；在“值”输入“2”，“值标签”输入“1g/kg 制剂”，点击“添加”；在“值”输入“3”，“值标签”输入“对照组”，点击“添加”“确定”，如图 7-14 所示；②点击“数据视图”，录入全部数据，如图 7-15 所示。

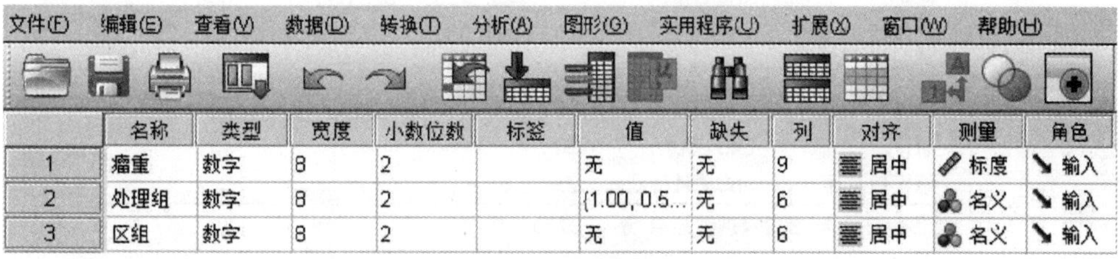

	名称	类型	宽度	小数位数	标签	值	缺失	列	对齐	测量	角色
1	瘤重	数字	8	2		无	无	9	居中	标度	输入
2	处理组	数字	8	2		{1.00, 0.5...	无	6	居中	名义	输入
3	区组	数字	8	2		无	无	6	居中	名义	输入

图 7-14 两因素方差分析数据文件的建立

	瘤重	处理组	区组
1	3.10	1.00	1.00
2	2.20	1.00	2.00
3	2.40	1.00	3.00
⋮	⋮	⋮	⋮
28	4.40	3.00	8.00
29	5.60	3.00	9.00
30	4.30	3.00	10.00

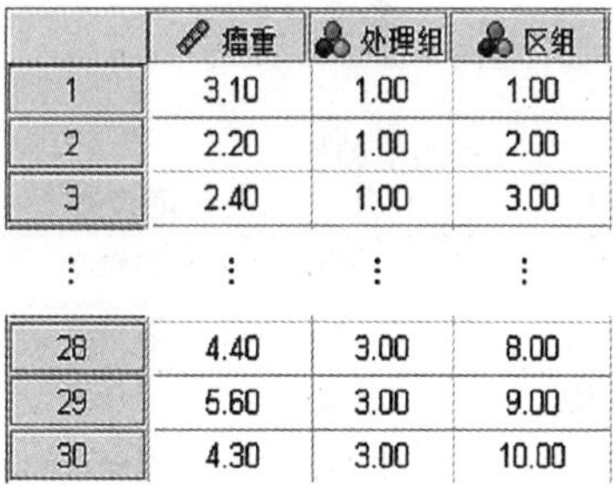

图 7-15 两因素方差分析数据的录入

（2）正态性检验 分析→描述统计→探索→在探索窗口中，将变量“瘤重”→因变量列表框，“处理组”→因子列表框，→图→☑含检验的正态图→⊙未转换→继续→确定。结果如图 7-16 所示，结果显示资料满足正态性和方差齐性。

正态性检验

	处理组	柯尔莫戈洛夫-斯米诺夫[a]			夏皮洛-威尔克		
		统计	自由度	显著性	统计	自由度	显著性
瘤重	0.5g/kg制剂	.113	10	.200[*]	.987	10	.992
	1g/kg制剂	.107	10	.200[*]	.960	10	.782
	对照组	.285	10	.021	.862	10	.080

*. 这是真显著性的下限。

a. 里利氏显著性修正

图 7-16　正态性检验结果

（3）随机区组设计两因素方差分析及多重比较　分析→一般线性模型→单变量，在单变量对话框中，将变量"瘤重"→因变量列表框，"处理组""区组"→固定因子框→模型，选中⊙构建项，选主效应→将"处理组""区组"进入模型→继续→事后比较→将"处理组""区组"选入事后检验，选中☑LSD、☑S-N-K→继续→选项，选中☑描述统计→继续→确定。输出结果见图 7-17~图 7-19。

主体间效应检验

因变量：瘤重

源	III 类平方和	自由度	均方	F	显著性
修正模型	71.834[a]	11	6.530	13.120	.000
截距	262.256	1	262.256	526.893	.000
处理组	56.721	2	28.360	56.978	.000
区组	15.114	9	1.679	3.374	.013
误差	8.959	18	.498		
总计	343.050	30			
修正后总计	80.794	29			

a. R 方 = .889（调整后 R 方 = .821）

图 7-17　随机区组设计方差分析结果

多重比较

因变量：瘤重

	(I) 处理组	(J) 处理组	平均值差值 (I-J)	标准误差	显著性	95% 置信区间 下限	上限
LSD	0.5g/kg制剂	1g/kg制剂	.6900[*]	.31551	.042	.0271	1.3529
		对照组	-2.5100[*]	.31551	.000	-3.1729	-1.8471
	1g/kg制剂	0.5g/kg制剂	-.6900[*]	.31551	.042	-1.3529	-.0271
		对照组	-3.2000[*]	.31551	.000	-3.8629	-2.5371
	对照组	0.5g/kg制剂	2.5100[*]	.31551	.000	1.8471	3.1729
		1g/kg制剂	3.2000[*]	.31551	.000	2.5371	3.8629

基于实测平均值。

误差项是均方（误差）= .498。

*. 平均值差值的显著性水平为 .05。

图 7-18　LSD 法两两比较结果

瘤重

	处理组	个案数	子集 1	2	3
S-N-K[a,b]	1g/kg制剂	10	1.6600		
	0.5g/kg制剂	10		2.3500	
	对照组	10			4.8600
	显著性		1.000	1.000	1.000

将显示齐性子集中各个组的平均值。
基于实测平均值。
误差项是均方（误差）= .498。

a. 使用调和平均值样本大小 = 10.000；b. Alpha = .05。

图 7-19　S-N-K 法两两比较结果

3. 结果解释与呈现

（1）结果解释　从图 7-17 可见，处理因素 $F = 56.978$，$P < 0.001$，按 $\alpha = 0.05$ 检验水准，拒绝 H_0，接受 H_1，差异有统计学意义，提示 3 个处理组小白鼠瘤重的总体均数不等或不全相等；区组因素 $F = 3.374$，$P = 0.013$，按 $\alpha = 0.05$ 检验水准，拒绝 H_0，接受 H_1，差异有统计学意义，提示 10 个区组小白鼠瘤重的总体均数不等或不全相等。

（2）结果呈现　统计结果呈现见表 7-8（这里仅呈现处理因素）。

表 7-8　三组小白鼠瘤重比较（$\bar{x} \pm s$，g）

组别	n	瘤重	F	P
对照组	10	4.86±1.21		
0.5g/kg 制剂	10	2.35±0.69*	56.978	0.000
1g/kg 制剂	10	1.66±0.86*#		

注：* 与对照组比较，$P < 0.05$；# 与 0.5g/kg 制剂组比较，$P < 0.05$。

（二）Friedman M 检验及多重比较

Friedman M 检验是由 M. Friedman 在符号检验的基础上提出来的，又称 M 检验，主要适用于不满足正态分布或方差不齐的随机区组设计计量资料分析。

【例 7-4】研究不同的标本采集方法对血常规的结果影响，采用随机区组设计，将 8 名女大学生志愿者（排除患有心肺肾等脏器疾疾病，以及高血压、糖尿病、血液类疾病等）分配到 8 个区组，即每一位受试者为一个区组，接受 4 种不同采血方法，白细胞计数（×10⁹/L）结果见表 7-9。试问不同采血方法白细胞计数有无差异。

表 7-9　不同采血方法白细胞计数（×10⁹/L）

受试者	A 法	B 法	C 法	D 法
1	5.3	5.0	4.5	3.4
2	5.5	4.9	5.0	4.8

续 表

受试者	A 法	B 法	C 法	D 法
3	5.4	4.9	4.9	4.5
4	5.4	4.8	4.9	4.4
5	5.1	5.3	4.8	4.6
6	5.1	4.8	4.6	4.3
7	5.4	4.9	5.1	4.5
8	5.8	4.6	4.7	4.7

1. 分析思路 本例属于随机区组设计，白细胞计数属于计量资料。如果资料满足正态性且方差齐，可采用随机区组设计的方差分析，否则应采用 Friedman *M* 检验。本例资料不满足正态性条件，故采用 Friedman *M* 检验。

2. 操作步骤

（1）建立数据文件 ①点击变量视图，在"名称"列下输入"受试者""方法 A""方法 B""方法 C""方法 D"五个变量，如图 7-20 所示；②点击"数据视图"，录入全部数据，如图 7-21 所示。

	名称	类型	宽度	小数位数	标签	值	缺失	列	对齐	测量	角色
1	受试者	数字	8	0		无	无	8	居中	名义	输入
2	方法A	数字	8	1		无	无	8	居中	标度	输入
3	方法B	数字	8	1		无	无	8	居中	标度	输入
4	方法C	数字	8	1		无	无	8	居中	标度	输入
5	方法D	数字	8	1		无	无	8	居中	标度	输入

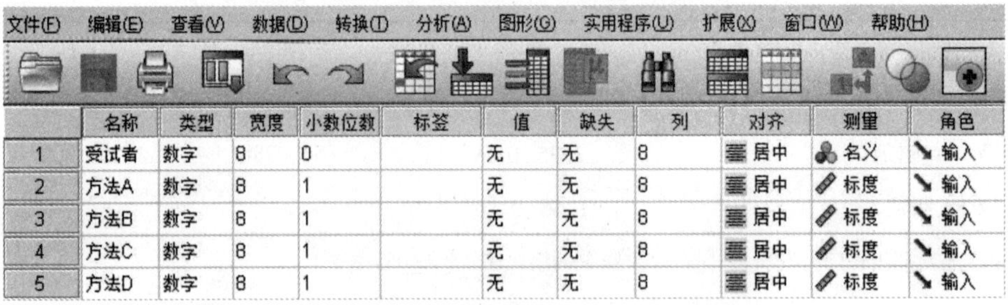

图 7-20 Friedman *M* 检验数据文件的建立

	受试者	方法A	方法B	方法C	方法D
1	1	5.3	5.0	4.5	3.4
2	2	5.5	4.9	5.0	4.8
3	3	5.4	4.9	4.9	4.5
4	4	5.4	4.8	4.9	4.4
5	5	5.1	5.3	4.8	4.6
6	6	5.1	4.8	4.6	4.3
7	7	5.4	4.9	5.1	4.5
8	8	5.8	4.6	4.7	4.7

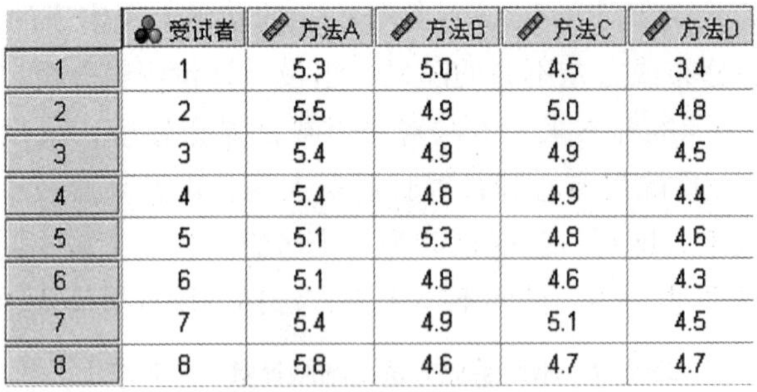

图 7-21 Friedman *M* 检验数据的录入

（2）正态性检验 分析→描述统计→探索→在探索窗口中，将变量"受试者""方法 A""方法 B""方法 C""方法 D"→因变量列表框→图→☑含检验的正态图→继续→确定。结果如图 7-22 所示。结果显示资料不满足正态性。

正态性检验

	柯尔莫戈洛夫-斯米诺夫[a]			夏皮洛-威尔克		
	统计	自由度	显著性	统计	自由度	显著性
方法A	.206	8	.200*	.907	8	.336
方法B	.250	8	.150	.908	8	.342
方法C	.167	8	.200*	.974	8	.925
方法D	.284	8	.057	.771	8	.014

*. 这是真显著性的下限。

a. 里利氏显著性修正

图 7-22　正态性检验结果

（3）Friedman M 检验及多重比较　分析→非参数检验→相关样本→目标，选中⊙在各个组之间自动比较分布；选择"字段"，将变量"方法 A""方法 B""方法 C""方法 D"→检验字段；选择"设置"，选中⊙根据数据自动选择检验→运行。输出结果如图 7-23 所示，两两比较结果如图 7-24 所示。

假设检验汇总

	零假设	检验	显著性	决策者
1	方法A, 方法B, 方法C and 方法D 的分布相同。	相关样本 Friedman 按秩的双向方差分析	.000	拒绝零假设。

显示渐进显著性。显著性水平为 .05。

总计 N	8
检验统计	17.808
自由度	3
渐进显著性（2-sided 检验）	.000

图 7-23　Friedman M 检验结果

样本1-样本2	检验统计	标准错误	标准检验统计	显著性	调整显著性
方法D-方法B	1.250	.645	1.936	.053	.317
方法D-方法C	1.312	.645	2.033	.042	.252
方法D-方法A	2.688	.645	4.163	.000	.000
方法B-方法C	-.062	.645	-.097	.923	1.000
方法B-方法A	1.438	.645	2.227	.026	.156
方法C-方法A	1.375	.645	2.130	.033	.199

每行会检验零假设：样本 1 和样本 2 分布相同。
显示渐进显著性（双侧检验）。显著性水平为 .05。
Bonferroni 校正已针对多个检验调整显著性值。

图 7-24　Friedman M 检验两两比较结果

3. 结果解释与呈现

（1）结果解释　如图 7-23 所示，统计量 $M=17.808$，$P=0.000<0.05$，按 $\alpha=0.05$ 检验水准，拒绝 H_0，接受 H_1，差异有统计学意义，可以认为四种不同采血方法白细胞计数有差异。进一步两两比较结果显示，方法 A 与方法 D 之间差异有统计学意义，而其他采血方法之间差异无统计学意义。

（2）结果呈现　统计结果呈现见表 7-10。

表 7-10　不同采血方法白细胞计数比较 $[Me（P_{25}，P_{75}）]$

组别	n	白细胞计数（$\times10^9$/L）	M	P
方法 A	8	5.40（5.15，5.48）		
方法 B	8	4.90（4.80，4.98）		
方法 C	8	4.85（4.63，4.98）	17.808	<0.001
方法 D	8	4.50（4.33，4.68）*		

注：* 与方法 A 比较，$P<0.05$

三、练习题

【习题 7-3】收集 11 名患者对四家医院的就医环境、就诊的方便程度、医院特色、服务态度、服务质量等进行综合打分（百分制），结果见表 7-11，请分析四家医院的综合评分情况是否存在差异。

表 7-11　11 名患者对四家医院的评分情况比较

患者编号	甲医院	乙医院	丙医院	丁医院
1	82	85	94	82
2	72	76	74	73
3	83	84	88	75
4	92	98	94	95
5	62	72	65	71
6	78	81	76	73
7	91	94	94	93
8	91	92	88	91
9	82	85	83	84
10	74	77	75	76
11	76	79	75	78

【习题 7-4】探讨黄芪各拆分组分（多糖、黄酮和皂苷）对糖尿病小鼠血糖的影响。10 窝糖尿病小鼠，每窝 4 只，将每窝小鼠随机分配到对照组、黄芪多糖组、黄芪黄酮组和

黄芪皂苷组；对照组给予生理盐水，黄芪多糖组、黄芪黄酮组和黄芪皂苷组分别给予黄芪多糖、黄芪黄酮和黄芪皂苷；用药一段时间后，检测各组小鼠血糖（mmol/L）水平，结果见表7-12。问黄芪各拆分组分对糖尿病小鼠的血糖影响是否相同。

表 7-12 各组糖尿病小鼠的血糖水平（mmol/L）

窝别	对照组	黄芪多糖组	黄芪黄酮组	黄芪皂苷组
1	32.3	20.3	22.3	23.3
2	34.5	21.5	22.5	24.5
3	26.4	16.4	20.4	22.4
4	25.3	20.1	24.1	25.1
5	23.9	20.9	22.9	20.9
6	25.6	18.6	21.6	21.6
7	20.8	20.8	20.8	22.8
8	24.7	21.7	20.7	23.7
9	22.8	17.8	22.8	21.8
10	25.7	20.7	20.6	24.7

第三节 2×2 交叉设计资料的方差分析

交叉设计是在自身配对设计基础上发展发展起来的三因素设计，可以同时分析处理因素、个体因素（相当于区组因素）和阶段因素间的差别。主要用于评价慢性易复发疾病。实际医学工作中应用较多的是两因素（2 个处理因素）两阶段交叉设计，也称为 2×2 交叉设计。

一、应用条件

1. 独立性 各样本是相互独立的随机样本。

2. 正态性 各样本所来自的总体服从正态分布。

二、应用实例

【例 7-5】为研究中药填脐疗法（A）和敷足疗法（B）对失眠患者睡眠质量的改善效果。将 12 名失眠患者按交叉设计方案随机分为两组。以睡眠时间增加量（h）作为观察指标。第一阶段：第一组患者用填脐疗法，第二组患者用敷足疗法，治疗 10 天后，停药 10 天。第二阶段：第一组患者用敷足疗法，第二组患者用填脐疗法，治疗 10 天。观察结果见表 7-13。

表 7-13　填脐疗法和敷足疗法对失眠患者睡眠改善的交叉试验（*h*）

患者编号	第一阶段	第二阶段	合计
1	B（1.9）	A（1.7）	3.6
2	B（2.7）	A（2.7）	5.4
3	A（2.7）	B（1.6）	4.3
4	A（3.1）	B（2.1）	5.2
5	B（1.8）	A（2.6）	4.4
6	A（2.9）	B（1.6）	4.5
7	A（2.2）	B（2.3）	4.5
8	A（2.6）	B（2.3）	4.9
9	A（1.6）	B（3.1）	4.7
10	B（1.4）	A（2.3）	3.7
11	B（2.5）	A（2.9）	5.4
12	B（2.4）	A（2.0）	4.4

（一）分析思路

本例属于 2×2 交叉设计，测量指标为定量资料，资料满足正态性，可采用 2×2 交叉设计方差分析，能够比较两种疗法对睡眠质量的影响有无差异、疗法在两个阶段对睡眠质量的影响有无差异以及个体间疗法对睡眠质量的影响有无差异。

（二）操作步骤

1. 建立数据文件　①点击变量视图，在“名称”列下输入“患者编号”“阶段”“疗法”“试验结果”四个变量，在“疗法”变量行中点击“值”，在“值”输入“1”，“值标签”输入“填脐疗法”，点击“添加”；在“值”输入“2”，“值标签”输入“敷足疗法”，点击“添加”“确定”，如图 7-25 所示；②点击“数据视图”，录入全部数据，如图 7-26 所示。

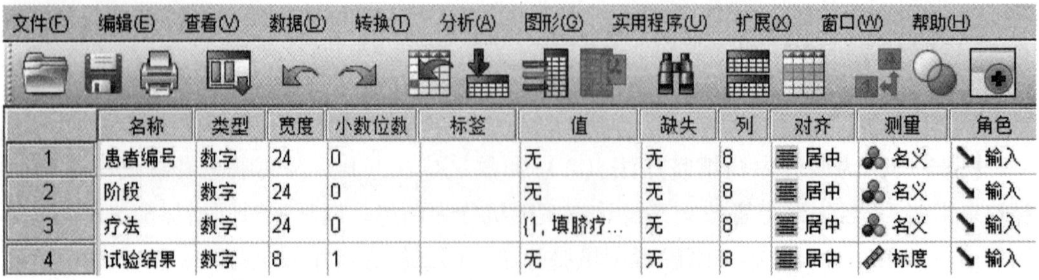

	名称	类型	宽度	小数位数	标签	值	缺失	列	对齐	测量	角色
1	患者编号	数字	24	0		无	无	8	居中	名义	输入
2	阶段	数字	24	0		无	无	8	居中	名义	输入
3	疗法	数字	24	0		{1, 填脐疗…	无	8	居中	名义	输入
4	试验结果	数字	8	1		无	无	8	居中	标度	输入

图 7-25　2×2 交叉设计差分析数据文件的建立

	👥 患者编号	👥 阶段	👥 疗法	✏ 试验结果
1	1	1	2	1.9
2	2	1	2	2.7
3	3	1	1	2.7
⋮	⋮	⋮	⋮	⋮
22	10	2	1	2.3
23	11	2	1	2.9
24	12	2	1	2.0

图 7-26 2×2 交叉设计方差分析数据的录入

2. 正态性检验 分析→描述统计→探索→在探索窗口中，将变量"试验结果"→因变量列表框，"阶段""疗法"→因子列表框，→图→√含检验的正态图→确定。结果如图 7-27 所示，结果显示资料满足正态性。

正态性检验

	疗法	柯尔莫戈洛夫-斯米诺夫[a]			夏皮洛-威尔克		
		统计	自由度	显著性	统计	自由度	显著性
试验结果	填脐疗法	.212	12	.144	.932	12	.406
	敷足疗法	.123	12	.200[*]	.971	12	.924

*. 这是真显著性的下限。

a. 里利氏显著性修正

正态性检验

	阶段	柯尔莫戈洛夫-斯米诺夫[a]			夏皮洛-威尔克		
		统计	自由度	显著性	统计	自由度	显著性
试验结果	1	.145	12	.200[*]	.954	12	.701
	2	.140	12	.200[*]	.948	12	.608

*. 这是真显著性的下限。

a. 里利氏显著性修正

图 7-27 不同疗法、不同阶段正态性检验结果

3. 2×2 交叉设计方差分析 分析→一般线性模型→单变量，在单变量对话框中，将变量"试验结果"→因变量列表框，"患者编号""阶段""疗法"→固定因子框→模型，选中⊙构建项，选主效应→将"患者编号""阶段""疗法"选入模型→继续→事后比较→将"患者编号""阶段""疗法"选入事后检验，☑LSD→继续→选项，选中☑描述统计→继续→确定。输出结果如图 7-28 所示。

主体间效应检验

因变量: 试验结果

源	III 类平方和	自由度	均方	F	显著性
修正模型	2.423[a]	13	.186	.536	.855
截距	126.042	1	126.042	362.710	.000
阶段	.015	1	.015	.043	.840
疗法	.540	1	.540	1.554	.241
患者编号	1.868	11	.170	.489	.872
误差	3.475	10	.348		
总计	131.940	24			
修正后总计	5.898	23			

a. R 方 = .411（调整后 R 方 = -.355）

图 7-28 2×2 交叉设计方差分析结果

（三） 结果解释与呈现

1. 结果解释 从图 7-28 可见，疗法间 $F=1.554$，$P=0.241$；阶段间 $F=0.043$，$P=0.840$；个体间 $F=0.489$，$P=0.872$，按 $\alpha=0.05$ 检验水准，均不拒绝 H_0，差异均没有统计学意义，尚不能认为不同疗法、两阶段及个体间的睡眠改善效果有差异。

2. 结果呈现 统计结果呈现见表 7-14。

表 7-14 两种疗法对失眠患者睡眠质量改善情况比较（$\bar{x}\pm s$，h）

疗法	n	阶 段	
		第一阶段	第二阶段
敷足疗法	6	2.12±0.50	2.17±0.56
填脐疗法	6	2.52±0.54	2.37±0.45

注：疗法间 $F=1.554$，$P=0.241$；阶段间 $F=0.043$，$P=0.840$；个体间 $F=0.489$，$P=0.872$。

三、练习题

【习题 7-5】研究治疗高血压和心绞痛的常用药苯磺酸氨氯地平片（A 药）在健康人体的药代动力学特征，以络活喜片（B 药）作为对照。采用 2×2 交叉设计，将 20 名健康男性志愿者随机分为两组，实验第一阶段第一组口服苯磺酸氨氯地平片 10mg，第二组口服络活喜片 10mg。经 2 周清洗期后，两组交换服药品种进行第二阶段实验，抽血检测药代动力学指标达峰时间（T_{max}），结果见表 7-15。请对资料进行方差分析。

表 7-15 两种药物的药代动力学实验结果表（T_{max}，h）

志愿者编号	第一阶段 I		第二阶段 II	
1	A	8.7	B	8.2
2	B	8.3	A	8.9
3	B	8.2	A	8.8
4	A	8.9	B	8.0
5	A	8.9	B	8.2
6	B	8.1	A	9.0
7	B	8.6	A	8.9
8	A	8.0	B	8.1
9	B	8.7	A	8.6
10	A	8.9	B	8.0
11	A	8.2	B	8.7
12	B	8.1	A	8.9
13	B	8.7	A	8.2

续　表

志愿者编号	第一阶段 Ⅰ		第二阶段 Ⅱ	
14	A	8.9	B	8.1
15	A	8.8	B	8.7
16	B	8.1	A	8.9
17	B	8.1	A	8.8
18	A	9.0	B	8.1
19	A	8.7	B	8.1
20	B	8.4	A	9.0

第四节　2×2 析因设计资料的方差分析

析因设计是各因素各水平进行组合交叉分组进行实验。该设计不仅可以评价各因素的单独效应、主效应，还可以评价其交互作用。其中两因素（2个处理因素）两水平2×2（或 2^2）析因设计是最简单、最常用的一种。

一、应用条件

1. 独立性　各样本是相互独立的随机样本。

2. 正态性　各样本所来自的总体服从正态分布。

二、应用实例

【例7-6】为研究黄芪注射液的抑癌作用，将 24 只接种肿瘤的小白鼠随机分成 4 组，每组 6 只。黄芪注射液的剂量分为 0.5mL/kg、1.0mL/kg 两个水平，治疗时间分别为 2 周、4 周。治疗结束后，处死小白鼠，取其肿瘤组织称重，结果见表7-16。如何对该资料进行分析？

表 7-16　黄芪注射液抑癌实验四种情况下的瘤重（g）

0.5mL/kg（A_1）		1.0mL/kg（A_2）	
2 周（B_1）	4 周（B_2）	2 周（B_1）	4 周（B_2）
3.6	2.1	3.7	1.6
4.5	1.3	5.0	2.7
4.2	1.6	4.3	3.0
4.4	3.2	4.2	1.4
3.7	2.2	4.0	1.6
5.0	1.5	3.8	2.1

（一）分析思路

本例中有剂量 A 与疗程 B 两个因素，且每个因素均有两个水平，共有 A_1B_1、A_1B_2、A_2B_1、A_2B_2 四种处理，属于 2×2 析因设计，测量指标为定量资料，可采用 2×2 析因设计的方差分析。

（二）操作步骤

1. 建立数据文件　①点击变量视图，在"名称"列下输入"瘤重""剂量""疗程"三个变量，在"剂量"变量行中点击"值"，在"值"输入"1"，"值标签"输入"0.5mL/kg"，点击"添加"；在"值"输入"2"，"值标签"输入"1.0mL/kg"，点击"添加""确定"；在"疗程"变量行中点击"值"，在"值"输入"1"，"值标签"输入"2周"，点击"添加"；在"值"输入"2"，"值标签"输入"4周"，点击"添加""确定"如图 7-29 所示；②点击"数据视图"，录入全部数据，如图 7-30 所示。

	文件(F)	编辑(E)	查看(V)	数据(D)	转换(T)	分析(A)	图形(G)	实用程序(U)	扩展(X)	窗口(W)	帮助(H)

	名称	类型	宽度	小数位数	标签	值	缺失	列	对齐	测量	角色
1	瘤重	数字	8	1		无	无	8	居中	标度	输入
2	剂量	数字	8	0		{1,0.5ml/...	无	8	居中	名义	输入
3	疗程	数字	8	0		{1,2周}...	无	8	居中	名义	输入

图 7-29　2×2 析因设计差分析数据文件的建立

	瘤重	剂量	疗程
1	3.6	1	1
2	4.5	1	1
3	4.2	1	1
⋮	⋮	⋮	⋮
22	1.4	2	2
23	1.6	2	2
24	2.1	2	2

图 7-30　2×2 析因设计方差分析数据的录入

2. 正态性检验　分析→描述统计→探索→在探索窗口中，将变量"瘤重"→因变量列表框，"剂量""疗程"→因子列表框，→图→☑含检验的正态图→继续→确定。结果见图 7-31 所示。结果显示资料满足正态性。

3. 2×2 析因设计方差分析　分析→一般线性模型→单变量，在单变量对话框中，将变量"瘤重"→因变量列表框，"剂量""疗程"→固定因子框→模型，选中⊙全因子→继续→选项，选中☑描述统计，☑参数估算值→继续→确定。输出结果如图 7-32、

图 7-33 所示。

正态性检验

		柯尔莫戈洛夫-斯米诺夫[a]			夏皮洛-威尔克		
	剂量	统计	自由度	显著性	统计	自由度	显著性
瘤重	0.5ml/mg	.172	12	.200[*]	.915	12	.248
	1.0ml/kg	.183	12	.200[*]	.925	12	.327

*. 这是真显著性的下限。

a. 里利氏显著性修正

正态性检验

		柯尔莫戈洛夫-斯米诺夫[a]			夏皮洛-威尔克		
	疗程	统计	自由度	显著性	统计	自由度	显著性
瘤重	2周	.134	12	.200[*]	.919	12	.275
	4周	.245	12	.044	.886	12	.104

注：*. 这是真显著性的下限；a. 里利氏显著性修正

图 7-31　不同剂量、不同疗程正态性检验结果

描述统计

因变量：瘤重				
剂量	疗程	平均值	标准偏差	个案数
0.5ml/mg	2周	4.233	.5241	6
	4周	1.983	.6911	6
	总计	3.108	1.3125	12
1.0ml/kg	2周	4.167	.4676	6
	4周	2.067	.6563	6
	总计	3.117	1.2239	12
总计	2周	4.200	.4748	12
	4周	2.025	.6440	12
	总计	3.113	1.2411	24

图 7-32　2×2 析因设计方差分析统计描述结果

主体间效应检验

因变量：瘤重				
源	III 类平方和	自由度	均方	F	显著性
修正模型	28.418[a]	3	9.473	27.033	.000
截距	232.504	1	232.504	663.507	.000
剂量	.000	1	.000	.001	.973
疗程	28.384	1	28.384	81.000	.000
剂量 * 疗程	.034	1	.034	.096	.760
误差	7.008	20	.350		
总计	267.930	24			
修正后总计	35.426	23			

注：a. R 方 = .802（调整后 R 方 = .772）

图 7-33　2×2 析因设计方差分析结果

（三）　结果解释与呈现

1. 结果解释　如图 7-33 所示，首先看剂量和疗程是否存在交互作用，$F = 0.096$，$P = 0.760$，按 $\alpha = 0.05$ 检验水准，不拒绝 H_0，差异无统计学意义，尚不能认为剂量和疗程存在交互作用。剂量主效应 $F = 0.001$，$P = 0.973$，按 $\alpha = 0.05$ 检验水准，尚不能认为不同剂量的黄芪注射液的瘤重总体均数有差异。疗程主效应 $F = 81.000$，$P = 0.000$，按 $\alpha = 0.05$ 检验水准，拒绝 H_0，接受 H_1，差异有统计学意义，认为不同治疗时间的瘤重总体均数有差异。

2. 结果呈现 统计结果呈现见表 7-17。

表 7-17 不同剂量不同疗程黄芪注射液抑癌情况比较（$\bar{x} \pm s$，g）

组别	n	瘤重
0.5mL/kg 两周组	6	4.23±0.52
0.5mL/kg 四周组	6	1.98±0.69
1.0mL/kg 两周组	6	4.17±0.47
1.0mL/kg 四周组	6	2.07±0.66

注：剂量 $F = 0.001$，$P = 0.973$；疗程 $F = 81.000$，$P = 0.000$；剂量×疗程 $F = 0.096$，$P = 0.760$。

三、练习题

【习题 7-6】评价中药（A）和中药（B）治疗慢性紧张型头痛（CTTH）的效果。采用 2×2 析因设计，将 44 例 CTTH 患者随机分组，分别给予中药（A）和中药（B）不同剂量进行联合治疗，实验方案为：A_1B_1（A 药小剂量+B 药小剂量），A_1B_2（A 药小剂量+B 药大剂量），A_2B_1（A 药大剂量+B 药小剂量），A_2B_2（A 药大剂量+B 药大剂量）。治疗结束后采用症状评分评价患者的治疗效果，见表 7-18，评分越低越好。分析 A 药、B 药不同剂量治疗效果有无差异，A 药、B 药有无交互作用。

表 7-18 不同治疗方案治疗慢性紧张型头痛（CTTH）患者症状评分表

A_1B_1	A_1B_2	A_2B_1	A_2B_2
38	30	30	24
39	30	31	23
42	32	29	25
44	31	30	25
41	28	32	26
40	29	32	29
46	30	29	25
44	33	32	26
39	32	32	23
38	28	29	25
42	29	31	27

第五节　正交设计资料的方差分析

正交设计按照正交表在多试验条件中选出代表性强的少数试验方案，通过对这些少数试验方案结果的分析，从中找出最优方案或最佳生产工艺条件。如一个三因素三水平的研究，若采用 3×3×3 析因设计，全面组合共需进行 $3^3 = 27$ 种组合的实验，若按 $L_9(3)^4$ 正交表进行正交设计，只需进行 9 种组合的实验，大大减少了工作量。

一、应用条件

1. 正交设计安排的试验次数是水平数平方的整数倍，当涉及到水平数较多的试验，试验次数也较多，一般只适宜安排水平数 ≤5 的试验。

2. 正交设计虽然可以安排涉及交互作用的因素，但试验次数也随之增加，所以不适宜安排交互作用太多的试验。

3. 正交设计方差分析需资料满足独立性、正态性及方差齐性。

二、应用实例

【例 7-7】 探讨柴胡-黄芩水煎液中分离出的 4 类主要化学成分的不同配伍与解热作用的关系。柴胡-黄芩水煎液中分离出的 4 类主要化学成分为：挥发油（A）、多糖（B）、皂苷（C）、黄酮（D），同时研究挥发油（A）与多糖（B）的交互作用。选用 $L_8(2^7)$ 正交设计表进行实验。方法：选用 LPS（脂多糖）诱导的发热模型大鼠，根据实验方案，分别接受不同的成分配伍，观察大鼠体温下降值，结果见表 7-19，进行方差分析。

表 7-19　柴胡-黄芩水煎液中分离成分配伍 $L_8(2^7)$ 正交设计表

实验号	表头和列号							实验方案	实验结果 Y
	1	2	3	4	5	6	7		
	A	B	A×B	C			D		
1	1	1	1	1	1	1	1	$A_1B_1C_1D_1$	2.09
2	1	1	1	2	2	2	2	$A_1B_1C_2D_2$	2.14
3	1	2	2	1	1	2	2	$A_1B_2C_1D_2$	1.54
4	1	2	2	2	2	1	1	$A_1B_2C_2D_1$	1.43
5	2	1	2	1	2	1	2	$A_2B_1C_1D_2$	0.81
6	2	1	2	2	1	2	1	$A_2B_1C_2D_1$	0.72
7	2	2	1	1	2	2	1	$A_2B_2C_1D_1$	0.61
8	2	2	1	2	1	1	2	$A_2B_2C_2D_2$	0.72
K_1	7.2	5.76	5.56	5.05	—	—	4.85	—	—
K_2	2.86	4.3	4.5	5.01	—	—	5.21	—	—

注：水平"1"代表配伍该化学成分，水平"2"表示不配伍该化学成分

（一）分析思路

本例属于 4 因素 2 水平的正交设计，测量指标为计量资料，可采用正交设计方差分析进行数据分析。

（二）操作步骤

1. 建立数据文件 ①点击变量视图，在"名称"列下输入"A""B""AB""C""D""Y"六个变量，在"A""B""AB""C""D"变量行中点击"值"，在"值"输入"1"，"值标签"输入"是"，点击"添加"；在"值"输入"2"，"值标签"输入"否"，点击"添加""确定"，如图 7-34 所示；②点击"数据视图"，录入全部数据，如图 7-35 所示。

	名称	类型	宽度	小数位数	标签	值	缺失	列	对齐	测量	角色
1	A	数字	8	0		{1, 有}...	无	4	居中	名义	输入
2	B	数字	8	0		{1, 有}...	无	3	居中	名义	输入
3	AB	数字	8	0		{1, 有}...	无	4	居中	名义	输入
4	C	数字	8	0		{1, 有}...	无	4	居中	名义	输入
5	D	数字	8	0		{1, 有}...	无	3	居中	名义	输入
6	Y	数字	8	2		无	无	4	居中	标度	输入

图 7-34　正交设计方差分析数据文件的建立

	A	B	AB	C	D	Y
1	1	1	1	1	1	2.09
2	1	1	1	2	2	2.14
3	1	2	2	1	2	1.54
4	1	2	2	2	1	1.43
5	2	1	2	1	2	.81
6	2	1	2	2	1	.72
7	2	2	1	1	1	.61
8	2	2	1	2	2	.72

图 7-35　正交设计方差分析数据的录入

2. 正交设计方差分析 分析→一般线性模型→单变量，在单变量对话框中，将变量"Y"→因变量列表框，"A""B""AB""C""D"→固定因子框→模型，选中⊙构建项→将因子与协变量框中的"A""B""AB""C""D"→模型→继续→选项，选中☑描述统计→继续→确定，输出结果如图 7-36 所示。

（三）结果解释与呈现

1. 结果解释 如图 7-36 所示，挥发油（A）$F = 4708.9$，$P = 0.000$；多糖（B）$F = 532.9$，$P = 0.002$；黄酮（D）$F = 32.4$，$P = 0.030$，均为 $P < 0.05$，可认为挥发油（A）、

主体间效应检验

因变量：Y

源	III 类平方和	自由度	均方	F	显著性
修正模型	2.778ᵃ	5	.556	1111.100	.001
截距	12.650	1	12.650	25300.900	.000
A	2.354	1	2.354	4708.900	.000
B	.266	1	.266	532.900	.002
AB	.140	1	.140	280.900	.004
C	.000	1	.000	.400	.592
D	.016	1	.016	32.400	.030
误差	.001	2	.000		
总计	15.429	8			
修正后总计	2.779	7			

a. R 方 = 1.000（调整后 R 方 = .999）

图 7-36 正交设计方差分析结果

多糖（B）、黄酮（D）的各水平间总体均数不等。皂苷（C）$F=0.4$，$P=0.592$，尚不能认为皂苷（C）各水平间总体均数不等。挥发油（A）与多糖（B）的交互作用（A×B）$F=280.9$，$P=0.004$，挥发油（A）与多糖（B）有交互作用。根据专业知识，初步认为最佳解热配伍方案为 $A_1B_1C_{1(或2)}D_2$。

2. 结果呈现 统计结果呈现见表 7-20。

表 7-20 柴胡—黄芩水煎液中分离成分配伍 $L_8(2^7)$ 正交设计结果表

实验号	挥发油（A）	多糖（B）	A×B	皂苷（C）	黄酮（D）	体温下降值（Y）
1	1	1	1	1	1	2.09
2	1	1	1	2	2	2.14
3	1	2	2	1	2	1.54
4	1	2	2	2	1	1.43
5	2	1	2	1	2	0.81
6	2	1	2	2	1	0.72
7	2	2	1	1	1	0.61
8	2	2	1	2	2	0.72
K_1	7.2	5.76	5.56	5.05	4.85	—
K_2	2.86	4.3	4.5	5.01	5.21	—

注：挥发油（A）$F=4708.9$，$P=0.000$；多糖（B）$F=532.9$，$P=0.002$；皂苷（C）$F=0.4$，$P=0.592$；黄酮（D）$F=32.4$，$P=0.030$；交互作用（A×B）$F=280.9$，$P=0.004$

三、练习题

【习题 7-7】某研究拟采用正交设计探索补血中药治疗缺铁性贫血的作用。实验因素及其水平见表 7-21，缺铁性贫血大鼠 27 只按实验方案灌服中药后，观察大鼠血红蛋白含量。选用正交表 $L_9(3^4)$。实验方案及结果见表 7-22，进行方差分析，确定最优组合和最优剂量。

表 7-21 实验药物及其水平

水平	当归 A	黄芪 B	白术 C	党参 D
1	10g	30g	15g	15g
2	6g	20g	10g	10g
3	2g	10g	5g	5g

表 7-22 正交表头设计与实验结果

实验号	表头和列号				实验方案	血红蛋白（g/L）			合计
	A	B	C	D					
1	1	1	1	1	$A_1B_1C_1D_1$	124	122	126	372
2	1	2	2	2	$A_1B_2C_2D_2$	124	107	140	371
3	1	3	3	3	$A_1B_3C_3D_3$	118	97	98	313
4	2	1	2	3	$A_2B_1C_2D_3$	110	86	88	284
5	2	2	3	1	$A_2B_2C_3D_1$	100	105	118	323
6	2	3	1	2	$A_2B_3C_1D_2$	92	88	90	270
7	3	1	3	2	$A_3B_1C_3D_2$	92	78	98	268
8	3	2	1	3	$A_3B_2C_1D_3$	105	110	112	327
9	3	3	2	1	$A_3B_3C_2D_1$	104	118	106	328
Ⅰ	1056	924	969	1023					
Ⅱ	877	1021	983	909					
Ⅲ	923	911	904	924					

第六节 重复测量资料的单变量方差分析

重复测量资料是指对同一观察对象（如人、动物等）的同一观察指标在不同时间点上进行多次测量所得的资料，常用于分析该观察指标的变化规律。本章讨论单项观测指标的分析方法，若有多个变量要进行重复测量数据均数比较时，则采用第十五章第六节重复测量资料的多变量方差分析。

一、应用条件

1. 正态性与独立性 处理因素各水平的样本个体之间是相互独立的随机样本，且其总体服从正态分布。

2. 方差齐性 相互比较的各处理水平的总体方差相等。

3. 球对称性条件 重复测量资料的方差分析需满足“球对称”假设，各时间点组成的协方差阵具有球形性特征，即所有两两时间点间差值对应的方差相等。若资料不满足"球对称性"，可采用 Geenhouse-Geisser（G-G）法、Huynh-Feldt（H-F）法和 Lower-bound（L-B）法等进行调整。

二、应用实例

【例7-8】某研究者为研究中成药复方减压丸治疗原发性高血压的效果，将12名原发性高血压患者随机分为2组，试验组服用复方减压丸，对照组服用西药氨氯地平片。在治疗前、治疗2个月、治疗4个月时分别测量患者的收缩压（mmHg），见表7-23。分析两种药物治疗原发性高血压的效果有无差别。

表7-23　两种药物治疗原发性高血压不同时间点的收缩压值（mmHg）

组别（i）	患者（k）	时间（j）			X_{ik}
		治疗前	治疗2月	治疗4月	
试验组（$i=1$）	1	143.7	133.7	129.6	407.0
	2	146.5	136.5	131.5	414.5
	3	149.0	131.1	131.4	411.5
	4	149.5	137.5	131.5	418.5
	5	146.7	136.4	134.2	417.3
	6	149.7	138.2	135.2	423.1
	X_{ij}	885.1	813.4	793.4	2491.9
对照组（$i=2$）	1	144.5	136.5	116.8	397.8
	2	145.9	131.1	121.6	398.6
	3	149.6	129.5	119.5	398.6
	4	148.2	136.8	116.4	401.4
	5	147.7	129.6	119.5	396.8
	6	148.6	131.5	125.5	405.6
	X_{2j}	884.5	795.0	719.3	2398.8
	X_j	1769.6	1608.4	1512.7	4890.7

（一）分析思路

本例设计采用了完全随机化分组，然后又重复测量了3个时间点的收缩压，且测量指标为定量资料，符合重复测量设计资料特征，可考虑采用重复测量资料的方差分析。

（二）操作步骤

1. 建立数据文件　①点击变量视图，在"名称"列下输入"治疗前""治疗2月"

"治疗 4 月""组别"四个变量，在"组别"变量行中点击"值"，在"值"输入"1"，"值标签"输入"试验组"，点击"添加"；在"值"输入"2"，"值标签"输入"对照组"，点击"添加""确定"，如图 7-37 所示；②点击"数据视图"，录入全部数据，如图 7-38 所示。

	名称	类型	宽度	小数位数	标签	值	缺失	列	对齐	测量	角色
1	治疗前	数字	8	1		无	无	8	居中	标度	输入
2	治疗2月	数字	8	1		无	无	8	居中	标度	输入
3	治疗4月	数字	8	1		无	无	8	居中	标度	输入
4	组别	数字	8	0		{1,试验组...	无	8	居中	名义	输入

图 7-37　重复测量设计方差分析数据文件的建立

	治疗前	治疗2月	治疗4月	组别
1	143.7	133.7	129.6	1
2	146.5	136.5	131.5	1
3	149.0	131.1	131.4	1
4	149.5	137.5	131.5	1
5	146.7	136.4	134.2	1
6	149.7	138.2	135.2	1
7	144.5	136.5	116.8	2
8	145.9	131.1	121.6	2
9	149.6	129.5	119.5	2
10	148.2	136.8	116.4	2
11	147.7	129.6	119.5	2
12	148.6	131.5	125.5	2

图 7-38　重复测量设计方差分析数据的录入

2. 正态性检验和方差齐性检验　分析→描述统计→探索→在探索窗口中，将变量"治疗前""治疗 2 月""治疗 4 月"→因变量列表框，"组别"→因子列表框→图→☑含检验的正态图→⊙未转换→继续→确定。结果如图 7-39、图 7-40 所示。结果显示资料满足正态性和方差齐性。

正态性检验

	组别	柯尔莫戈洛夫-斯米诺夫[a]			夏皮洛-威尔克		
		统计	自由度	显著性	统计	自由度	显著性
治疗前	试验组	.238	6	.200[*]	.885	6	.292
	对照组	.227	6	.200[*]	.943	6	.681
治疗2月	试验组	.289	6	.128	.892	6	.328
	对照组	.285	6	.138	.810	6	.072
治疗4月	试验组	.305	6	.084	.900	6	.376
	对照组	.212	6	.200[*]	.918	6	.493

注：*. 这是真显著性的下限；a. 里利氏显著性修正

图 7-39　重复测量资料正态性检验结果

方差齐性检验

		莱文统计	自由度 1	自由度 2	显著性
治疗前	基于平均值	.472	1	10	.508
	基于中位数	.519	1	10	.488
	基于中位数并具有调整后自由度	.519	1	9.915	.488
	基于剪除后平均值	.490	1	10	.500
治疗2月	基于平均值	.722	1	10	.415
	基于中位数	.224	1	10	.646
	基于中位数并具有调整后自由度	.224	1	9.745	.646
	基于剪除后平均值	.677	1	10	.430
治疗4月	基于平均值	.746	1	10	.408
	基于中位数	.664	1	10	.434
	基于中位数并具有调整后自由度	.664	1	9.054	.436
	基于剪除后平均值	.651	1	10	.438

图 7-40　重复测量资料方差齐性检验结果

3. 重复测量资料方差分析　分析→一般线性模型→重复测量，在重复测量定义因子对话框中，在"主体内因子名"框中输入"测量时间"；在级别数框中键入重复次数，本例键入 3→添加→定义→Repeated Measures 将"治疗前""治疗 2 月""治疗 4 月"放入主体内变量框；将组别放入主体间因子框→模型，选中⊙全因子→继续→图→将测量时间放入水平轴，组别放入单独的线条→添加→继续→EM 平均值，将"组别""测量时间"→显示下列各项的平均值框→选中☑比较主效应→继续→选项，选中☑描述统计→继续→确定，输出结果如图 7-41～图 7-45 所示。

描述统计

	组别	平均值	标准偏差	个案数
治疗前	试验组	147.517	2.3310	6
	对照组	147.417	1.8798	6
	总计	147.467	2.0196	12
治疗2月	试验组	135.567	2.6711	6
	对照组	132.500	3.3124	6
	总计	134.033	3.2856	12
治疗4月	试验组	132.233	2.0675	6
	对照组	119.883	3.3594	6
	总计	126.058	6.9764	12

图 7-41　重复测量设计方差分析统计描述结果

莫奇来球形度检验[a]

测量: MEASURE_1

主体内效应	莫奇来 W	近似卡方	自由度	显著性	Epsilon[b] 格林豪斯-盖斯勒	辛-费德特	下限
测量时间	.745	2.647	2	.266	.797	1.000	.500

检验"正交化转换后因变量的误差协方差矩阵与恒等矩阵成比例"这一原假设。

a. 设计: 截距;

b. 可用于调整平均显著性检验的自由度。修正检验将显示在"主体内效应检验"表中。

图 7-42　球对称性检验结果

主体内效应检验

测量: MEASURE_1

源		Ⅲ 类平方和	自由度	均方	F	显著性
测量时间	假设球形度	2809.487	2	1404.744	196.749	.000
	格林豪斯-盖斯勒	2809.487	1.594	1762.731	196.749	.000
	辛-费德特	2809.487	2.000	1404.744	196.749	.000
	下限	2809.487	1.000	2809.487	196.749	.000
测量时间 * 组别	假设球形度	245.044	2	122.522	17.160	.000
	格林豪斯-盖斯勒	245.044	1.594	153.746	17.160	.000
	辛-费德特	245.044	2.000	122.522	17.160	.000
	下限	245.044	1.000	245.044	17.160	.002
误差 (测量时间)	假设球形度	142.796	20	7.140		
	格林豪斯-盖斯勒	142.796	15.938	8.959		
	辛-费德特	142.796	20.000	7.140		
	下限	142.796	10.000	14.280		

图 7-43 主体内效应检验结果

主体间效应检验

测量: MEASURE_1
转换后变量: 平均

源	Ⅲ 类平方和	自由度	均方	F	显著性
截距	664415.180	1	664415.180	94409.192	.000
组别	240.767	1	240.767	34.211	.000
误差	70.376	10	7.038		

图 7-44 主体间效应检验结果

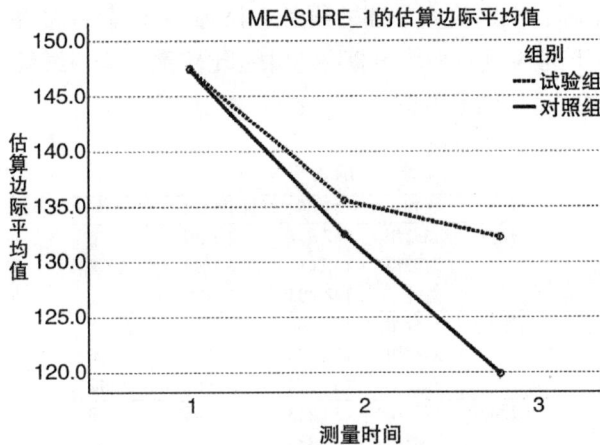

图 7-45 组别与测量时间的轮廓图

（三）结果解释与呈现

1. 结果解释

（1）球对称性检验 结果如图 7-42 所示，$P=0.266>0.05$，资料满足球对称性。可采用单变量方差分析。

（2）方差分析结果 时间因素 $F=196.749$，$P=0.000$，各时间点患者收缩压不等或不全相等。时间与处理因素交互作用 $F=17.160$，$P=0.000$，处理因素和时间因素存在交互作用。处理因素 $F=34.211$，$P=0.000$，可认为不同药物治疗患者的收缩压不同。

2. 结果呈现 统计结果呈现见表 7-24。

表 7-24 两种药物治疗原发性高血压不同时间点的收缩压比较（$\bar{x}\pm s$，mmHg）

组别	n	治疗前	治疗 2 个月	治疗 4 个月
对照组	6	147.4±1.9	132.5±3.3	119.9±3.4
试验组	6	147.5±2.3	135.6±2.7	132.2±2.1

注：处理 $F=34.211$，$P=0.000$；时间 $F=196.749$，$P=0.000$；时间×处理 $F=17.160$，$P=0.000$。

三、练习题

【习题 7-8】为比较 A 药和 B 药在疗程为 6 个月中持续减肥的疗效，将 10 个身高 160cm 志愿参加研究的女性肥胖者随机分成 2 组，每组各 5 人，服药前、服药 3 个月和 6 个月的体重测量值见表 7-25。试比较 A、B 两种减肥药服用后体重有无差别。

表 7-25 A、B 两种减肥药服用后体重比较

分组	观察对象	体重（kg）		
		服药前	服药 3 个月	服药 6 个月
A 药	1	72	69	62
	2	71	70	66
	3	70	69	61
	4	71	69	64
	5	69	67	60
B 药	6	71	74	73
	7	69	67	66
	8	70	67	64
	9	69	68	61
	10	72	70	68

第八章 相关与回归分析 ▷▷▷▷

第一节 两变量直线相关

一、应用条件

总体均服从正态分布的两个数值变量，剔除离群点或极端值。

二、应用实例

【例8-1】测得某地 20 名 3 岁儿童的体重 x（kg）与体表面积 y（$10^{-1} m^2$）见表 8-1，试计算样本相关系数 r，并检验其是否来自 $\rho = 0$ 的总体。

表8-1 某地 20 名 3 岁儿童的体重与体表面积数据

序号	x	y	序号	x	y
1	15.42	6.11	11	11.81	5.21
2	15.11	6.01	12	11.98	5.56
3	11.86	5.46	13	11.05	5.23
4	10.48	4.99	14	13.94	5.86
5	11.44	4.86	15	12.54	5.68
6	14.34	5.99	16	15.39	5.89
7	15.46	6.21	17	13.36	5.97
8	13.84	5.84	18	13.97	5.79
9	13.25	5.61	19	14.17	5.72
10	10.93	5.31	20	13.03	5.56

（一）分析思路

要进行双变量直线相关分析，首先要检验两变量是否来自于正态分布总体（若不服从正态分布，可考虑等级相关分析）及是否呈直线趋势；当满足条件时，再计算样本直线相关系数 r，并对其总体直线相关系数 ρ 是否等于零进行假设检验。

（二）操作步骤

1. 建立数据文件 ①点击变量视图，在"名称"列下输入"x""y"两个变量，如图 8-1 所示；②点击“数据视图”，录入全部数据，如图 8-2 所示。

文件(F)　编辑(E)　查看(V)　数据(D)　转换(T)　分析(A)　图形(G)　实用程序(U)　扩展(X)　窗口(W)　帮助(H)

	名称	类型	宽度	小数位数	标签	值	缺失	列	对齐	测量	角色
1	x	数字	8	2		无	无	8	右	标度	输入
2	y	数字	8	2		无	无	8	右	标度	输入

图 8-1　直线相关分析数据文件的建立

	x	y
1	15.42	6.11
2	15.11	6.01
3	⋮	⋮
20	13.03	5.56

图 8-2　直线相关分析数据的录入

2. 双变量的直线相关分析　①正态性检验：点击分析→描述统计→探索，把“x”“y”选入“因变量列表”，点击图→√含检验的正态图→继续→确定；②绘制散点图：点击图形→图表构建器，选择“图库”中的“散点图/点图”，把“简单散点图”拖到“图表预览”区域，把“x”“y”分别拖到“x 轴”和“y 轴”，点击确定；③计算直线相关系数及其假设检验：点击分析→相关→双变量，把“x”“y”选入“变量”，点击确定。输出结果如图 8-3～图 8-5 所示。

正态性检验

	柯尔莫戈洛夫-斯米诺夫[a]			夏皮洛-威尔克		
	统计	自由度	显著性	统计	自由度	显著性
x	.123	20	.200*	.944	20	.291
y	.110	20	.200*	.960	20	.545

*. 这是真显著性的下限。

a. 里利氏显著性修正

图 8-3　正态性检验输出结果

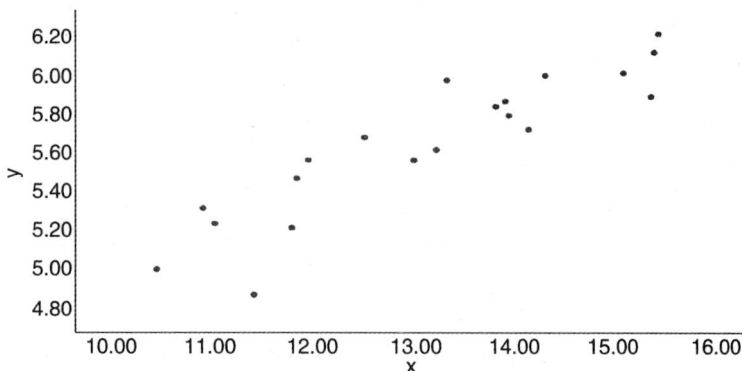

图 8-4　散点图输出结果

相关性

		x	y
x	皮尔逊相关性	1	.907**
	Sig.（双尾）		.000
	个案数	20	20
y	皮尔逊相关性	.907**	1
	Sig.（双尾）	.000	
	个案数	20	20

**. 在 0.01 级别（双尾），相关性显著。

图 8-5　直线相关分析输出结果

（三）结果解释与呈现

1. 结果解释　从图 8-3 可见，x、y 两个变量正态性检验结果 P 值均大于 0.10，均不拒绝总体服从正态分布的零假设；从图 8-4 可见，x、y 两个变量呈直线趋势；如图 8-5 可所示，x、y 两个变量间的直线相关系数为 0.907，总体直线相关系数 ρ 是否等于零的假设检验结果显示 $P<0.001$，按 $\alpha=0.05$ 水准，拒绝 H_0，可认为两变量间存在直线相关关系。

2. 结果呈现　$r=0.907$，$P<0.001$，说明两变量间有较强的直线相关关系。

三、练习题

【习题 8-1】现随机抽样调查了某地 20 名 20 岁男青年，测得身高 x（cm）与前臂长 y（cm）的数据见表 8-2 分析该地 20 岁男性身高与前臂长之间是否存在直线相关关系。

表 8-2　某地 20 名 20 岁男性的身高与前臂长数据

序号	x（cm）	y（cm）	序号	x（cm）	y（cm）
1	177	47	11	179	50
2	176	50	12	171	44
3	168	45	13	174	43
4	180	49	14	172	46
5	174	43	15	167	45
6	170	43	16	176	44
7	172	43	17	171	47
8	177	46	18	169	44
9	177	47	19	165	42
10	164	41	20	176	49

第二节 两变量直线回归

一、应用条件

直线回归分析需要满足 4 个前提条件：①因变量 Y 的总体均数与自变量 X 呈线性关系；②各观测值 Y_i 相互独立；③因变量 Y 服从正态分布；④对自变量 X 的不同取值，因变量 Y 方差相等。

二、应用实例

本部分采用【例 8-1】数据进行直线回归分析，把容易测量的变量体重作为自变量，不太容易测量的变量体表面积作为因变量，用回归方程来定量表达 3 岁儿童体重与体表面积的数量关系。

（一）分析思路

本题目是要进行两变量的直线回归分析，首先要满足直线回归分析条件；当满足条件时，再求出截距 a 和直线回归系数 b；并对回归方程是否有统计学意义和总体回归系数 β 是否等于零进行假设检验。

（二）操作步骤

1. 建立数据文件 方法同【例 8-1】，结果如图 8-1 和图 8-2 所示。

2. 双变量的直线回归分析 ①正态性检验：点击分析→描述统计→探索，把"y"选入"因变量列表"，点击图→√含检验的正态图→继续→确定；②绘制散点图：同【例 8-1】；③计算截距、直线回归系数及其假设检验：点击分析→回归→线性，把"x""y"分别选入"自变量"和"因变量"，点击统计→√置信区间→继续→确定。输出结果如图 8-3~图 8-6 所示。

ANOVA[a]

模型		平方和	自由度	均方	F	显著性
1	回归	2.161	1	2.161	83.111	.000[b]
	残差	.468	18	.026		
	总计	2.629	19			

a. 因变量：y

b. 预测变量：(常量)，x

系数[a]

模型		未标准化系数		标准化系数			B 的 95.0% 置信区间	
		B	标准错误	Beta	t	显著性	下限	上限
1	(常量)	2.857	.308		9.285	.000	2.211	3.504
	x	.212	.023	.907	9.117	.000	.163	.260

a. 因变量：y

图 8-6 直线回归分析结果

（三） 结果解释与呈现

1. 结果解释 如图 8-6 所示，$F = 83.111$，$P < 0.001$，按 $\alpha = 0.05$ 水准，拒绝 H_0，可认为回归方程有统计学意义；截距及回归系数的假设检验均拒绝 H_0，可认为总体 α 和 β 不等于零。

2. 结果呈现 $F = 83.111$，$P < 0.001$，回归方程有统计学意义；统计结果呈现见表 8-3。

表 8-3　直线回归分析结果

变量	回归系数	回归系数标准误	标准化回归系数	t	P	回归系数95%置信区间 上限	回归系数95%置信区间 下限
截距	2.857	0.308		9.285	<0.001	2.211	3.504
x	0.212	0.023	0.907	9.117	<0.001	0.163	0.260

回归方程为：$\hat{Y} = 2.857 + 0.212x$。

三、练习题

【习题 8-2】 某研究者测定了 20 名正常人血尿素氮 x（μmol/L）和血肌酐 y（mmol/L）数据（表 8-4）。用直线回归分析探索血尿素氮对血肌酐的影响。

表 8-4　20 名正常人血肌酐和血尿素氮的测定值

序号	x	y	序号	x	y
1	4.3	63	11	4.5	68
2	4.6	66	12	7.2	79
3	3.3	62	13	5.0	70
4	5.1	73	14	5.0	70
5	5.5	74	15	4.2	65
6	3.3	62	16	6.3	74
7	6.3	78	17	5.6	75
8	5.9	73	18	5.4	70
9	5.1	71	19	5.9	75
10	7.1	79	20	5.5	72

第三节 两变量曲线回归

一、应用条件

两变量之间不呈线性（直线）关系，而呈曲线关系。

二、应用实例

【例 8-2】 对体重为 20g 的小鼠静脉推注西梭霉素，测得不同时间的血药浓度，结果见表 8-5。试分析血药浓度 c 与时间 t 的曲线回归关系。

表 8-5 不同时点血药浓度与时间的数据

时间 t（min）	20	30	40	50	60	70	80	90	100	110	120	130	140	150	160
浓度 c（μg/mL）	32.81	22.83	16.91	12.53	9.28	6.88	5.13	3.75	2.78	2.06	1.54	1.13	0.85	0.63	0.45

（一）分析思路

首先绘制两个变量的散点图，根据散点分布趋势的现状，可选择以下分析过程：①曲线直线化，当散点分布的现状与某些常见的函数曲线分布接近时，可采用变量变换，使变换后的变量间呈直线关系，采用本章第二节求出直线回归方程，再将方程中的变量还原，就得到曲线回归方程；②非线性回归，当不能采用变量变换使曲线直线化或直接进行曲线回归时，可采用非线性最小二乘估计的原则，采用迭代计算方法，得到非线性回归方程。

根据散点图来判断合适的曲线模型，需要较扎实的数学功底。采用统计软件直接进行非线性回归，可对一组资料同时拟合多种模型，对每种拟合结果进行拟合优度检验，从而挑选出拟合得最好的曲线模型。因此，一般使用统计软件进行拟合，根据 $P<0.05$、决定系数接近 1、标准估计误差 S_Y 较小、变量数少，结构简单等原则来选择合适的曲线回归模型。为方便，本例题直接采用非线性回归分析。

（二）操作步骤

1. 建立数据文件 ①点击变量视图，在"名称"列下输入"x""y"两个变量，如图 8-7 所示；②点击"数据视图"，录入全部数据，如图 8-8 所示。

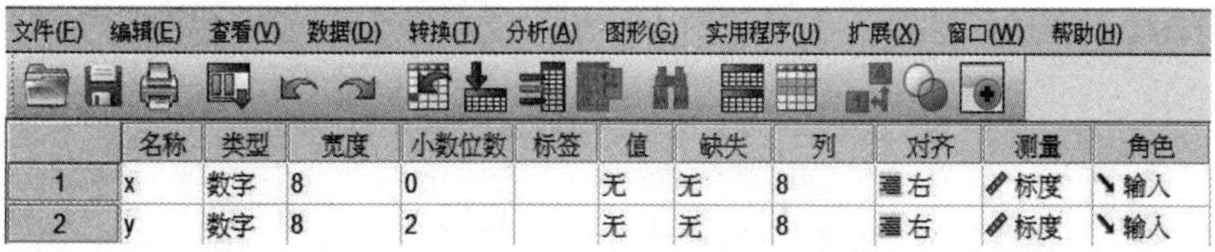

图 8-7 曲线回归分析数据文件的建立

	x	y
1	20	32.81
2	30	22.83
3	⋮	⋮
15	160	.45

图 8-8　曲线回归分析数据的录入

2. 曲线回归分析及其假设检验　点击分析→回归→曲线估算，把"x""y"分别选入"变量"和"因变量"，模型→√线性→√二次→√复合→√增长→√对数→√三次→√S→√指数→√逆→√幂→√Logistic→确定。输出结果如图 8-9 所示。

模型摘要和参数估算值

因变量: y

方程	模型摘要					参数估算值			
	R 方	F	自由度 1	自由度 2	显著性	常量	b1	b2	b3
线性	.758	40.667	1	13	.000	24.711	-.186		
对数	.943	215.945	1	13	.000	72.804	-14.913		
逆	.991	1373.793	1	13	.000	-4.459	783.151		
二次	.965	166.828	2	12	.000	40.518	-.642	.003	
三次	.995	800.705	3	11	.000	51.632	-1.186	.010	-2.594E-5
复合	1.000	87210.255	1	13	.000	57.321	.970		
幂	.930	173.357	1	13	.000	33886.803	-2.093		
S	.722	33.755	1	13	.000	-.169	94.490		
增长	1.000	87210.255	1	13	.000	4.049	-.030		
指数	1.000	87210.255	1	13	.000	57.321	-.030		
Logistic	1.000	87210.255	1	13	.000	.017	1.031		

自变量为 x。

图 8-9　曲线回归分析输出结果

（三）结果解释与呈现

1. 结果解释　如图 8-9 所示，复合模型、增长模型、指数模型和 Logistic 模型所对应的决定系数均为 1，F 统计量相等，均为 87210.255，$P < 0.001$。在本例中，以上四个模型所表达"x""y"两个变量的曲线关系，只是表达形式不同；结合本例，我们采用指数模型展示血药浓度 c 与时间 t 间的曲线关系。

2. 结果呈现　$F = 87210.255$，$P < 0.001$，回归方程有统计学意义；回归方程为 $\hat{Y} = 57.321 \times e^{(-0.30x)}$。

三、练习题

【习题 8-3】测得某地 20 名 20 岁女大学生的胸围 x（cm）与肺活量 y（L）数据见表 8-6。试分析肺活量与胸围的关系。

表 8-6 某地 20 名 20 岁女大学生的胸围（cm）与肺活量（L）数据

序号	x	y	序号	x	y
1	73.5	1.56	11	79.8	2.53
2	73.9	1.92	12	80.2	2.55
3	74.5	2.01	13	80.3	2.66
4	75.5	2.32	14	80.5	2.77
5	76.0	2.33	15	82.2	2.84
6	77.2	2.37	16	82.3	2.91
7	78.2	2.38	17	82.6	2.96
8	78.2	2.42	18	83.6	3.01
9	78.7	2.42	19	83.7	3.09
10	78.9	2.49	20	88.1	3.20

第四节 多重线性回归

一、应用条件

多重线性回归分析要满足直线回归分析的 4 个前提条件（见本章第二节），另外一般还要求样本量为自变量个数的 10 倍以上。

二、应用实例

【例 8-3】某研究者测定 40 名糖尿病患者的空腹血糖 y（mmol/L）、胰岛素 x_1（μU/mL）、糖化血红蛋白 x_2（%）等指标，结果见表 8-7，试分析胰岛素、糖化血红蛋白对空腹血糖的影响。

表 8-7 某地 40 名糖尿病患者的血糖相关指标检测结果

序号	x_1	x_2	y	序号	x_1	x_2	y
1	3.2	9.5	12.0	9	4.6	9.2	11.1
2	3.3	9.9	12.3	10	4.7	7.8	9.8
3	3.5	8.8	12.9	11	4.8	7.6	10.2
4	3.6	10.2	12.6	12	4.8	8.3	10.8
5	4.3	9.8	12.5	13	5.1	8.0	10.6
6	4.3	8.1	10.3	14	5.1	10.3	11.4
7	4.4	9.6	12.7	15	5.1	8.2	9.1
8	4.5	9.9	10.9	16	5.2	10.0	11.9

续 表

序号	x_1	x_2	y	序号	x_1	x_2	y
17	5.3	9.7	10.4	29	6.7	9.5	9.9
18	5.4	8.8	10.0	30	6.8	8.9	10.0
19	5.5	9.3	11.1	31	6.8	8.9	9.2
20	3.2	9.5	12.0	32	6.9	6.5	6.5
21	5.6	8.4	10.5	33	6.9	7.7	7.6
22	5.9	8.4	11.0	34	7.1	7.0	8.9
23	6.1	9.9	9.6	35	7.3	7.5	11.1
24	6.2	6.4	10.5	36	7.5	9.4	10.0
25	6.5	9.0	10.3	37	7.6	6.7	8.3
26	6.6	11.4	11.2	38	7.7	6.9	9.8
27	6.6	9.8	9.7	39	7.9	7.0	7.7
28	6.7	8.5	9.4	40	7.9	7.9	9.7

（一）分析思路

本题目是要进行多重线性回归分析，首先要满足直线回归分析条件；当满足条件时，选择恰当的自变量筛选方法，求出截距 a 和偏回归系数 b_i；对回归方程是否有统计学意义和总体偏回归系数 β_i 是否等于零进行假设检验；评价多重回归模型的效果。

（二）操作步骤

1. 建立数据文件 ①点击变量视图，在"名称"列下输入 "x_1" "x_2" 和 "y" 三个变量，如图 8-10 所示；②点击"数据视图"，录入全部数据，如图 8-11 所示。

文件(F)	编辑(E)	查看(V)	数据(D)	转换(T)	分析(A)	图形(G)	实用程序(U)	扩展(X)	窗口(W)	帮助(H)

	名称	类型	宽度	小数位数	标签	值	缺失	列	对齐	测量	角色
1	x1	数字	8	1		无	无	8	靠右	标度	输入
2	x2	数字	8	1		无	无	8	靠右	标度	输入
3	y	数字	8	1		无	无	8	靠右	标度	输入

图 8-10 多重线性回归分析数据文件的建立

	$x1$	$x2$	y
1	3.2	9.5	12.0
2	3.3	9.9	12.3
3	⋮	⋮	⋮
40	8.8	4.9	7.1

图 8-11 多重线性回归分析数据的录入

2. 多重线性回归分析及其假设检验 ①正态性检验：点击分析→描述统计→探索，把"y"选入"因变量列表"，点击图→√含检验的正态图→继续→确定；②绘制散点图：点击图形→旧对话框→散点图/点图，选择重叠散点图，把"y"和"x_1"选入"配对"第1行，然后再把"y"和"x_2"选入"配对"第2行，单击确定；③计算截距、偏回归系数、回归方程及偏回归系数的假设检验和模型拟合效果评价：点击分析→回归→线性，把"y"选入"因变量"，把"x_1"和"x_2"选入"自变量"，方法（M）：选择"步进"，点击统计→√置信区间→继续，点击图→把"DEPENDNT"选入"X："，把"*ZRESID"选入"Y："→继续，点击保存→预测值√未标准化→残差√标准化→预测区间√平均值√单值→继续→确定。输出结果见图8-12至图8-14。

正态性检验

	柯尔莫戈洛夫-斯米诺夫[a]			夏皮洛-威尔克		
	统计	自由度	显著性	统计	自由度	显著性
y	.063	40	.200[*]	.983	40	.809

*. 这是真显著性的下限。

a. 里利氏显著性修正

图 8-12　正态性检验输出结果

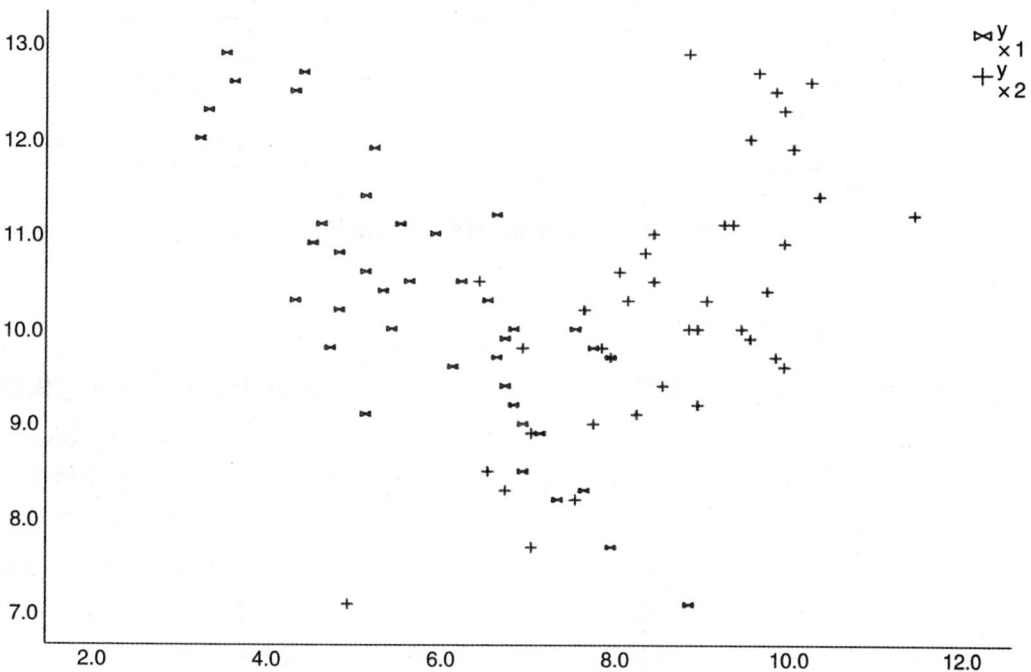

图 8-13　散点图输出结果

模型摘要[c]

模型	R	R 方	调整后 R 方	标准估算的错误
1	.816[a]	.665	.656	.8104
2	.875[b]	.766	.753	.6870

a. 预测变量：(常量), x1

b. 预测变量：(常量), x1, x2

c. 因变量：y

ANOVA[a]

模型		平方和	自由度	均方	F	显著性
1	回归	49.610	1	49.610	75.531	.000[b]
	残差	24.959	38	.657		
	总计	74.570	39			
2	回归	57.104	2	28.552	60.488	.000[c]
	残差	17.465	37	.472		
	总计	74.570	39			

a. 因变量：y

b. 预测变量：(常量), x1

c. 预测变量：(常量), x1, x2

系数[a]

模型		未标准化系数		标准化系数	t	显著性	B 的 95.0% 置信区间	
		B	标准错误	Beta			下限	上限
1	(常量)	14.923	.550		27.149	.000	13.810	16.036
	x1	-.798	.092	-.816	-8.691	.000	-.984	-.612
2	(常量)	10.476	1.209		8.662	.000	8.025	12.927
	x1	-.607	.091	-.620	-6.639	.000	-.792	-.422
	x2	.388	.097	.372	3.984	.000	.191	.586

a. 因变量：y

图 8-14 多重线性回归分析输出结果

（三）结果解释与呈现

1. 结果解释 如图 8-12 所示，y 变量正态性检验结果 $P>0.10$，均不拒绝总体服从正态分布的零假设；如图 8-13 所示，x_1、y 和 x_2、y 两变量间分别都呈直线趋势；如图 8-14 所示，复相关系数 $R=0.875$，决定系数 $R^2=0.766$，表明所建立的多重线性回归方程能够解释应变量 y 总变异的 76.6%，回归模型拟合效果较好。多重线性回归模型假设检验 $F=60.488$，$P<0.001$，说明回归方法有统计学意义，总体偏回归系统 β_1 和 β_2 是否等于零的假设检验结果均显示 $P<0.001$，拒绝 H_0，可认为两个自变量与因变量间均存在线性回归关系。如图 8-15 所示，标准化残差均为 $-3\sim+3$，不存在异常值。

2. 结果呈现 $F=60.488$，$P<0.001$，回归方程有统计学意义；统计结果呈现见表 8-8。

散点图
因变量：y

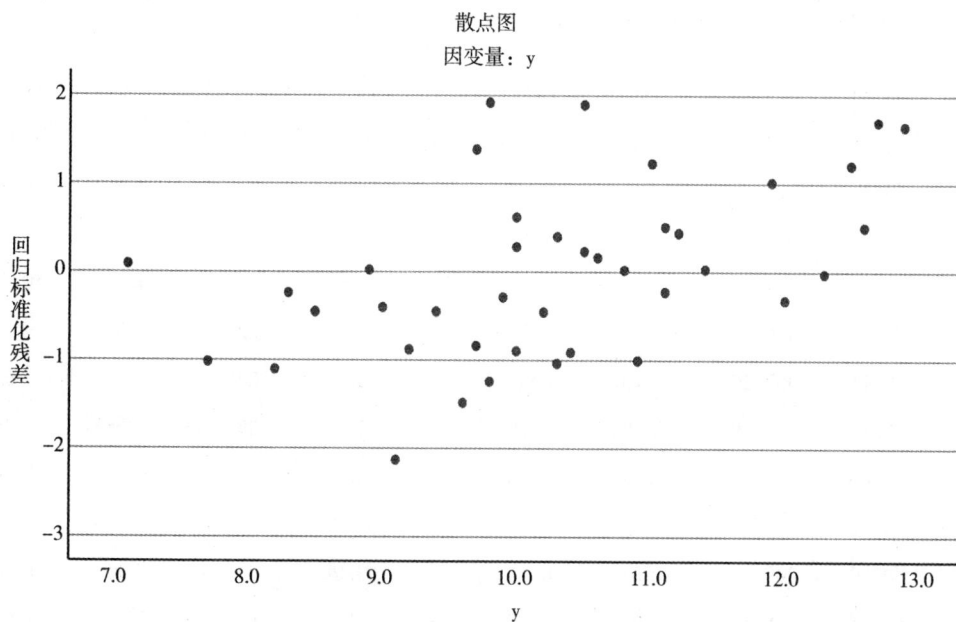

图 8-15　回归标准化残差散点图

表 8-8　多重线性回归分析结果

变量	回归系数	回归系数标准误	标准化回归系数	t	P	回归系数95%置信区间	
						上限	下限
截距	10.476	1.209		8.662	<0.001	8.025	12.927
x_1	−0.607	0.091	−0.620	−6.639	<0.001	−0.792	−0.422
x_2	0.388	0.097	0.372	3.984	<0.001	0.191	0.586

回归方程：$\hat{Y}=10.476-0.607x_1+0.388x_2$。

三、练习题

【习题8-4】为了研究钙 x_1（μg/mL）、铁 x_2（μg/mL）和铜 x_3（μg/mL）等人体必需元素对婴幼儿身体健康的影响，随机调查 40 名 1~3 岁的男婴，分析婴幼儿体内的这几种必需元素与血红蛋白 y（μg/dL）浓度间的关系，数据见表 8-9。

表 8-9 某地 40 名 1~3 岁男婴的血红蛋白与几种必需元素检测数据

序号	x_1	x_2	x_3	y	序号	x_1	x_2	x_3	y
1	52.44	313.83	2.007	7.65	21	75.97	482.15	3.017	12.47
2	75.31	292.72	0.740	7.19	22	65.90	317.69	1.182	8.15
3	53.80	419.15	0.499	13.08	23	58.59	342.26	2.123	9.79
4	68.98	428.66	1.412	11.81	24	63.59	372.24	2.684	10.63
5	69.67	444.86	2.165	11.93	25	61.01	408.45	0.832	10.60
6	71.35	436.94	0.241	11.71	26	63.16	522.53	3.527	14.63
7	53.11	352.20	1.370	9.98	27	58.74	304.85	0.022	7.63
8	49.86	265.79	2.388	8.02	28	51.47	339.69	1.087	10.05
9	65.06	424.36	0.148	11.35	29	62.54	419.21	1.776	11.62
10	69.12	326.71	0.778	8.79	30	55.76	298.44	1.351	7.73
11	44.82	349.42	0.528	10.58	31	69.90	341.55	1.155	9.18
12	60.25	438.53	2.495	12.27	32	67.14	361.35	2.361	9.69
13	50.18	371.79	2.998	10.49	33	63.07	456.76	3.947	12.67
14	56.25	579.21	1.303	15.90	34	68.69	430.10	0.854	10.68
15	53.32	460.32	2.667	12.78	35	53.17	448.48	2.352	11.43
16	46.63	446.30	1.271	13.94	36	67.61	523.58	0.211	15.39
17	64.59	383.27	1.235	9.96	37	66.54	476.18	2.083	13.32
18	52.21	449.91	1.158	13.02	38	62.28	423.84	0.309	11.65
19	67.68	405.58	2.743	10.46	39	52.23	415.11	0.808	12.00
20	43.28	418.89	3.052	12.09	40	75.93	427.14	0.411	10.87

第九章 聚类分析与判别分析 ▷▷▷

聚类分析与判别分析往往结合起来应用，前者的目的是"无类分类"，而后者则是"有类归类"。

第一节 聚 类 分 析

一、应用条件

聚类分析把性质相近的事物归为一类，使得同一类中的个体都具有高度的同质性，不同类之间的个体具有高度的异质性，即"类中相近、类间相异"。SPSS 主要有 3 种聚类分析程序：系统聚类分析、K 均值聚类分析和二阶聚类分析，其中系统聚类分析根据分析的对象可分为 Q 型聚类（样本聚类）和 R 型聚类（变量聚类），变量可以是连续变量，也可以是分类变量。

二、Q 型聚类

【例9-1】 2012 年某省实施村卫生室基本药物零差率前调查基线数据中有户籍人口数、常住人口数、村医人均收入、次均一般诊疗费、次均基本药物费、上级政策性收入等 6 项指标，调查结果如图 9-1 所示。为方便后续工作的开展，根据这 6 项指标对 16 个县的村卫生室进行分类。

（一）分析思路

本资料需要根据这 6 项指标对 16 个县的村卫生室进行分类，类别未知，对未知类别的村卫生室按照其属性（户籍人口数等 6 个变量）的同质性进行适当归类，可以考虑系统聚类进行分析，其中需要分类的对象为村卫生室，所选用的聚类分析为 Q 型聚类（样本聚类）。

（二）操作步骤

1. 建立数据文件 ①点击变量视图，在"名称"列下输入"机构名称""户籍人口数""常住人口数""村医人均收入""次均一般诊疗费""次均基本药物费""上级政策性收入"7 个变量，"机构名称"的变量类型为字符串，其他 6 个变量类型为数字，如图 9-1 所示；②点击"数据视图"，录入全部数据，如图 9-2 所示。

	机构名称	户籍人口数	常住人口数	上级政策性收入	次均基本药物药费	次均一般诊疗费	村医人均收入
1	长汀县某村卫生所	1300	900	12000.00	8.18	.20	11125.00
2	大田县某村卫生所	1723	686	9700.00	13.50	1.42	10780.00
3	宁化县某村卫生所	586	362	4900.00	4.98	1.81	8744.00
4	福清市某村卫生所	2020	1700	44970.00	11.87	9.29	28934.88
5	连城县某村卫生所	802	634	5360.00	7.36	2.38	2910.00
6	屏南县某村卫生所	960	600	12600.00	.81	.17	20200.00
7	龙海市某村卫生所	1600	1800	6000.00	19.06	2.00	16800.00
8	南安市某村卫生所	2390	2444	5600.00	2.48	2.05	14300.00
9	平和县某村卫生所	3238	1862	8000.00	2.83	1.52	12000.00
10	福鼎市某村卫生所	3054	2900	31290.00	13.51	8.36	44830.00
11	仙游县某村卫生所	1720	1510	2200.00	3.34	1.63	13000.00
12	霞浦县某村卫生所	1308	1723	2455.00	3.22	1.67	45555.00
13	沙县某村卫生所	1310	450	5200.00	2.75	1.39	3700.00
14	邵武市某村卫生所	2584	1620	3250.00	18.07	4.92	21450.00
15	建阳市某村卫生所	726	450	7600.00	2.45	2.14	5300.00
16	安溪县某村卫生所	8796	7766	11440.00	9.93	2.94	28890.00

图 9-1　16 个县的村卫生室数据

	名称	类型	宽度	小数位数	标签	值	缺失	列	对齐	测量	角色
1	机构名称	字符串	24	0		无	无	11	左	名义	输入
2	户籍人口数	数字	11	0		无	无	7	右	标度	输入
3	常住人口数	数字	11	0		无	无	9	右	标度	输入
4	上级政策性收入	数字	11	2		无	无	11	右	标度	输入
5	次均基本药物药费	数字	11	2		无	无	11	右	标度	输入
6	次均一般诊疗费	数字	8	2		无	无	10	右	标度	输入
7	村医人均收入	数字	8	2		无	无	7	右	标度	输入

图 9-2　16 个县的村卫生室数据文件的建立

2. Q 型聚类　①点击分析→分类→系统聚类，把"机构名称"选入"个案标注依据"，把"户籍人口数""常住人口数""村医人均收入""次均一般诊疗费""次均基本药物药费""上级政策性收入"选入"变量"；②聚类→√"个案"（表示样本聚类），显示→√"统计"和"图"；③点击统计→√"集中计划"，聚类成员→√"解的范围"，最小聚类数输入"2"，最大聚类数输入"4"→继续；④点击图→√"谱系图""冰柱图"→√全部聚类，方向→√"垂直"（冰柱图输出方向）；⑤点击方法→聚类方法→瓦尔德法，区间→平方欧氏距离（变量为连续变量时可选用，距离或相似系数共提供 8 种计算方法）；转换值→√"Z 得分"（各变量的量纲不同时选用），继续；⑥点击保存→聚类成员→解的范围，最小聚类数输入"2"，最大聚类数输入"4"→继续→确定，输出结果如图 9-3 所示。

（三）结果解释与呈现

1. 结果解释　图 9-3 和图 9-4 是系统聚类分析输出的聚类成员和系谱图，由图可知，当类别数量为"4"时，能较好区分个案，此时"安溪县某村卫生所"单独列为一类，"福清市某村卫生所"和"福鼎市某村卫生所"为一类，"龙海市某村卫生所"和

"邵武市某村卫生所"为一类，其他 11 个村卫生所为一类。

2. 结果呈现 图 9-5 是系统聚类分析输出的集中计划，显示在不同阶段进行聚合的个案或聚类，聚合后的类别编号用聚合前较小的类别编号表示并显示所聚合分类的距离（或相似系数）；不同的距离计算方法和聚类方法，输出的结果可能不同。

聚类成员

个案	4 个聚类	3 个聚类	2 个聚类
1:长汀县某村卫生所	1	1	1
2:大田县某村卫生所	1	1	1
3:宁化县某村卫生所	1	1	1
4:福清市某村卫生所	2	2	2
5:连城县某村卫生所	1	1	1
6:屏南县某村卫生所	1	1	1
7:龙海市某村卫生所	3	1	1
8:南安市某村卫生所	1	1	1
9:平和县某村卫生所	1	1	1
10:福鼎市某村卫生所	2	2	2
11:仙游县某村卫生所	1	1	1
12:霞浦县某村卫生所	1	1	1
13:沙县某村卫生所	1	1	1
14:邵武市某村卫生所	3	1	1
15:建阳市某村卫生所	1	1	1
16:安溪县某村卫生所	4	3	2

图 9-3 16 个村卫生所系统聚类分析聚类成员

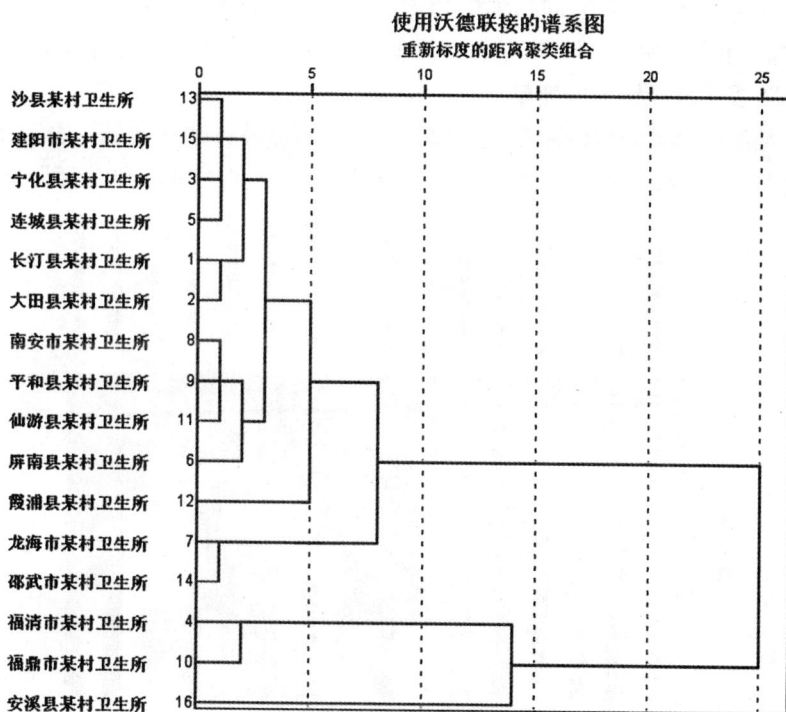

图 9-4 16 个村卫生所系统聚类分析谱系图

集中计划

	组合聚类			首次出现聚类的阶段		
阶段	聚类 1	聚类 2	系数	聚类 1	聚类 2	下一个阶段
1	13	15	.117	0	0	5
2	8	9	.325	0	0	4
3	3	5	.547	0	0	5
4	8	11	.964	2	0	8
5	3	13	1.394	3	1	10
6	1	2	1.961	0	0	10
7	7	14	2.827	0	0	13
8	6	8	4.577	0	4	11
9	4	10	6.494	0	0	14
10	1	3	9.047	6	5	11
11	1	6	12.528	10	8	12
12	1	12	19.511	11	0	13
13	1	7	30.566	12	7	15
14	4	16	51.121	9	0	15
15	1	4	90.000	13	14	0

图 9-5　16 个村卫生所系统聚类分析集中计划

图 9-3 是系统聚类分析输出的聚类成员，系统聚类分析不指定分类数量，可结合相关专业知识和输出的结果确定最终的分类数量，系统聚类分析时如仅需输出一定分类数量的聚类结果，可在系统聚类对话框→统计→聚类成员中确定，确定单个解或解的范围，可输出不同个案的所在分类；其中图 9-3 是"解的范围"对应的结果，输出不同分类数量时对应的分类结果，同一列中相同数字代表相同分类，如当最后分为 4 类时，"龙海市某村卫生所"和"邵武市某村卫生所"为第"3"类；可在聚类分析的对话框设置"保存"表示分类结果的变量。

图 9-6 是系统聚类分析的冰柱图，白色直方表示冰柱，冰柱越低，表示冰柱两侧的类别距离越小，纵坐标右下往上观察，第一次聚合发生在"13"和"15"之间，第二

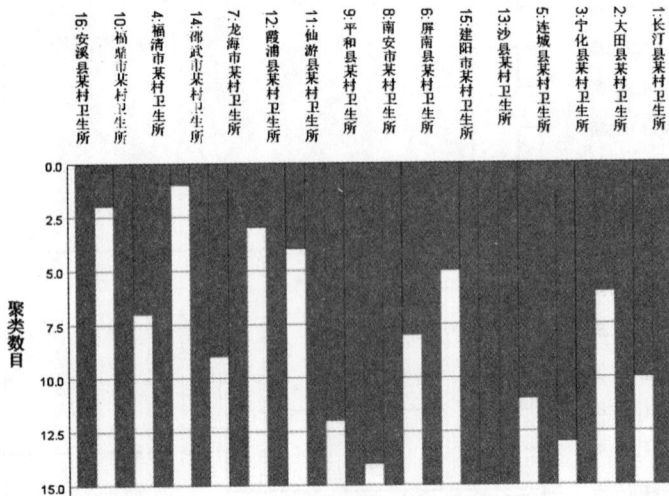

图 9-6　16 个村卫生所系统聚类分析冰柱图

次聚合发生在"8"和"9"之间，依次类推，"4"和"14"之间的冰柱最高，冰柱两侧的两类最后聚合为一类，过程与集中计划相对应。

图 9-4 是系统聚类分析输出的系谱图（树状图），同样表示聚类发生的过程，与集中计划和冰柱图的过程相对应，结果更为直观，可根据树状图与相关知识确定系统聚类分析的分类数量，在本例中考虑分为 4 类较为合适。

三、R 型聚类

【例 9-2】研究人员在某次研究中收集 100 个参与试验的志愿者总胆固醇、甘油三酯、高密度脂蛋白、低密度脂蛋白、空腹血糖、谷丙转氨酶、谷草转氨酶、直接胆红素、间接胆红素共 9 个生化指标的数据，拟根据这些指标的数值特征进行分类。

（一）分析思路

本资料需要根据 100 个志愿者的 9 项生化指标数据，对 9 个生化指标进行分类，类别未知，对未知类别的变量根据其同质性进行适当归类，对变量根据相似性进行分类，主成分分析和因子分析更为合适，SPSS 中也可以对变量进行系统聚类分析，其中需要分类的对象为 9 个生化指标，所选用的聚类分析为 R 型聚类（变量聚类）。

（二）操作步骤

1. 建立数据文件　①点击变量视图，在"名称"列下输入"编号""总胆固醇""甘油三酯""高密度脂蛋白""低密度脂蛋白""空腹血糖""谷丙转氨酶""谷草转氨酶""直接胆红素""间接胆红素" 10 个变量，变量类型为数字，如图 9-7 所示；②点击"数据视图"，录入全部数据，如图 9-8 所示。

名称	类型	宽度	小数位数	标签	值
编号	数字	8	0	编号	无
总胆固醇	数字	8	2	总胆固醇(mmol/L)	无
甘油三酯	数字	8	2	甘油三酯(mmol/L)	无
高密度脂蛋白	数字	8	2	高密度脂蛋白(mmol/L)	无
低密度脂蛋白	数字	8	2	低密度脂蛋白(mmol/L)	无
空腹血糖	数字	8	2	空腹血糖(mmol/L)	无
谷丙转氨酶	数字	8	2	谷丙转氨酶(U/L)	无
谷草转氨酶	数字	8	2	谷草转氨酶(U/L)	无
直接胆红素	数字	8	2	直接胆红素(umol/L)	无
间接胆红素	数字	8	2	间接胆红素(umol/L)	无

图 9-7　9 项生化指标系统聚类分析数据文件的建立

2. R 型聚类　①点击分析→分类→系统聚类，把"总胆固醇""甘油三酯""高密度脂蛋白""低密度脂蛋白""空腹血糖""谷丙转氨酶""谷草转氨酶""直接胆红素""间接胆红素"选入"变量"；②聚类→√"变量"（表示变量聚类），显示→√"统计"和"图"；③点击统计→√"集中计划"，聚类成员→√"解的范围"，最小聚类数输入"2"，

编号	总胆固醇	甘油三酯	高密度脂蛋白	低密度脂蛋白	空腹血糖	谷丙转氨酶	谷草转氨酶	直接胆红素	间接胆红素
161001	2.81	1.33	1.23	.25	2.99	16.04	26.96	4.24	9.79
161002	2.92	.66	1.00	1.26	5.63	15.55	16.52	2.62	9.21
161003	3.13	1.22	1.42	.49	3.29	16.83	24.01	3.77	8.23
161004	3.70	1.83	1.04	.83	3.88	19.81	31.25	4.06	3.81
161005	2.69	.49	1.04	1.16	3.28	22.91	23.00	1.53	16.47
161006	3.27	1.35	1.30	.62	5.29	20.97	15.68	3.27	9.66
161007	2.86	1.52	1.03	.31	5.02	17.19	19.87	2.35	4.62

图 9-8　9 项生化指标系统聚类分析的数据录入

最大聚类数输入"4"→继续；④点击图→√"谱系图"，冰柱图→√全部聚类，方向→√"垂直"（冰柱图输出方向）；⑤点击方法→聚类方法→瓦尔德法，测量→区间→皮尔逊相关性（R 型聚类该计算方法使用较多）→继续→确定，输出结果如图 9-9 所示。

聚类成员

个案	4 个聚类	3 个聚类	2 个聚类
总胆固醇(mmol/L)	1	1	1
甘油三酯(mmol/L)	2	2	2
高密度脂蛋白(mmol/L)	3	3	1
低密度脂蛋白(mmol/L)	1	1	1
空腹血糖(mmol/L)	4	2	2
谷丙转氨酶(U/L)	4	2	2
谷草转氨酶(U/L)	2	2	2
直接胆红素(umol/L)	2	2	2
间接胆红素(umol/L)	3	3	1

图 9-9　9 个生化指标的系统聚类分析聚类成员

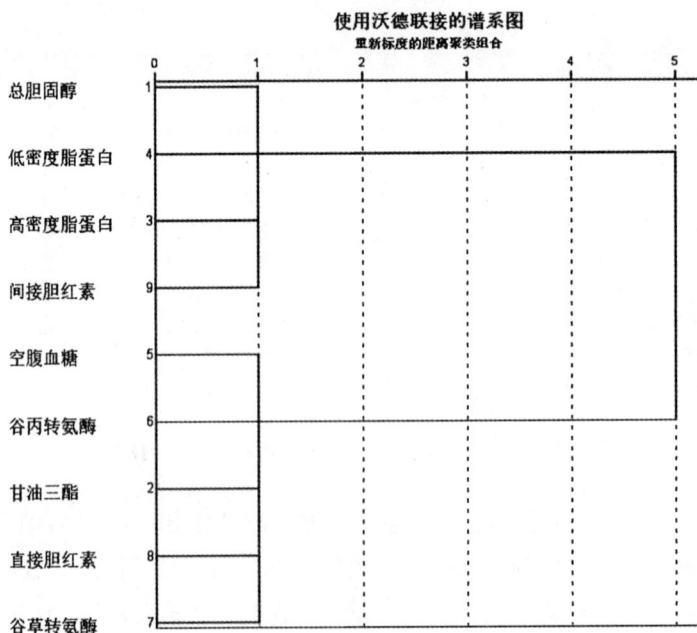

图 9-10　9 个生化指标的系统聚类分析系谱图

（三） 结果解释与呈现

1. 结果解释 图 9-9 和图 9-10 是 R 型聚类分析输出的聚类成员和系谱图，由图可知，当类别数量为 "2" 时，能较好区分个案，此时 "总胆固醇" "低密度脂蛋白" "高密度脂蛋白" "间接胆红素" 分为一类，"空腹血糖" "谷丙转氨酶" "甘油三酯" "直接胆红素" "谷草转氨酶" 分为一类。

2. 结果呈现 R 型聚类输出的内容与 Q 型聚类输出基本相同，根据分析过程中设置输出相应结果，本例中集中计划输出如图 9-11 所示，解读参考 Q 型聚类。

集中计划

阶段	组合聚类		系数	首次出现聚类的阶段		下一个阶段
	聚类 1	聚类 2		聚类 1	聚类 2	
1	1	4	.375	0	0	7
2	3	9	.493	0	0	7
3	2	8	.567	0	0	5
4	5	6	.631	0	0	6
5	2	7	.641	3	0	6
6	2	5	.608	5	4	8
7	1	3	.493	1	2	8
8	1	2	.262	7	6	0

图 9-11　9 个生化指标的系统聚类分析集中计划

四、练习题

【习题 9-1】 某次调查收集了 24 种菌株，测得每种菌株的 8 种脂肪酸百分含量，如图 9-12 所示，试对 24 种菌株进行分类，分为几类比较合适？8 种脂肪酸中哪几种之间比较相似，尝试进行分类。

编号	X1	X2	X3	X4	X5	X6	X7	X8
1	.12	.77	.00	7.72	.00	.00	.00	.00
2	.09	.81	.00	5.04	.00	.00	.00	.00
3	.02	.42	.00	4.02	.00	.00	.00	.00
4	.02	.70	.03	3.76	.00	.03	.00	.00
5	.03	.48	.00	9.06	.00	.00	.00	.00
6	1.19	2.82	.00	8.16	.00	.00	.00	2.23
7	.03	.88	1.66	4.17	.00	.02	.00	.00
8	.21	6.93	.02	5.37	.00	.00	.00	.00
9	.14	.53	.12	3.17	.00	.06	.00	.00
10	.00	.48	.00	36.32	21.15	.00	.00	.00
11	.00	.50	.00	36.84	8.59	.00	.00	.00
12	.00	1.16	.00	35.96	20.18	.00	.00	2.16
13	.00	.74	.00	43.45	6.21	.00	.00	.00
14	.00	1.21	.00	31.36	16.27	.00	.00	2.18
15	.00	.89	.75	33.52	7.14	.00	.00	2.06
16	.00	.91	.00	44.53	5.41	.00	.00	.00
17	.00	2.66	.00	34.77	19.35	.00	.00	.00
18	.00	.77	.00	34.88	20.46	.00	.00	.00
19	.00	2.30	.00	39.78	5.51	.00	.00	.00
20	.00	1.77	.00	32.13	1.91	.00	.00	.00
21	.41	1.43	.21	32.59	11.45	.00	13.79	.00
22	2.26	1.16	1.66	25.81	15.64	.00	11.71	.00
23	4.49	1.16	.20	30.62	15.44	.00	10.44	.00
24	3.85	1.14	.19	38.05	10.10	.00	12.24	.00

图 9-12　24 种菌株的 8 种脂肪酸百分含量

第二节 判别分析

一、应用条件

判别分析是根据观测到的某些指标建立判别函数，利用判别函数对未知类别的案例进行判别分类。常用的分析方法有 Fisher 判别分析、Bayes 判别分析、最大似然法、Logistic 回归等。多用于临床辅助鉴别诊断，还可对各指标所起判断作用的大小做出估计。

二、应用实例

【例 9-3】为研究某些心电图指标对于区分健康人、主动脉硬化症、冠心病的作用，采得 23 名诊断明确的研究对象的心电图资料，包含 5 个心电图指标，是否可以据此对之后进行心电图检查的人做出判断是否患主动脉硬化症或冠心病的判别？

（一）分析思路

本资料中的研究对象诊断明确，即已知 23 人的所属分类（诊断结果），现在需要根据已经收集的资料（某些心电图指标）来建立判断方法，当被检查对象的指标确定时，判断其是健康人、主动脉硬化症患者或者是冠心病患者，可以考虑采用判别分析。

（二）操作步骤

1. 建立数据文件 ①点击变量视图，在"名称"列下输入"ID"，表示编号，输入"X1""X2""X3""X4""X5" 5 个变量，表示 5 个心电图指标，输入"category"，表示已经明确的诊断类型，7 个变量类型均设置为数字，在"category"变量行中点击"值"，在"值"输入"1"，"值标签"输入"健康人"，点击"添加"，在"值"输入"2"，"值标签"输入"主动脉硬化"，点击"添加"，在"值"输入"3"，"值标签"输入"冠心病"，确定。如图 9-13 所示；②点击"数据视图"，录入全部数据，如图 9-14 所示。

	名称	类型	宽度	小数位数	标签	值
1	ID	数字	8	0	编号	无
2	X1	数字	8	2		无
3	X2	数字	8	2		无
4	X3	数字	8	2		无
5	X4	数字	8	2		无
6	X5	数字	8	2		无
7	category	数字	8	0	原分类	{1, 健康人}...

图 9-13 心电图指标判别疾病数据文件的建立

ID	X1	X2	X3	X4	X5	category
1	8.11	261.10	13.23	6.00	7.36	1
2	9.36	185.39	9.02	5.66	5.99	1
3	9.85	249.58	15.61	6.06	6.11	1
4	2.55	137.13	9.21	6.11	4.35	1
5	6.01	231.34	14.27	5.21	8.79	1
6	9.64	231.38	13.03	4.88	8.53	1
7	4.11	260.25	14.72	5.36	10.02	1
8	8.90	259.51	14.16	4.91	9.79	1
9	7.71	273.81	16.01	5.15	8.79	1
10	7.51	303.59	19.14	5.70	8.53	1
11	8.06	231.03	14.41	5.72	6.15	1
12	6.80	308.90	15.11	5.52	8.49	2
13	8.68	258.69	14.02	4.79	7.16	2
14	5.67	355.54	15.13	4.97	9.43	2
15	8.10	476.69	7.38	5.32	11.32	2
16	3.71	316.12	17.12	6.04	8.17	2
17	5.37	274.57	16.75	4.98	9.67	2
18	9.89	409.42	19.47	5.19	10.49	2
19	5.22	330.34	18.19	4.96	9.61	3
20	4.71	331.47	21.26	4.30	13.72	3
21	4.71	352.50	20.79	5.07	11.00	3
22	3.36	347.31	17.90	4.65	11.19	3
23	8.27	189.56	12.74	5.46	6.94	3

图 9-14　心电图指标判别疾病数据的录入

2. 判别分析　①点击分析→分类→判别式；②把变量“category”选入“分组变量”，点击“定义范围”，“最小值”输入“1”，“最大值”输入“3”→继续；把 5 个心电图指标“X1”“X2”“X3”“X4”“X5”选入“自变量”，√“一起输入自变量”；点击统计→描述√“平均值”和单“变量 ANOVA”→函数系数√“费希尔”和“未标准化”→继续；点击分类→显示→摘要表→继续；保存→√“预测组成员”和“判别得分”→继续→确定。

（三）结果解释与呈现

1. 结果解释　如图 9-15 所示，在数据视图中最右侧保存新变量，包括 Dis_ 1、Dis1_ 1、Dis2_ 1、Dis_ 1，即为通过获得的判别函数分类后的结果，23 个个体中有 21 个判

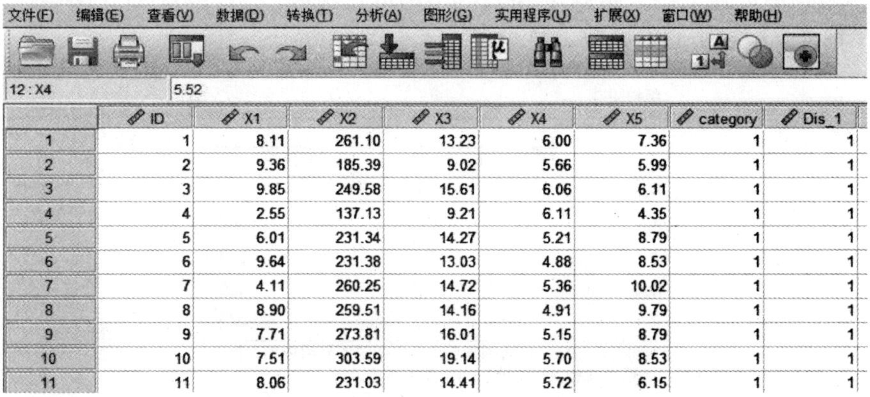

	ID	X1	X2	X3	X4	X5	category	Dis_1
1	1	8.11	261.10	13.23	6.00	7.36	1	1
2	2	9.36	185.39	9.02	5.66	5.99	1	1
3	3	9.85	249.58	15.61	6.06	6.11	1	1
4	4	2.55	137.13	9.21	6.11	4.35	1	1
5	5	6.01	231.34	14.27	5.21	8.79	1	1
6	6	9.64	231.38	13.03	4.88	8.53	1	1
7	7	4.11	260.25	14.72	5.36	10.02	1	1
8	8	8.90	259.51	14.16	4.91	9.79	1	1
9	9	7.71	273.81	16.01	5.15	8.79	1	1
10	10	7.51	303.59	19.14	5.70	8.53	1	1
11	11	8.06	231.03	14.41	5.72	6.15	1	1

图 9-15　心电图指标判别疾病的判别分析结果

别结果与诊断结果相同，2 个个体不同，其回顾性误判概率较小（8.7%），准确率较高。

2. 主要结果呈现　对不同原分组的变量进行统计描述（图略），组平均值的同等检验结果反映不同分组同一指标均值的差异，如图 9-16 所示，其中威尔克 Lambda 反映变量对模型的影响，取值范围为 0~1，值越小，该变量对模型的影响越显著，同时还要考虑 P 值大小。

组平均值的同等检验

	威尔克 Lambda	F	自由度 1	自由度 2	显著性
X_1	.853	1.729	2	20	.203
X_2	.598	6.711	2	20	.006
X_3	.773	2.939	2	20	.076
X_4	.731	3.675	2	20	.044
X_5	.701	4.272	2	20	.029

图 9-16　组平均值同等检验结果

图 9-17 为标准化典则判别函数系数与未标准化典则判别函数系数，根据图中函数系数建立函数，如第一个标准化典则判别函数为 $Z_1 = 0.638X_1 - 1.556X_2 - 0.174X_3 + 1.074X_4 + 1.458X_5$。标准化的系数对应的是标准化后的自变量，是否需要标准化根据实际需要选择。

标准化典则判别函数系数

	函数 1	函数 2
X_1	.638	-.243
X_2	-1.556	-.990
X_3	-.174	.453
X_4	1.074	-.083
X_5	1.458	.909

典则判别函数系数

	函数 1	函数 2
X_1	.292	-.111
X_2	-.025	-.016
X_3	-.053	.138
X_4	2.452	-.188
X_5	.783	.488
（常量）	-13.788	.010

未标准化系数

图 9-17　标准化典则判别函数系数与未标准化典则判别函数系数

结构矩阵的结果为判别得分和自变量之间的相关系数，标记"＊"，表示每个自变量中与每组判别得分中相关系数最大的一个函数，由图可见，第一个判别函数主要与 X_2 和 X_5 相关，第二个判别函数主要与 X_3、X_4、X_1 相关。

结构矩阵

	函数 1	函数 2
X_2	-.688*	-.198
X_5	-.494*	.433
X_3	-.311	.573*
X_4	.413	-.520*
X_1	.237	-.442*

判别变量与标准化典则判别函数之间的汇聚组内相关性
变量按函数内相关性的绝对大小排序。

＊. 每个变量与任何判别函数之间的最大绝对相关性

图 9-18　心电图指标判别疾病的判别分析结构矩阵

图 9-19 是各组的判别函数的重心，是各组的判别得分的均值向量。前面的判别函数的检验就是分别检验这两个向量在各组是否相等。在得知各类别重心后，只需要为每个待判个案求出判别得分，然后计算出该个案的散点离哪一个中心最近，就可以确定该个案的判别结果。

组质心处的函数

原分类	函数 1	函数 2
健康人	1.139	-.055
主动脉硬化	-1.148	-.710
冠心病	-.900	1.115

按组平均值进行求值的未标准化典则判别函数

图 9-19 心电图指标判别疾病的判别分析组质心处的函数

图 9-20 是各组的先验概率，SPSS 默认设置先验概率为所有组相等，如能够确定训练样本（建立判别函数所用样本）构成与总体构成相同，在判别分析的对话框中点击分类，可设置先验概率为"根据组大小计算"。

组的先验概率

原分类	先验	未加权	加权
健康人	.333	11	11.000
主动脉硬化	.333	7	7.000
冠心病	.333	5	5.000
总计	1.000	23	23.000

图 9-20 心电图指标判别疾病的判别分析组的先验概率

分类函数系数是 Bayes 判别函数的系数矩阵，是选择 Fisher's 给出的结果，不同类别有对应的函数，可代入数值后，计算后验概率，将待判别个案判定为后验概率最大的种类。

分类函数系数

	健康人	主动脉硬化	冠心病
X_1	7.455	6.859	6.729
X_2	-.479	-.411	-.447
X_3	.266	.297	.536
X_4	101.358	95.875	96.139
X_5	29.598	27.488	28.573
(常量)	-366.979	-335.715	-339.229

费希尔线性判别函数

图 9-21 心电图指标判别疾病的判别分析分类函数系数

图 9-22 是本例判别分析的分类结果。根据图 9-22 可见其中 2 个个体被划分到错误的类别，正确率为 91.3%，回顾性误判率为 8.7%，值得注意的是回顾性误判概率往往夸大判别效果。每个个体具体的分类结果如数据文件图 9-15 所示，分析完成后保存新的变量表示根据判别函数的判别结果。

分类结果^a

		原分类	预测组成员信息			总计
			健康人	主动脉硬化	冠心病	
原始	计数	健康人	11	0	0	11
		主动脉硬化	0	6	1	7
		冠心病	1	0	4	5
	%	健康人	100.0	.0	.0	100.0
		主动脉硬化	.0	85.7	14.3	100.0
		冠心病	20.0	.0	80.0	100.0

a. 正确地对 91.3% 个原始已分组个案进行了分类。

图 9-22　心电图指标判别疾病的判别分析分类结果

三、练习题

【习题 9-2】某地区曾爆发动物疫情，当地动物疫病预防控制中心对死亡动物进行体外检查和解剖，得到指标 X_1、X_2、X_3、X_4 四个指标，并结合病原学检查将死亡动物死因归为 A、B、C 三种疾病（此处以 1、2、3 代替）。由于病原学检查需要较长时间，且对检测条件有较高要求，现希望能根据 X_1、X_2、X_3、X_4 这四项相对容易获得的指标，区别这三种当地较为常见的疾病，试提出解决方法。

表 9-1　24 例死亡动物 5 项体外检查、解剖指标观测结果

X_1	X_2	X_3	X_4	原分类	X_1	X_2	X_3	X_4	原分类
14.0	0.5	15.0	9.400	1	61.0	0.9	77.5	2.329	2
7.0	0.6	42.0	6.971	1	19.0	0.8	60.0	2.627	2
1.3	0.4	10.0	7.650	1	49.0	0.8	65.0	3.000	2
8.5	2.2	18.0	4.011	1	85.0	0.8	74.0	5.275	2
9.0	0.8	32.0	1.300	1	4.0	2.8	68.0	4.400	3
4.0	0.8	51.0	13.900	1	13.0	0.9	23.0	5.067	3
43.0	0.9	15.5	1.002	1	37.0	1.9	43.0	11.433	3
15.0	0.2	5.0	1.463	1	13.0	1.8	78.0	14.567	3
85.0	0.5	48.0	2.600	2	73.0	1.8	39.0	46.900	3
31.0	2.3	21.0	2.740	2	85.0	2.3	15.0	12.900	3
133.0	0.9	75.5	6.471	2	13.0	2.5	37.5	4.757	3
97.0	2.4	73.0	5.456	2	121.0	2.6	50.0	27.900	3

第十章　**计数资料假设检验** ▷▷▷

计数资料又称定性资料或无序分类资料，是将事物按不同的属性归类，清点每一类的数量多少所得到的资料。根据类别数的不同，计数资料分为二分类资料和无序多分类资料。计数资料属于离散型随机变量，其假设检验方法，应根据设计方法、变量的类别数、样本量和分析目的等因素来选择。

第一节　成组设计 2×2 表资料 χ^2 检验

一、应用条件

两分类两变量，其结果排列构成 2 行 2 列，称 2×2 表，即四格表（只有 4 个格子的核心数据 *abcd*）。四格表资料 χ^2 检验可推断两个总体率之间有无差别，论文报告呈现的数据格一般见表 10-1。

表 10-1　两组疗效比较（例）

组别	有效 C_1	无效 C_2	合计	有效率（%）
试验组 R_1	a	b	$a+b$	$a/(a+b)$
对照组 R_2	c	d	$c+d$	$c/(c+d)$
合计	$a+c$	$b+d$	n（$a+b+c+d$）	$(a+c)/n$

一般根据以下条件进行选择方法：

1. 当总例数 $n\geqslant40$ 且所有格子的理论数（期望计数）$T\geqslant5$ 时，用 Pearson χ^2 检验。

2. 当总例数 $n\geqslant40$ 且有格子的 $1\leqslant T<5$ 时，用 Yates 校正 χ^2 检验。

3. 当 $n<40$ 或 $T<1$ 时，用 Fisher 确切概率法直接计算概率 P 值。

最小理论频数 T_{RC} 的判断：R 行与 C 列中，行合计中的最小值与列合计中的最小值所对应格子的理论频数最小，统计软件可以直接给出。

二、应用实例

【例 10-1】某院欲比较中西医结合组（试验组）和西医组（对照组）降低颅内压的疗效。将 200 例颅内压增高症患者随机分为两组：每组各 100 例，结果试验组有效 55 例、无效 45 例，对照组有效 40 例、无效 60 例。试分析两组降低颅内压的总体有效率有无差别。

（一） 分析思路

本资料属于计数资料两组率差别的比较，因总例数 $n=200>40$，如果所有格子的 $T\geqslant 5$ 时用 Pearson χ^2 检验，如果有格子的 $1\leqslant T<5$ 时用 Yates 校正 χ^2 检验，如果有 $T<1$ 时用 Fisher 确切概率法。

（二） 操作步骤

1. 建立数据文件 ①点击变量视图，在"名称"列下输入"组别""疗效""例数"三个变量，在"组别"变量行中点击"值"，在"值"输入"1"，"值标签"输入"试验组"，点击"添加"，在"值"输入"2"，"值标签"输入"对照组"，点击"添加""确定"，同样，在"疗效"变量行中点击"值"，在"值"输入"1"，"值标签"输入"有效"，点击"添加"，在"值"输入"2"，"值标签"输入"无效"，点击"添加""确定"，如图10-1所示；②点击"数据视图"，录入全部数据，如图10-2所示。

	名称	类型	宽度	小数位数	标签	值	缺失	列	对齐	测量	角色
1	组别	数字	6	0		{1, 试验组}...	无	6	右	名义	输入
2	疗效	数字	6	0		{1, 有效}...	无	6	右	名义	输入
3	例数	数字	6	0		无	无	6	右	标度	输入

图 10-1 四格表数据文件的建立

	组别	疗效	例数
1	1	1	55
2	1	2	45
3	2	1	40
4	2	2	60

图 10-2 四格表数据的录入

2. 四格表资料的 χ^2 检验 ①加权频数：点击数据→加权个案→对例数进行加权；②点击分析→描述统计→交叉表，把"组别"选入"行""疗效"选入"列"，点击统计量→√卡方→继续→单元格→√百分比中的"行"→继续→确定，输出结果如图10-3所示。

卡方检验

	值	df	渐进 Sig.(双侧)	精确 Sig.(双侧)	精确 Sig.(单侧)
Pearson 卡方	4.511[a]	1	.034		
连续校正[b]	3.930	1	.047		
似然比	4.529	1	.033		
Fisher 的精确检验				.047	.024
线性和线性组合	4.489	1	.034		
有效案例中的 N	200				

a. 0 单元格(.0%)的期望计数少于 5。最小期望计数为 47.50。
b. 仅对 2x2 表计算

图 10-3 四格表卡方检验输出结果

（三） 结果解释与呈现

1. 结果解释 从图 10-3 可见，总例数 $n=200>40$，最小的 $T=47.50>5$，即所有格子的 $T>5$，故选择 Pearson χ^2 检验，$\chi^2=4.511$，$P=0.034$，按 $\alpha=0.05$ 水准，拒绝 H_0，可认为两组疗效差别有统计学意义，即试验组有效率（55.0%）高于对照组（40.0%）。

2. 结果呈现 统计结果呈现见表 10-2（相关数据可在图 10-3 中摘抄）。

表 10-2 两组疗效比较（例）

组别	有效	无效	合计	有效率（%）
中西医结合组	55	45	100	55.0*
西医对照组	40	60	100	40.0
合计	95	105	200	47.5

注：与对照组比较，* 表示 $\chi^2=4.511$，$P=0.034<0.05$。

三、练习题

【习题 10-1】 1912 年 4 月 15 日，载有 2208 人的豪华巨轮 Titanic 号在首航途中与冰山相撞而沉没，事故发生后幸存 718 人，其中 2099 名成年人中幸存 661 人，109 名儿童中幸存 57 人，结果见表 10-3 所示，试比较成年人与儿童幸存率有无差异。

表 10-3 Titanic 号幸存者年龄比较（人）

组别	幸存	死亡	合计	幸存率（%）
成年	661	1438	2099	31.49
儿童	57	52	109	52.29
合计	718	1490	2208	32.52

【习题 10-2】 某研究者欲分析不同的社会体制对新型冠状病毒肺炎（COVID-19）疫情防控的影响，选择我国人口生物学、地理、经济等因素相近的深圳和香港两地进行比较，截止 2022 年 5 月 7 日的数据如表 10-4 所示，试分析两地居民累计确诊率、累计死亡率、病死率等有无差异？（https：//voice.baidu.com/act/newpneumonia/newpneumonia/）

表 10-4 两地居民新型冠状病毒肺炎数据比较

地区	2021 人口（人）	累计确诊（例，/10 万）	累计死亡（例，/10 万）	病死率（%）
深圳	175601800	1384（7.88）	3（0.02）	0.22
香港	7394700	331181（4478.63）	9344（126.36）	2.82
合计	24954800	332565（1332.67）	9347（37.46）	2.81

【习题 10-3】 某院欲比较异梨醇口服液（试验组）和氢氯噻嗪+地塞米松（对照组）降低颅内压的疗效。将 200 例颅内压增高症患者随机分为两组：每组各 100 例，结果试验组有效 85 例、无效 15 例，对照组有效 75 例、无效 25 例。试分析两组降低颅内压的总体有效率有无差别。

第二节　成组设计 R×C 表资料 χ^2 检验及多重比较

一、应用条件

成组设计 R×C 表资料是 2×2 表（四格表）的扩大，常用于多个率或者构成比的比较。当 $1 \leq T < 5$ 的格子数不超过 1/5 的格子时用 Pearson χ^2 检验，否则应增加样本含量或相邻组合并以增大 T 值，或者剔除理论频数太小的行或列，也可直接采用 Fisher 确切概率法（在 SPSS 软件卡方检验操作时点击 Exact 选项来实现）。

二、应用实例

【例 10-2】某医院采用 3 种方法对某病进行治疗，疗效用定性指标（有效或无效）来表达，结果见表 10-5。

表 10-5　某病的疗效观察（例）

组别	有效	无效	合计	有效率（%）
中西医结合组	55	45	100	55.0
西医组	40	60	100	40.0
中医组	60	40	100	60.0

（一）分析思路

本资料属于计数资料 3×2 表多组率差别的比较，如果 $1 \leq T < 5$ 的格子数不超过 1/5 的格子时用 Pearson χ^2 检验，否则采用 Fisher 确切概率法。

（二）操作步骤

1. 建立数据文件　①点击变量视图，在"名称"列下输入"组别""疗效""例数"三个变量，在"类别"变量行中点击"值"，在"值"输入"1"，"值标签"输入"中西医结合组"，点击"添加"，在"值"输入"2"，"值标签"输入"西医组"，点击"添加"，在"值"输入"3"，"值标签"输入"中医组"，"确定"，同样，在"疗效"变量行中点击"值"，在"值"输入"1"，"值标签"输入"有效"，点击"添加"，在"值"输入"2"，"值标签"输入"无效"，点击"添加""确定"，如图 10-4所示；②点击"数据视图"，录入全部数据，如图 10-5 所示。

	名称	类型	宽度	小数	标签	值	缺失	列	对齐	测量	角色
1	组别	数值	6	0		{1, 中西结合...}	无	6	右	名义(N)	输入
2	疗效	数值	6	0		{1, 有效}...	无	6	右	名义(N)	输入
3	例数	数值	6	0		无	无	6	右	度量	输入

图 10-4　RC 表数据文件的建立

	组别	疗效	例数
1	1	1	55
2	1	2	45
3	2	1	40
4	2	2	60
5	3	1	60
6	3	2	40

图 10-5　*RC* 表数据的录入

2. *RC* 表资料的卡方检验　①加权频数：点击数据→加权个案→对例数；进行加权；②点击分析→描述统计→交叉表，把"疗效"选入"行""组别"选入"列"，点击统计量→√卡方→继续→单元格→√比较列比例，√调整 P 值，√计数中的"期望（E）"，√百分比中的"列（C）"→继续→确定。

输出结果如图 10-6 所示，多重比较时根据每组有效数右下角标注的小写英文字母是否相同来推断，字母不同表示组间构成比或率不相同（$P<0.05$），根据各组有效的实际计数与期望计数的大小关系推断有效率的高低关系。

疗效 * 组别 交叉表

			组别			总计
			中西结合	西医	中医	
疗效	有效	计数	55ₐ,ᵦ	40ᵦ	60ₐ	155
		期望计数	51.7	51.7	51.7	155.0
		占 组别 的百分比	55.0%	40.0%	60.0%	51.7%
	无效	计数	45ₐ,ᵦ	60ᵦ	40ₐ	145
		期望计数	48.3	48.3	48.3	145.0
		占 组别 的百分比	45.0%	60.0%	40.0%	48.3%
总计		计数	100	100	100	300
		期望计数	100.0	100.0	100.0	300.0
		占 组别 的百分比	100.0%	100.0%	100.0%	100.0%

每个下标字母都指示 组别 类别的子集，在 .05 级别，这些类别的列比例相互之间无显著差异。

卡方检验

	值	自由度	渐进显著性（双侧）
皮尔逊卡方	8.676ₐ	2	.013
似然比	8.722	2	.013
线性关联	.499	1	.480
有效个案数	300		

a. 0 个单元格 (.0%) 的期望计数小于 5。最小期望计数为 48.33。

图 10-6　*RC* 表卡方检验输出结果

（三）结果解释与呈现

1. 结果解释　如图 10-6 所示，最小的 $T = 48.33 > 5$，即所有格子的 $T > 5$，故选择

Pearson χ^2 检验, $\chi^2 = 8.876$, $P = 0.013$, 按 $\alpha = 0.05$ 水准, 拒绝 H_0, 可认为三组疗效的差别有统计学意义。多重比较, 中医组与西医组比较 $P < 0.05$, 差别有统计学意义, 中西医结合组与西医组比较、中西医结合组与中医组比较, 均为 $P > 0.05$, 差别无统计学意义。而从【例10-1】结果可见, 如果表 10-5 没有设计中医组, 则中西医结合组与西医组比较, $\chi^2 = 4.511$, $P = 0.034$, 由此便可得出中西医结合提高疗效的结论, 但如果考虑有中医组, 则否定了此结论。表 10-5 数据如根据随机事件的概率加法原则, $P_{(AB)} = P_{(A)} + P_{(B)} - P_{(A)}P_{(B)} = 0.40 + 0.60 - 0.40 \times 0.60 = 0.76$, 计算的联合计数效应值 $Q = P_{(0)}/P_{(AB)} = 0.55/0.76 = 0.72 < 0.8$, 提示中医与西医联合应用为拮抗作用, 降低了疗效。对于综合干预的联合效应评价, 如果是固定剂量比效应, 一般认为, 联合计数效应值 $Q > 1.2$ 为协同作用, Q 在 $0.8 \sim 1.2$ 之间为独立作用, $Q < 0.8$ 为拮抗作用。此外, 对于定量效应指标交互作用分析, 若是固定剂量比效应, 可以简单理解为拮抗作用（1+1）<1, 协同作用（1+1）>2, 独立作用（加和作用）在两者之间; 若是固定效应比剂量, 可用等效剂量法, $Q = A_{(联合剂量)}/A_{(单独剂量)} + B_{(联合剂量)}/B_{(单独剂量)}$, 协同作用 $Q < 0.8$, 叠加作用 $Q\,0.8 \sim 1.2$, 拮抗作用 $Q > 1.2$。此案例提示我们, 在医学研究中, 如果以某种方法为对照组、而试验组是在对照组的基础上增加某种干预措施, 这种成组对照设计是无法科学评价综合干预的真实效应的, 但这种设计不当, 在联合用药、特别是中西医结合研究中也是广泛存在的, 应当引起足够的重视。

2. 结果呈现　统计结果呈现见表 10-6（相关数据可在图 10-6 中摘抄）。

表 10-6　某病三种疗法的疗效观察（例）

组别	有效	无效	合计	有效率（%）
中西医结合组	55	45	100	55.0
西医组	40	60	100	40.0
中医组	60	40	100	60.0*

注: 三组疗效比较的 $\chi^2 = 8.876$, $P = 0.013$, $P < 0.05$, 差别有统计学意义, * 表示与西医组比较, $P < 0.05$, 差别有统计学意义。

三、练习题

【习题10-4】1912 年 4 月 15 日, 载有 2208 人的豪华巨轮 Titanic 号在首航途中与冰山相撞而沉没, 事故发生情况的舱位构成见表 10-7, 试比较幸存率有无舱位差异。

表 10-7　Titanic 号不同等级舱位幸存率比较（人）

舱位	幸存	死亡	合计	幸存率（%）
一等舱	203	112	315	64.4
二等舱	118	167	285	41.4
三等舱	178	538	716	24.7
船员舱	219	673	892	24.6
合计	718	1490	2208	32.5

【**习题10-5**】某医院对200名患者进行四类主要医疗服务的满意度调查，结果见表10-8，试分析该四类主要医疗服务的满意度有何差异。

表10-8 某医院出院患者的满意度比较（人次）

类别	满意	不满意	合计	满意率（%）
医疗	172	28	200	86.0
护理	188	12	200	94.0
药房	156	44	200	78.0
检验	118	82	200	59.0
合计	634	166	800	79.2

第三节 配对设计四格表资料分析

一、应用条件

配对设计计数资料为双向二分类且属性相同的变量，如同一批样品用甲乙两法检测，检测结果只有阳性、阴性两种类别，资料整理归纳后四种情况的对子数填入四格表，分别用 a、b、c、d 来标记，原始数据可以表示为表10-9所示的构成配对设计四格表形式。两种方法（即行变量和列变量）之间的独立性检验用 Pearson χ^2 检验（条件同成组设计 2×2 表）和列联系数，一致性检验用 Kappa 检验，而要分析两种方法间是否存在差别，则应用 McNemar 检验进行优势性检验。

表10-9 配对设计四格表一般形式

A	B		合计
	（+）	（-）	
（+）	a	b	n_1
（-）	c	d	n_2
合计	m_1	m_2	n

二、应用实例

【**例10-3**】用试纸法（甲法）和试管法（乙法）检测60名糖尿病患者的尿糖，结果见表10-10，试对两种检查方法进行分析。

表10-10 试管法和试纸法检测结果比较（例）

甲法	乙法		合计
	阳性	阴性	
阳性	25（a）	14（b）	39（n_1）
阴性	4（c）	17（d）	21（n_2）
合计	29（m_1）	31（m_2）	60（n）

（一） 分析思路

本资料属于计数资料配对四格表的分析，两种方法的独立性检验用 Pearson χ^2 检验和列联系数，一致性检验用 Kappa 检验，优势性检验用 McNemar 检验。

（二） 操作步骤

1. 建立数据文件 ①点击变量视图，在"名称"列下输入"甲法""乙法""例数"三个变量，在"甲法"变量行中点击"值"，在"值"输入"1"，"值标签"输入"阳性"，点击"添加"，在"值"输入"2"，"值标签"输入"阴性"，点击"添加"，"确定"，同样，在"乙法"变量行中点击"值"，在"值"输入"1"，"值标签"输入"阳性"，点击"添加"，在"值"输入"2"，"值标签"输入"阴性"，点击"添加"，"确定"，如图 10-7 所示；②点击"数据视图"，录入全部数据，如图 10-8 所示。

	名称	类型	宽度	小数位数	标签	值	缺失	列	对齐	测量
1	甲法	数字	8	0	无	无	无	8	右	标度
2	乙法	数字	8	0	无	无	无	8	右	标度
3	例数	数字	8	0	无	无	无	8	右	标度

图 10-7　配对四格表数据文件的建立

	甲法	乙法	例数
1	1	1	25
2	1	2	14
3	2	1	4
4	2	2	17

图 10-8　配对四格表数据的录入

2. 配对四格表资料的检验 ①加权频数：点击数据→加权个案→对"例数"进行加权；②点击分析→描述统计→交叉表，把"甲法"选入"行""乙法"选入"列"，点击统计量→√卡方，√列联系数、√Kappa、√麦克尼马尔→继续→确定，输出结果如图 10-9 所示。

（三） 结果解释与呈现

1. 结果解释 从图 10-9 可见，总例数 $n=60>40$，最小的 $T=10.15>5$，即所有格子的 $T>5$，故独立性检验选择 Pearson χ^2 检验，$\chi^2=11.096$，列联系数 $=0.395$，$P=0.001$，按 $\alpha=0.05$ 水准，拒绝 H_0，可认为两种检测方法的关联性有统计学意义，即不独立（原理或标的物相同或相近）；一致性检验的 $Kappa=0.406$，$P=0.001$，有统计学意义，即两种检测方法的结果具有一致性；McNemar 检验 $P=0.031$，两种检验方法总体阳性率差别有统计学意义，由于 b（14）$>c$（4），可认为甲法检查的阳性率高于乙法。

卡方检验

	值	自由度	渐进显著性（双侧）	精确显著性（双侧）	精确显著性（单侧）
皮尔逊卡方	11.096[a]	1	.001		
连续性修正[b]	9.365	1	.002		
似然比	11.740	1	.001		
费希尔精确检验				.001	.001
线性关联	10.911	1	.001		
麦克尼马尔检验				.031[c]	
有效个案数	60				

a. 0 个单元格（.0%）的期望计数小于 5。最小期望计数为 10.15。

b. 仅针对 2x2 表进行计算

c. 使用了二项分布。

对称测量

		值	渐近标准误差[a]	近似 T[b]	渐进显著性
名义到名义	列联系数	.395			.001
协议测量	Kappa	.406	.111	3.331	.001
有效个案数		60			

a. 未假定原假设。

b. 在假定原假设的情况下使用渐近标准误差。

图 10-9 配对四格表检验输出结果

2. 结果呈现 统计结果呈现见表 10-11（相关数据可在图 10-9 中摘抄）。

表 10-11 试纸法和试管法检测结果比较（例）

试纸法	试管法		合计	百分比（%）
	阳性	阴性		
阳性	25	14	39	65.0*
阴性	4	17	21	35.0
合计	29	31	60	100

注：与试管法比较，* 表示 $P<0.05$。

三、练习题

【习题 10-6】某企业在进行药品质量管理考核时，将经过药监部门鉴定为不合格的产品 50 件，分别采用经验法和仪器法两种方法进行检查，以阳性表示发现问题，阴性表示未发现问题，结果见表 10-12，试对两种检查方法进行分析。

表 10-12 两种方法检查结果比较（件）

经验法	仪器法		合计
	阳性	阴性	
阳性	23	16	39
阴性	9	2	11
合　计	32	18	50

【习题 10-7】 用试管法和试纸法分别检查 60 名确诊糖尿病患者的尿糖，检查结果见表 10-13，试对两种检查方法进行分析。

表 10-13　试管法和试纸法检查结果比较（例）

甲法	乙法		合计
	阳性	阴性	
阳性	25	14	39
阴性	4	17	21
合计	29	31	60

第四节　多中心分类资料的分层 χ^2 检验

在新药临床试验领域，需要采用随机、盲法、对照的形式，并且在各个中心同时开展。多中心试验是由多位研究者按同一试验方案在不同地点和单位同时进行的临床试验。多中心试验评价疗效时，由于各中心的条件不均等，中心混杂因素的影响是不可避免的，所以不能对多中心试验的数据进行简单的汇总分析，必须考虑混杂因素的影响。对于多中心分类资料的统计分析，可根据资料具体情况，选用分层卡方检验（CMH）检验、Logistic 回归、对数线性模型、协方差分析、Meta 分析等统计学方法。本节介绍的 CMH 检验是 Mantel 于 1963 年在原有 MH 统计分析方法的基础上提出来的，Koch 等统计学家于 1978 年至 1988 年使之发展和完善，习惯称为扩展的 MH 卡方统计（Extended Mantel-Haensel Statistics），也统称为 MH 检验。

一、应用条件

CMH 检验可用于多中心试验的 2×2，2×r 和 s×2，以及 s×r 列联表资料的统计处理。

本节以多中心试验 2×2 表资料为例，介绍 CMH 统计分析方法的应用，对于超过二分类的列联表资料，需要通过 SPSS 的编程功能或者借助于其他统计软件来实现。

二、应用实例

【例 10-4】 某药品生产企业研发一种治疗 2 型糖尿病的中成药 A，以公认有效的西药拜唐苹（阿卡波糖片）B 为对照，进行多中心临床试验，结果见表 10-14，试问中成药 A 治疗 2 型糖尿病的疗效与拜唐苹 B 是否相同（取 $\alpha=0.05$）？

（一）分析思路

本资料属于 4 个中心的多中心临床试验分层的 2×2 表资料，考虑中心混杂因素的影响，将 4 个中心数据简单合并作一个四格表进行 Pearson χ^2 检验是不妥的，应该用 CMH

检验。CMH 把每层的 2×2 表资料看成是一个独立的超几何分布，分层的 2×2 表资料就是重超几何分布。

表 10-14　中成药 A 与拜唐苹疗效比较的多中心临床试验（例）

中心编号	分　组	有效	无效	合计
中心 1	中成药 A	49	7	56
	拜唐苹 B	41	13	54
	合　计	90	20	110
中心 2	中成药 A	47	3	50
	拜唐苹 B	40	8	48
	合　计	87	11	98
中心 3	中成药 A	50	6	56
	拜唐苹 B	40	10	50
	合　计	90	16	106
中心 4	中成药 A	44	8	52
	拜唐苹 B	40	8	48
	合　计	84	16	100
合计	—	351	63	414

（二）操作步骤

1. 建立数据文件　①点击"变量视图"，以中心、组别（赋值 1 表示中成药 A、2 表示拜唐苹 B）、疗效（赋值 1 表示有效、2 表示无效）和频数为变量名，变量设置如图 10-10 所示；②点击"数据视图"，录入全部数据，建立 4 列 16 行数据集，如图10-11 所示。

	名称	类型	宽度	小数	标签	值	缺失	列	对齐	测量	角色
1	中心	数值	8	0		无	无	5	遭右	名义(N)	输入
2	组别	数值	8	0		{1, 中成药A}...	无	7	遭右	度量	输入
3	疗效	数值	8	0		{1, 有效}...	无	6	遭右	名义(N)	输入
4	例数	数值	8	0		无	无	5	遭右	度量	输入

图 10-10　多中心试验的 2×2 表数据文件的建立

2. CMH 检验　①加权频数：点击数据→加权个案→对"例数"进行加权；②点击分析→描述统计→交叉表，把"组别"选入"行""疗效"选入"列"，"中心"选入"层 1/1"，点击统计量→√卡方，√列联系数、√柯克兰和曼特尔-亨塞尔统计→继续→确定，输出结果如图 10-12 与图 10-13 所示。

	中心	组别	疗效	例数
1	1	1	1	49
2	1	1	2	7
3	1	2	1	41
4	1	2	2	13
5	2	1	1	47
6	2	1	2	3
7	2	2	1	40
8	2	2	2	8
9	3	1	1	50
10	3	1	2	6
11	3	2	1	40
12	3	2	2	10
13	4	1	1	44
14	4	1	2	8
15	4	2	1	40
16	4	2	2	8

图 10-11　多中心试验的 2×2 表数据的录入

条件独立性检验

	卡方	自由度	渐进显著性（双侧）
柯克兰	5.531	1	.019
曼特尔-亨塞尔	4.857	1	.028

在条件独立性假定下，仅当层数固定，而曼特尔-亨塞尔统计始终渐近分布为 1 自由度卡方分布时，柯克兰统计才渐近分布为 1 自由度卡方分布。请注意，当实测值与期望值之差的总和为 0 时，曼特尔-亨塞尔统计将不会进行连续性修正。

曼特尔-亨塞尔一般比值比估算

估算			1.921
ln(估算值)			.653
ln(Estimate) 标准误差			.281
渐进显著性（双侧）			.020
渐近 95% 置信区间	一般比值比	下限	1.107
		上限	3.334
	ln(一般比值比)	下限	.102
		上限	1.204

曼特尔-亨塞尔一般比值比估算在假定一般比值比为 1.000 的前提下进行渐近正态分布。自然对数估算也是如此。

图 10-12　CMH 检验总结果

卡方检验

中心		值	自由度	渐进显著性（双侧）	精确显著性（双侧）	精确显著性（单侧）
1	皮尔逊卡方	2.476[c]	1	.116		
	连续性修正[b]	1.759	1	.185		
	似然比	2.504	1	.114		
	费希尔精确检验				.142	.092
	线性关联	2.453	1	.117		
	有效个案数	110				
2	皮尔逊卡方	2.796[d]	1	.094		
	连续性修正[b]	1.828	1	.176		
	似然比	2.881	1	.090		
	费希尔精确检验				.117	.087
	线性关联	2.768	1	.096		
	有效个案数	98				
3	皮尔逊卡方	1.777[e]	1	.182		
	连续性修正[b]	1.126	1	.289		
	似然比	1.784	1	.182		
	费希尔精确检验				.277	.144
	线性关联	1.760	1	.185		
	有效个案数	106				
4	皮尔逊卡方	.031[f]	1	.861		
	连续性修正[b]	.000	1	1.000		
	似然比	.031	1	.861		
	费希尔精确检验				1.000	.538
	线性关联	.030	1	.862		
	有效个案数	100				
总计	皮尔逊卡方	5.500[a]	1	.019		
	连续性修正[b]	4.877	1	.027		
	似然比	5.531	1	.019		
	费希尔精确检验				.020	.013
	线性关联	5.487	1	.019		
	有效个案数	414				

a. 0 个单元格 (.0%) 的期望计数小于 5。最小期望计数为 30.43。
b. 仅针对 2x2 表进行计算
c. 0 个单元格 (.0%) 的期望计数小于 5。最小期望计数为 9.82。
d. 0 个单元格 (.0%) 的期望计数小于 5。最小期望计数为 5.39。
e. 0 个单元格 (.0%) 的期望计数小于 5。最小期望计数为 7.55。
f. 0 个单元格 (.0%) 的期望计数小于 5。最小期望计数为 7.68。

图 10-13 CMH 检验分层输出结果

（三）结果解释与呈现

1. 结果解释 从图 10-12 可见，柯克兰 $\chi^2 = 5.531$，$P = 0.019 < 0.05$，曼特尔-亨塞尔 $\chi^2 = 4.857$，$P = 0.028 < 0.05$，说明在控制了多中心混杂因素的影响后，两组的总有效率的差别有统计意义，中成药 A 治疗 2 型糖尿病的疗效与拜唐苹是不同，考虑到中成药 A 各中心合并的总有效率为 88.8%，而拜唐苹为 80.5%，并且综合 OR 值为 1.921 > 1，$P = 0.020$，可认为中成药 A 的疗效优于拜唐苹；从图 10-12 可见，本例 4 个试验中心各自的四格表 Pearson χ^2 检验的 P 值分别为 0.116、0.094、0.182 与 0.861，可见各中心的资料单独分析时均未发现两组疗效差别有统计学意义，这主要是由于各中心样本含量较小所致，而采取多中心试验，CMH 检验的总结果为 $\chi^2_{CMH} = 5.500$，$P = 0.019 < 0.05$，说明收集到足够的样本，从而提高检验的效能，以达到科研的预期目的。值得一提的是，当各中心两个处理组的有效率之差符号相同时，CMH 检验的效能较高，否则较低。本例 4 个试验中心两组的有效率之差分别为 0.12、0.11、0.09、0.01，均为正值，符号相同，效能较高，效果较好。

2. 结果呈现　统计结果呈现如表 10-15 所示（相关数据可在图 10-13 中摘抄）。

表 10-15　中成药 A 与拜唐苹疗效比较的多中心临床试验（例）

中心编号	分　组	有效	无效	合计	有效率（%）
	中成药 A	49	7	56	87.5
中心 1	拜唐苹 B	41	13	54	75.9
	合　计	90	20	110	81.8
	中成药 A	47	3	50	84.0
中心 2	拜唐苹 B	40	8	48	83.3
	合　计	87	11	98	88.8
	中成药 A	50	6	56	89.3
中心 3	拜唐苹 B	40	10	50	80.0
	合　计	90	16	106	84.9
	中成药 A	44	8	52	84.6
中心 4	拜唐苹 B	40	8	48	83.3
	合　计	84	16	100	84.0
	中成药 A	190	24	214	88.8*
合计	拜唐苹 B	161	39	200	80.5

注：与拜唐苹比较，* 表示 $P < 0.05$，差别有统计学意义。

三、练习题

【习题 10-8】为评价金古乐片治疗膝骨性关节炎（筋脉瘀滞证）疗效，选择 5 家三级甲等中医院进行多中心临床试验，每个中心将纳入对象随机分为安慰剂组（金古乐片模拟剂 6 片/次、3 次/日）、金古乐组（金古乐片 6 片/次、3 次/日），以连续服药 4 周为 1 个疗程，综合疗效结果见表 10-16。试对金古乐片治疗膝骨性关节炎（筋脉瘀滞证）的疗效进行综合评价。

表 10-16　金古乐片治疗膝骨性关节炎的多中心临床试验（例）

中心编号	分　组	有效	无效	合计
中心 1	安慰剂组	2	6	8
	金古乐组	7	3	10
中心 2	安慰剂组	6	9	15
	金古乐组	21	2	23
中心 3	安慰剂组	2	11	13
	金古乐组	18	2	20
中心 4	安慰剂组	3	13	16
	金古乐组	25	3	28
中心 5	安慰剂组	6	5	11
	金古乐组	24	1	25

第十一章 等级资料假设检验 ▷▷▷

等级资料又称半定量资料或有序多分类资料，是将事物属性按等级顺序进行归类所得到的资料。等级资料最后是以计数的形式来表达资料的，属于离散型有序变量，如按临床疗效等级分为痊愈、显效、好转和无效来统计例数。

第一节 单个样本等级资料检验

一、应用条件

单个样本等级资料检验主要适用于检验一组样本等级资料，主要有以下几种情况：

（一）游程检验

检验依时间或其他顺序排列的一组有序数是否是随机的。

（二）单样本卡方检验

检验一组等级资料各等级构成比的差异是否有统计学意义。

（三）单样本 Ridit 分析

在大样本（$n \geqslant 50$）情况下的等级资料，要进行样本（对比组）与总体（标准组）的比较，可采用 Ridit 分析，有两种方式：

1. 区间估计法 视容量较大的总体（标准组）为参照组，视对比组总体均数 μ_R 的 $1-\alpha$ 置信区间与标准组总体均数 μ_R 的置信区间是否有交叠而做出判断。

2. 假设检验法 SPSS 中采用正态近似法进行 t 检验。

二、应用实例

（一）单样本等级资料的游程检验

【例 11-1】某针灸疗法治疗某病患者 46 人，治疗后的效果按照显效、有效、不变、恶化、显著恶化 5 个等级分别评为 1、0.72、0.47、0.28、0 分，各时间的平均分见表 11-1 所示，试问该组数据是随机的还是有时间倾向的。

表 11-1 各时点的效果平均分（分）

时间	t_1	t_2	t_3	t_4	t_5	t_6	t_7	t_8	t_9	t_{10}	t_{11}	t_{12}	t_{13}	t_{14}	t_{15}
平均分	0.52	0.45	0.43	0.66	0.62	0.57	0.65	0.60	0.55	0.63	0.69	0.67	0.65	0.70	0.66

1. 分析思路 本资料属于依时间顺序排列的一组有序数，目的是检验该组数据是随机的还是有时间倾向的，所以使用游程检验。

2. 操作步骤

（1）建立数据文件 点击变量视图，在"名称"列下输入"时间""平均分"两个变量，在"时间"变量行中点击"小数位数"，将"小数位数"调整为"0"，如图11-1所示；点击"数据视图"，录入全部数据，如图11-2所示。

	名称	类型	宽度	小数位数	标签	值	缺失	列	对齐	测量
1	时间	数字	8	0		无	无	8	靠右	标度
2	平均分	数字	8	2		无	无	8	靠右	标度

图11-1 单样本等级资料的游程检验数据文件的建立

	时间	平均分
1	1	.52
2	2	.45
3	3	.43
4	4	.66
5	5	.62
6	6	.57
7	7	.65
8	8	.60
9	9	.55
10	10	.63
11	11	.69
12	12	.67
13	13	.65
14	14	.70
15	15	.66

图11-2 单样本等级资料的游程检验数据的录入

（2）游程检验：点击分析→非参数检验→旧对话框→游程，把"平均分"选入"检验变量列表"，分割点→中位数√→确定，输出结果如图11-3所示。

游程检验

	平均分
检验值[a]	.63
个案数 < 检验值	7
个案数 >= 检验值	8
总个案数	15
游程数	6
Z	-1.059
渐近显著性（双尾）	.290

a. 中位数

图11-3 单样本等级资料的游程检验输出结果

3. 结果解释与呈现

（1）结果解释　从图 11-3 可见，该组数据中位数是 0.63，游程数是 6，$Z=-1.059$，$P=0.290$，按 $\alpha=0.05$ 水准，不拒绝 H_0，说明该组数据是随机的，不能认为有时间倾向。

（2）结果呈现　统计结果呈现见表 11-2。

表 11-2　各时点的效果平均分游程检验

时间	t_1	t_2	t_3	t_4	t_5	t_6	t_7	t_8	t_9	t_{10}	t_{11}	t_{12}	t_{13}	t_{14}	t_{15}
平均分	0.52	0.45	0.43	0.66	0.62	0.57	0.65	0.60	0.55	0.63	0.69	0.67	0.65	0.70	0.66

注：$Z=-1.059$，$P=0.290$。

（二）单样本等级资料的卡方检验

【例 11-2】在某医疗服务满意度调查的 800 人中，非常满意 35%，满意 25%，不置可否 10%，不满意 5%，非常不满意 25%，判断各种态度有无不同。

1. 分析思路　本资料属于依满意度由好到差排列的一组等级资料，目的是检验各种态度有无不同，所以使用卡方检验。

2. 操作步骤

（1）建立数据文件　点击变量视图，在“名称”列下输入“满意度”“构成比”“人数”三个变量，在“满意度”与“人数”变量行中点击“小数位数”，将“小数位数”调整为“0”，在“满意度”变量行中点击“值”，在“值”输入“1”，“值标签”输入“非常不满意”，点击“添加”，在“值”输入“2”，“值标签”输入“不满意”，点击“添加”，在“值”输入“3”，“值标签”输入“不置可否”，点击“添加”，在“值”输入“4”，“值标签”输入“满意”，点击“添加”，在“值”输入“5”，“值标签”输入“非常满意”，点击“添加”“确定”，如图 11-4 所示；点击“数据视图”，录入全部数据，如图 11-5 所示。

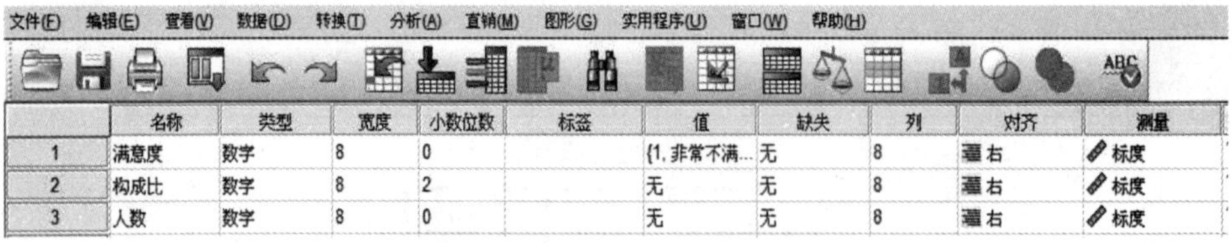

	名称	类型	宽度	小数位数	标签	值	缺失	列	对齐	测量
1	满意度	数字	8	0		{1, 非常不满...	无	8	右	标度
2	构成比	数字	8	2		无	无	8	右	标度
3	人数	数字	8	0		无	无	8	右	标度

图 11-4　单样本等级资料的卡方检验数据文件的建立

	满意度	构成比	人数
1	1	.25	200
2	2	.05	40
3	3	.10	80
4	4	.25	200
5	5	.35	280

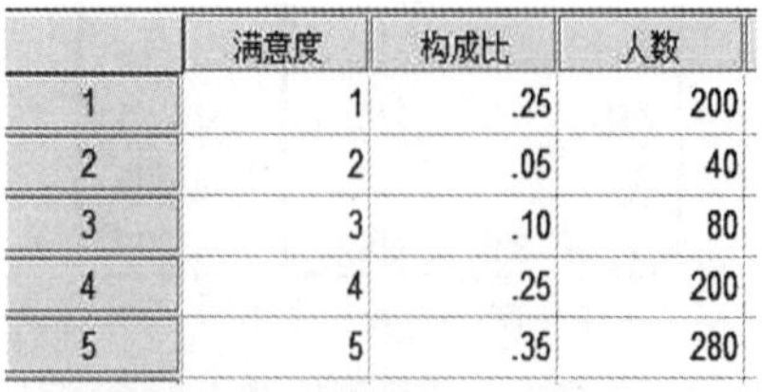

图 11-5　单样本等级资料的卡方检验数据的录入

（2）卡方检验：点击数据→加权个案→把"人数"选入"频率变量"→确定→分析→非参数检验→旧对话框→卡方→把"满意度"选入"检验变量列表"→点击确定，输出结果见图11-6。

满意度

	实测个案数	期望个案数	残差
非常不满意	200	160.0	40.0
不满意	40	160.0	-120.0
不置可否	80	160.0	-80.0
满意	200	160.0	40.0
非常满意	280	160.0	120.0
总计	800		

检验统计

	满意度
卡方	240.000[a]
自由度	4
渐近显著性	.000

a. 0 个单元格
(0.0%) 的期望频
率低于 5。期望
的最低单元格频
率为 160.0。

图 11-6 单样本等级资料卡方检验的输出结果

3. 结果解释与呈现

（1）结果解释 从图11-6可见，总例数 $n=800$，最小的 $T=200$，即所有 $T>5$，$\chi^2=432.000$，$P=0.000$，按 $\alpha=0.01$ 水准，拒绝 H_0，可认为实测与期望人数差别有极显著的统计学意义。

（2）结果呈现 $\chi^2=432.000$，$P=0.000$，说明五种态度的百分数不同。

（三）单样本 Ridit 分析

【例 11-3】经验证明用甲方案进行医疗制度的改革有显著效果，现用乙方案在114家医疗机构进行改革，实验结果见表11-3，试用 Ridit 分析判断乙方案的效果是否不同于甲方案。

表 11-3 两种方案进行医疗制度改革的效果（人）

方法	显效	好转	无效	变差	合计
甲方案	800	1920	680	60	3460
乙方案	10	60	26	18	114

1. 分析思路 本资料属于大样本情况下依改革效果由好到差排列的等级资料，因为甲方案进行医疗制度的改革有显著效果，视为标准组，目的是检验乙方案的效果是否不同于甲方案，可以采用 Ridit 分析。

2. 操作步骤

（1）建立数据文件 ①点击变量视图，在"名称"列下输入"效果""甲方案""乙方案"三个变量，在三个变量行中点击"小数位数"，将"小数位数"调整为"0"，在"效果"变量行中点击"值"，在"值"输入"1"，"值标签"输入"显效"，点击"添加"，在"值"输入"2"，"值标签"输入"好转"，点击"添加"，在"值"输入"3"，"值标签"输入"无效"，点击"添加"，在"值"输入"4"，"值标签"输入"变差"，点击"添加""确定"，如图 11-7 所示；②点击"数据视图"，录入全部数据，图 11-8 所示。

	名称	类型	宽度	小数位数	标签	值	缺失	列	对齐	测量
1	效果	数字	8	0		{1, 显效}...	无	8	靠右	标度
2	甲方案	数字	8	0		无	无	8	靠右	标度
3	乙方案	数字	8	0		无	无	8	靠右	标度

图 11-7 样本与总体比较 Ridit 分析数据文件的建立

	效果	甲方案	乙方案
1	1	800	10
2	2	1920	60
3	3	680	26
4	4	60	18

图 11-8 Ridit 分析数据的录入

	效果	甲方案	乙方案	P效果
1	1	800	10	.1156
2	2	1920	60	.5087
3	3	680	26	.8844
4	4	60	18	.9913

图 11-9 Ridit 分析过程中的数据

（2）Ridit 分析 ①加权频数：点击数据→加权个案→对"甲方案"进行加权；②计算标准组"甲方案"各效果的 Ridit 值：点击转换→个案排秩→把"效果"选入"变量"，点击类型排秩→√比例估算→√秩变换→继续→确定，标准组"甲方案"各效果的 Ridit 值为 p 效果列，如图 11-9；③计算标准组"甲方案"总体均数 μ_R 95% 置信区间：点击分析→描述统计→探索，把"PROPORTION Estimate of 效果"选入"因变量列表"→确定；④检验对比组"乙方案"：把标准组"甲方案"频数换成"乙方案"作加权处理，然后进行检验：点击数据→加权个案→频率变量中把"甲方案"选出，把"乙方案"选进→确定；点击分析→比较平均值→单样本 T 检验，把"p 效果"选入"检验变量"，把"检验值"中输入"0.5"→确定，输出结果见图 11-10。

3. 结果解释与呈现

（1）结果解释 从图 11-10 可见，"甲方案"各效果的 Ridit 均值为 0.5，总体均数 μ_R 的 95% 置信区间为（0.4913，0.5087），"乙方案"各效果的 Ridit 均值为 0.6361，总体均数 μ_R 的 95% 置信区间为（0.5+0.0881，0.5+0.1841），即（0.5881，0.6841），乙

描述

		统计	标准 错误
Proportion Estimate of 效果 using Rankit's Formula	平均值	.636092	.0242216
	平均值的 95% 置信区间　下限	.588104	
	上限	.684079	
	5% 剪除后平均值	.645272	
	中位数	.508671	
	方差	.067	
	标准 偏差	.2586161	
	最小值	.1156	
	最大值	.9913	
	全距	.8757	
	四分位距	.3757	
	偏度	-.171	.226
	峰度	-.713	.449

单样本检验

	检验值 = 0.5				差值 95% 置信区间	
	t	自由度	Sig.（双尾）	平均值差值	下限	上限
Proportion Estimate of 效果 using Rankit's Formula	5.619	113	.000	.1360917	.088104	.184079

图 11-10　样本与总体比较 Ridit 分析输出结果

方案与甲方案比较，样本均数 R 值大于 0.5，且 95% 的置信区间与标准组无交叠，所以乙方案与标准组甲方案的效果差异有统计学意义。单样本 t 检验结果，$t = 5.619$，$P = 0.000$，按 $\alpha = 0.01$ 水准，拒绝 H_0，可认为甲、乙两种方案的效果差别有极显著的统计学意义，因为效果排序为由"好"到"差"且"乙方案"的 Ridit 均值 0.6361>0.5，所以"乙方案"的改革效果劣于"甲方案"。

（2）结果呈现　统计结果呈现见表 11-4。

表 11-4　两种方案进行医疗制度改革的效果（人）

方法	显效	好转	无效	变差	合计	t	P	95% 的置信区间
甲方案	800	1920	680	60	3460	5.619	0.000	(0.4913, 0.5087)
乙方案	10	60	26	18	114			(0.5881, 0.6841)

三、练习题

【习题 11-1】有一批药品包装盒，其重量有些差异，连续抽查了 18 件，其重量情况见表 11-5，能否认为其重量的变动是随机的？

表 11-5　20 件包装盒的重量（mg）

序号	1	2	3	4	5	6	7	8	9	10	11	12	13	14	15	16	17	18
重量	3.6	3.9	4.1	3.6	3.7	3.8	4.4	4.0	4.2	3.7	3.8	4.1	3.9	3.8	3.7	3.8	4.1	3.9

【习题 11-2】 某医生欲比较中西医疗法与某传统疗法治疗急性肾盂肾炎的临床疗效，将患者随机分成两组，分别给予两种方法治疗，结果见表 11-6，试判断中西医疗法与传统疗法的效果有无差异？

表 11-6　两种疗法治疗急性肾盂肾炎的临床疗效（例）

疗法	显效	好转	无效	变差	合计
传统疗法	685	2743	532	26	3986
中西医疗法	34	96	29	30	189

第二节　两个样本等级资料检验

一、应用条件

两组独立样本的等级资料进行比较时，论文报告呈现的数据格式一般是分组为两组的单向有序表，见表 11-7。

表 11-7　两组疗效比较（例）

组别	无效 C_1	好转 C_2	显效 C_3	痊愈 C_4	合计
试验组 R_1	a	b	c	d	$a+b+c+d$
对照组 R_2	e	f	g	h	$e+f+g+h$
合计	$a+e$	$b+f$	$c+g$	$d+h$	$a+b+\cdots+g+h$

1. 秩和检验　若两组不均为大样本时选用。

2. Ridit 分析　若两组均为大样本（各组 $n \geqslant 50$），可以采用 Ridit 分析，有两种方式：

（1）区间估计法　取 2 组合并为参照组，计算对比组总体均数 μ_R 的 $1-\alpha$ 置信区间与参照组总体均数 μ_R 的置信区间，若两对比组 R 总体均数的置信区间无重叠部分，则以显著性水平 α 认为两组 R 值总体均数的差异有统计学意义。这时，若等级按"差"到"好"顺序排列，则样本均数 $\bar{R}$ 较大的组效果较佳；反之，则 $\bar{R}$ 较小的组效果较佳。

（2）假设检验法　SPSS 中可采用正态近似进行 t 检验或非参数检验。

二、应用实例

（一）秩和检验

【例 11-4】 应用复方枇杷止咳冲剂治疗老年慢性支气管炎，对照组为某西医治疗法，结果见表 11-8，试分析复方枇杷止咳冲剂的效果与常规西医治疗的效果是否有差异。

表 11-8　老年慢性支气管炎疗效比较（例）

组别	无效	好转	显效	痊愈	合计
西医法	8	17	8	7	40
复方枇杷止咳冲剂	6	15	10	15	46
合计	14	32	18	22	86

1. 分析思路　本例是分组为两组的单向有序列联表，属于两组独立样本的等级资料进行比较，因为 $n_1=40$，$n_2=46$，两组均为小样本，所以使用秩和检验。

2. 操作步骤

（1）建立数据文件　①点击变量视图，在“名称”列下输入“疗法”“疗效”“频数”三个变量，在三个变量行中点击“小数位数”，将“小数位数”调整为“0”，在“疗法”变量行中点击“值”，在“值”输入“1”，“值标签”输入“西医法”，点击“添加”，在“值”输入“2”，“值标签”输入“复方枇杷止咳冲剂”，点击“添加”“确定”；在“疗效”变量行中点击“值”，在“值”输入“1”，“值标签”输入“无效”，点击“添加”，在“值”输入“2”，“值标签”输入“好转”，点击“添加”，在“值”输入“3”，“值标签”输入“显效”，点击“添加”，在“值”输入“4”，“值标签”输入“痊愈”，点击“添加”“确定”，如图 11-11 所示；②点击“数据视图”，录入数据如图 11-12 所示。

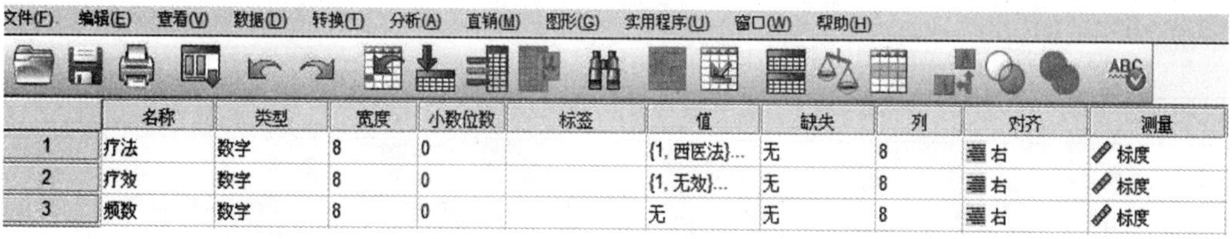

	名称	类型	宽度	小数位数	标签	值	缺失	列	对齐	测量
1	疗法	数字	8	0		{1, 西医法}...	无	8	右	标度
2	疗效	数字	8	0		{1, 无效}...	无	8	右	标度
3	频数	数字	8	0		无	无	8	右	标度

图 11-11　两组独立样本的等级资料秩和检验数据文件的建立

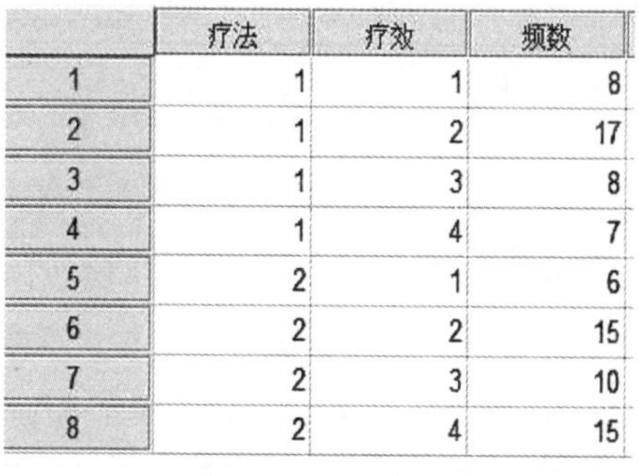

	疗法	疗效	频数
1	1	1	8
2	1	2	17
3	1	3	8
4	1	4	7
5	2	1	6
6	2	2	15
7	2	3	10
8	2	4	15

图 11-12　两组独立样本的等级资料秩和检验数据的录入

（2）秩和检验　①加权频数：点击数据→加权个案→对频数进行加权；②秩和检验：点击分析→非参数检验→旧对话框→2 个独立样本，把“疗效”选入“检验变量列表”“疗法”选入“分组变量”，点击定义组，“组 1”中输入“1”“组 2”中输入

"2"→继续→√曼-惠特尼→确定，输出结果见图 11-13。

曼-惠特尼检验

秩

	疗法	个案数	秩平均值	秩的总和
疗效	西医法	40	38.78	1551.00
	复方枇杷止咳冲剂	46	47.61	2190.00
	总计	86		

检验统计[a]

	疗效
曼-惠特尼 U	731.000
威尔科克森 W	1551.000
Z	-1.708
渐近显著性（双尾）	.088

a. 分组变量：^1

图 11-13　两组独立样本的等级资料秩和检验输出结果

3. 结果解释与呈现

（1）结果解释　从图 11-13 可见，"西医法"共 40 例，平均秩次为 38.78，秩次之和为 1551.00；"复方枇杷止咳冲剂法"46 例，平均秩次为 47.61，秩次之和为 2190.00；曼-惠特尼 U 统计量为 731.000，威尔科克森 W 统计量为 1551.000，$Z = -1.708$，$P=0.088$，按 $\alpha=0.05$ 的水准不拒绝 H_0。不能认为两总体分布位置不同，两组疗效差别无统计学意义。

（2）结果呈现　统计结果呈现见表 11-9。

表 11-9　老年慢性支气管炎疗效比较（例）

组别	无效	好转	显效	痊愈	合计
西医法	8	17	8	7	40
复方枇杷止咳冲剂	6	15	10	15[*]	46
合计	14	32	18	22	86

注：[*] 与西医法比较，$Z=-1.708$，$P=0.088$。

（二）Ridit 分析

【例 11-5】用某眼药水对近视眼患者进行治疗，对照组用生理盐水作安慰剂，对两组的疗效进行观察，结果见表 11-10 所示，判断该眼药水对近视眼患者的治疗是否有效。

表 11-10　某眼药水治疗近视眼患者的疗效观察（例）

疗法	退步	不变	进步	恢复	合计
生理盐水	19	60	12	1	92
眼药水	7	94	13	5	119
合计	26	154	25	6	211

1. 分析思路　本例是单向有序列联表，属于两组独立样本的等级资料进行比较，因为两组均为大样本，所以选用 Ridit 分析。

2. 操作步骤

方法一：区间估计法

（1）建立数据文件　①点击变量视图，在“名称”列下输入“疗效”“生理盐水”“眼药水”三个变量，在三个变量行中点击“小数位数”，将“小数位数”调整为“0”，在“疗效”变量行中点击“值”，在“值”输入“1”，“值标签”输入“退步”，点击“添加”，在“值”输入“2”，“值标签”输入“不变”，点击“添加”，在“值”输入“3”，“值标签”输入“进步”，点击“添加”，在“值”输入“4”，“值标签”输入“恢复”，点击“添加”“确定”，如图 11-14 所示；②点击“数据视图”，录入全部数据，如图 11-15 所示。

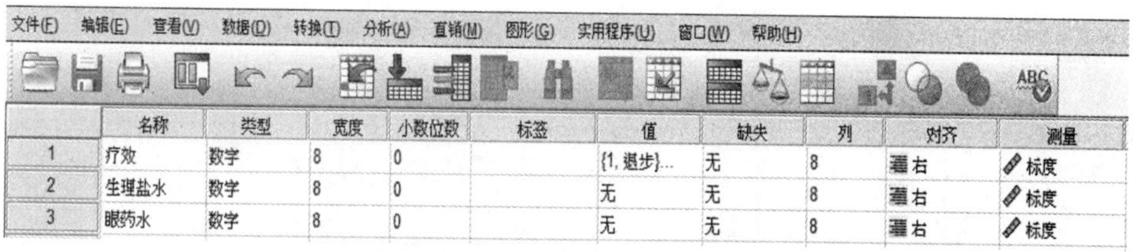

	名称	类型	宽度	小数位数	标签	值	缺失	列	对齐	测量
1	疗效	数字	8	0		{1, 退步}...	无	8	右	标度
2	生理盐水	数字	8	0		无	无	8	右	标度
3	眼药水	数字	8	0		无	无	8	右	标度

图 11-14　两组 Ridit 分析区间估计法数据文件的建立

	疗效	生理盐水	眼药水
1	1	19	7
2	2	60	94
3	3	12	13
4	4	1	5

图 11-15　区间估计法数据录入

	疗效	生理盐水	眼药水	标准	P疗效
1	1	19	7	26.00	.0616
2	2	60	94	154.00	.4882
3	3	12	13	25.00	.9123
4	4	1	5	6.00	.9858

图 11-16　区间估计法过程的数据

（2）利用区间估计法 Ridit 分析　①加权频数：点击转换→计算变量→目标变量框中输入“标准”，“生理盐水+眼药水”选入数字表达式→确定，点击数据→加权个案→把“标准”选入频率变量→确定；②计算标准组各疗效的 Ridit 值：点击转换→个案排秩→把“疗效”选入“变量”，点击类型排秩→√比例估算→√秩变换→继续→确定，标准组各疗效的 Ridit 值为 p 标准列，如图 11-16；③计算对比组总体均数 μ_R 95%置信区间：点击数据→加权个案→频率变量中把“标准”选出，把“生理盐水”选进→确定；点击分析→描述统计→探索，把“PROPORTION Estimate of 标准”选入“因变量列表”→确定；点击数据→加权个案→频率变量中把“生理盐水”选出，把“眼药水”选进→确定；点击分析→描述统计→探索，把“PROPORTION Estimate of 标准”选入

"因变量列表"→确定，输出结果如图 11-20 所示。

方法二：假设检验法

（1）**建立数据文件** ①点击变量视图，在"名称"列下输入"组别""疗效""频数"三个变量，在三个变量行中点击"小数位数"，将"小数位数"调整为"0"，在"组别"变量行中点击"值"，在"值"输入"1"，"值标签"输入"生理盐水"，点击"添加"，在"值"输入"2"，"值标签"输入"眼药水"，点击"添加""确定"，在"疗效"变量行中点击"值"，在"值"输入"1"，"值标签"输入"退步"，点击"添加"，在"值"输入"2"，"值标签"输入"不变"，点击"添加"，在"值"输入"3"，"值标签"输入"进步"，点击"添加"，在"值"输入"4"，"值标签"输入"恢复"，点击"添加""确定"，如图 11-17 所示；②点击"数据视图"，录入全部数据，如图 11-18 所示。

	名称	类型	宽度	小数位数	标签	值	缺失	列	对齐	测量
1	组别	数字	8	0		{1, 生理盐水...	无	8	靠右	✏ 标度
2	疗效	数字	8	0		{1, 退步}...	无	8	靠右	✏ 标度
3	频数	数字	8	0		无	无	8	靠右	✏ 标度

图 11-17 两组 Ridit 分析假设检验法数据文件的建立

	组别	疗效	频数
1	1	1	19
2	1	2	60
3	1	3	12
4	1	4	1
5	2	1	7
6	2	2	94
7	2	3	13
8	2	4	5

图 11-18 假设检验法数据录入

	组别	疗效	频数	P疗效
1	1	1	19	.0616
2	1	2	60	.4882
3	1	3	12	.9123
4	1	4	1	.9858
5	2	1	7	.0616
6	2	2	94	.4882
7	2	3	13	.9123
8	2	4	5	.9858

图 11-19 假设检验法过程的数据

（2）利用假设检验法 Ridit 分析　①加权频数：点击数据→加权个案→把"频数"选入频率变量→确定；②计算各疗效的 Ridit 值：点击转换→个案排秩→把"疗效"选入"变量"，点击类型排秩→√比例估算→√秩变换→继续→确定，两组各疗效的 Ridit 值为 p 疗效列，如图 11-19；③采用正态近似法进行 t 检验：点击分析→比较平均值→独立样本 t 检验，把"PROPORTION Estimate of 疗效"选入"检验变量"，"组别"选入"分组变量"，点击定义组，"组 1"中输入"1"，"组 2"中输入"2"→继续→确定；见图 11-21；或可以采用非参数检验法进行秩和检验：点击分析→非参数检验→旧对话框→2 个独立样本，把"PROPORTION Estimate of 疗效"选入"检验变量列表""组别"选入"分组变量"，点击定义组，"组 1"中输入"1""组 2"中输入"2"→继续→√曼-惠特尼→确定，输出结果见图 11-22。

<table>
<thead>
<tr><th colspan="4">描述</th></tr>
<tr><th></th><th></th><th>统计</th><th>标准 错误</th></tr>
</thead>
<tbody>
<tr><td rowspan="13">Proportion Estimate of 疗效 using Rankit's Formula</td><td>平均值</td><td>.460797</td><td>.0263087</td></tr>
<tr><td>平均值的 95% 置信区间　下限</td><td>.408539</td><td></td></tr>
<tr><td>　　　　　　　　　　　　上限</td><td>.513056</td><td></td></tr>
<tr><td>5% 剪除后平均值</td><td>.457003</td><td></td></tr>
<tr><td>中位数</td><td>.488152</td><td></td></tr>
<tr><td>方差</td><td>.064</td><td></td></tr>
<tr><td>标准 偏差</td><td>.2523438</td><td></td></tr>
<tr><td>最小值</td><td>.0616</td><td></td></tr>
<tr><td>最大值</td><td>.9858</td><td></td></tr>
<tr><td>全距</td><td>.9242</td><td></td></tr>
<tr><td>四分位距</td><td>.0000</td><td></td></tr>
<tr><td>偏度</td><td>.029</td><td>.251</td></tr>
<tr><td>峰度</td><td>-.041</td><td>.498</td></tr>
</tbody>
</table>

<table>
<thead>
<tr><th colspan="4">描述</th></tr>
<tr><th></th><th></th><th>统计</th><th>标准 错误</th></tr>
</thead>
<tbody>
<tr><td rowspan="13">Proportion Estimate of 疗效 using Rankit's Formula</td><td>平均值</td><td>.530308</td><td>.0181764</td></tr>
<tr><td>平均值的 95% 置信区间　下限</td><td>.494314</td><td></td></tr>
<tr><td>　　　　　　　　　　　　上限</td><td>.566302</td><td></td></tr>
<tr><td>5% 剪除后平均值</td><td>.531694</td><td></td></tr>
<tr><td>中位数</td><td>.488152</td><td></td></tr>
<tr><td>方差</td><td>.039</td><td></td></tr>
<tr><td>标准 偏差</td><td>.1982813</td><td></td></tr>
<tr><td>最小值</td><td>.0616</td><td></td></tr>
<tr><td>最大值</td><td>.9858</td><td></td></tr>
<tr><td>全距</td><td>.9242</td><td></td></tr>
<tr><td>四分位距</td><td>.0000</td><td></td></tr>
<tr><td>偏度</td><td>.519</td><td>.222</td></tr>
<tr><td>峰度</td><td>1.711</td><td>.440</td></tr>
</tbody>
</table>

图 11-20　两组独立样本的等级资料 Ridit 分析区间估计法结果

T-检验

<table>
<thead>
<tr><th colspan="6">组统计</th></tr>
<tr><th></th><th>组别</th><th>个案数</th><th>平均值</th><th>标准差</th><th>标准误差平均值</th></tr>
</thead>
<tbody>
<tr><td rowspan="2">Proportion Estimate of 疗效 using Rankit's Formula</td><td>生理盐水</td><td>92</td><td>.460797</td><td>.2523438</td><td>.0263087</td></tr>
<tr><td>眼药水</td><td>119</td><td>.530308</td><td>.1982813</td><td>.0181764</td></tr>
</tbody>
</table>

<table>
<thead>
<tr><th rowspan="3" colspan="2"></th><th colspan="2">莱文方差等同性检验</th><th colspan="6">平均值等同性 t 检验</th></tr>
<tr><th rowspan="2">F</th><th rowspan="2">显著性</th><th rowspan="2">t</th><th rowspan="2">自由度</th><th rowspan="2">显著性（双尾）</th><th rowspan="2">平均值差值</th><th rowspan="2">标准误差差值</th><th colspan="2">差值 95% 置信区间</th></tr>
<tr><th>下限</th><th>上限</th></tr>
</thead>
<tbody>
<tr><td rowspan="2">Proportion Estimate of 疗效 using Rankit's Formula</td><td>假定等方差</td><td>3.272</td><td>.072</td><td>-2.241</td><td>209</td><td>.026</td><td>-.0695104</td><td>.0310187</td><td>-.1306600</td><td>-.0083608</td></tr>
<tr><td>不假定等方差</td><td></td><td></td><td>-2.174</td><td>168.926</td><td>.031</td><td>-.0695104</td><td>.0319770</td><td>-.1326364</td><td>-.0063844</td></tr>
</tbody>
</table>

图 11-21　两组独立样本的等级资料正态近似 Ridit 分析 t 检验法结果

曼-惠特尼检验

秩

	组别	个案数	秩平均值	秩的总和
P疗效	生理盐水	92	97.73	8991.00
	眼药水	119	112.39	13375.00
	总计	211		

检验统计[a]

	P疗效
曼-惠特尼 U	4713.000
威尔科克森 W	8991.000
Z	-2.220
渐近显著性（双尾）	.026

a. 分组变量：组别

图 11-22　Ridit 分析非参数检验法结果

3. 结果解释与呈现

（1）结果解释　从图 11-20 可见，利用区间估计法 Ridit 分析，"生理盐水"疗效的 Ridit 均值为 0.4608，总体均数 μ_R 的 95% 置信区间为（0.4085，0.5131），"眼药水"疗效的 Ridit 均值为 0.5303，总体均数 μ_R 的 95% 置信区间为（0.4943，0.5663），两对比组 95% 的置信区间有交叠，所以"生理盐水"与"眼药水"的疗效差异无统计学意义。可以认为该眼药水对近视眼患者的治疗无效。从图 11-21 可见，利用正态近似 t 检验法 Ridit 分析：方差齐性检验结果 $F=3.272$，$P=0.072>0.05$，所以，按照方差齐阅读结果，$t=-2.241$，$P=0.026$，按 $\alpha=0.05$ 的水准拒绝 H_0。两组疗效差别有统计学意义。从图 11-22 可见，利用非参数检验法 Ridit 分析：曼-惠特尼 U 统计量为 4713.000，威尔科克森 W 统计量为 8991.000，$Z=-2.220$，$P=0.026<0.05$，按 $\alpha=0.05$ 的水准拒绝 H_0。两组疗效差别有统计学意义。

（2）结果呈现　统计结果见表 11-11。

表 11-11　某眼药水治疗近视眼患者的疗效观察（人）

疗法	退步	不变	进步	恢复	合计	t 值	Z 值	P 值	95%的置信区间
生理盐水	19	60	12	1	92				（0.4085，0.5131）
眼药水	7	94	13	5	119	-2.241	-2.220	0.026	（0.4943，0.5663）
合计	26	154	25	6	211				—

三、练习题

【习题 11-3】40 名不吸烟者和 39 名吸烟者的碳氧血红蛋白 HbCO（%）含量见表 11-12，试问吸烟者的 HbCO（%）含量是否高于不吸烟者的 HbCO（%）含量？

表 11-12　吸烟工人和不吸烟工人的 HbCO（%）含量比较

组别	很低	低	中	偏高	高	合计
吸烟者	1	8	16	10	4	39
不吸烟者	2	23	11	4	0	40
合计	3	31	27	14	4	79

【习题 11-4】某医生用某中医疗法对肝炎患者进行治疗，对照组采用西医疗法，对两组的疗效进行观察，结果见表 11-13，试判断两种疗法的疗效是否有差别。

表 11-13　某中医与西医疗法治疗肝炎患者的疗效观察（人）

疗法	无效	好转	显效	痊愈	合计
中医	7	60	14	2	83
西医	5	87	11	6	109
合计	12	147	25	8	192

第三节　多个样本等级资料检验

一、应用条件

多组（两组以上）独立样本的等级资料进行比较时，论文报告呈现的数据格式一般如表 11-14 所示：

表 11-14　多组疗效比较（例）

组别	无效 C_1	好转 C_2	显效 C_3	痊愈 C_4
试验组 R_1	a	b	c	d
试验组 R_2	e	f	g	h
⋮	⋮	⋮	⋮	⋮
试验组 R_k	i	j	k	l

1. Kruskal-Wallis H 检验　两组均为小样本时选用。

2. Ridit 分析　若各组均为大样本时选用，有两种方式：

（1）区间估计法　以多组合并为参照组，计算各对比组总体均数 μ_R 的 $1-\alpha$ 置信区间与标准组总体均数 μ_R 的置信区间，若各对比组 R 总体均数的置信区间无重叠部分，则以显著性水平 α 拒绝 H_0，认为各组 R 值总体均数的差异有统计学意义。这时，若等级按"差"到"好"顺序排列，则样本均数 $\bar{R}$ 较大的组效果较佳；反之，则 $\bar{R}$ 较小的组效果较佳。

（2）假设检验法　SPSS 中可采用正态近似进行方差分析或非参数检验。

3. 秩相关分析法与线性趋势检验 分析两个或多个等级变量之间的关系。秩相关分析方法的使用适用于等级或相对数的资料、不服从正态分布的资料、总体分布类型未知的资料等。常用的秩相关分析方法有 Spearman 法和 Kendall 法。对于双向有序 $R \times C$ 表资料，如果已经推断出两个分类变量存在相关关系，进一步可通过线性趋势检验推断其相关是否为线性相关。

二、应用实例

（一） Kruskal-Wallis H 检验

【例 11-6】 某中药厂对 112 名消费者进行三种中药：六味地黄丸、双黄连含片、柴胡滴丸的满意度调查，结果见表 11-15 所示，试分析这三种中药的满意度有何差异。

表 11-15　三种中药的满意度调查结果

分类	非常满意	满意	不置可否	不满意	合计
六味地黄丸	9	16	8	6	39
双黄连含片	24	9	13	2	48
柴胡滴丸	17	4	3	1	25
合计	50	29	24	9	112

1. 分析思路 本例是单向有序列联表，属于三组独立样本的等级资料进行比较，因为各组均为小样本，所以使用 Kruskal-Wallis H 检验。

2. 操作步骤

（1）建立数据文件　①点击变量视图，在"名称"列下输入"满意度""中药""频数"三个变量，在三个变量行中点击"小数位数"，将"小数位数"调整为"0"，在"满意度"变量行中点击"值"，在"值"输入"1"，"值标签"输入"不满意"，点击"添加"，在"值"输入"2"，"值标签"输入"不置可否"，点击"添加"，在"值"输入"3"，"值标签"输入"满意"，点击"添加"，在"值"输入"4"，"值标签"输入"非常满意"，点击"添加""确定"；在"中药"变量行中点击"值"，在"值"输入"1"，"值标签"输入"六味地黄丸"，点击"添加"，在"值"输入"2"，"值标签"输入"双黄连含片"，点击"添加"，在"值"输入"3"，"值标签"输入"柴胡滴丸"，点击"添加""确定"，如图 11-23 所示；②点击"数据视图"，录入全部数据，如图 11-24 所示。

	名称	类型	宽度	小数位数	标签	值	缺失	列	对齐	测量
1	满意度	数字	8	0		{1, 不满意}...	无	8	靠右	标度
2	中药	数字	8	0		{1, 六味地黄...	无	8	靠右	标度
3	频数	数字	8	0		无	无	8	靠右	标度

图 11-23　Kruskal-Wallis H 检验数据文件的建立

	满意度	中药	频数
1	1	1	6
2	2	1	8
3	3	1	16
4	4	1	9
5	1	2	2
6	2	2	13
7	3	2	9
8	4	2	24
9	1	3	1
10	2	3	3
11	3	3	4
12	4	3	17

图 11-24　Kruskal-Wallis *H* 检验数据的录入

（2）Kruskal-Wallis *H* 检验：①加权频数：点击数据→加权个案→对频数进行加权；②Kruskal-Wallis *H* 秩和检验：点击分析→非参数检验→旧对话框→*k* 个独立样本，把"满意度"选入"检验变量列表"，"中药"选入"分组变量"，点击定义范围，"最小值"中输入"1""最大值"中输入"3"→继续→√克鲁斯卡尔—沃利斯→确定，输出结果如图 11-25 所示。

克鲁斯卡尔-沃利斯检验

秩

	中药	个案数	秩平均值
满意度	六味地黄丸	39	45.06
	双黄连含片	48	58.78
	柴胡滴丸	25	69.96
	总计	112	

检验统计[a,b]

	满意度
卡方	10.604
自由度	2
渐近显著性	.005

a. 克鲁斯卡尔-沃利斯检验

b. 分组变量：中药

图 11-25　Kruskal-Wallis *H* 检验输出结果

3. 结果解释与呈现

（1）结果解释　从图 11-25 可见，"六味地黄丸"组共 39 例，平均秩次为 45.06，"双黄连含片"组共 48 例，平均秩次为 58.78，"柴胡滴丸"组共 25 例，平均秩次为 69.96；$\chi^2 = 10.604$，$P = 0.005$，按 $\alpha = 0.01$ 的水准拒绝 H_0。认为三个总体分布位置不同，三种中药的满意度有高度统计学意义。

表 11-16 三种中药的满意度调查结果

分类	非常满意	满意	不置可否	不满意	合计	χ^2	P
六味地黄丸	9	16	8	6	39		
双黄连含片	24	9	13	2	48	10.604	0.005
柴胡滴丸	17	4	3	1	25		
合计	50	29	24	9	112		

（2）结果呈现 统计结果呈现如表 11-16 所示。

（二） Ridit 分析

【例 11-7】 用三种中草药方剂治疗咳嗽表寒里热证，同时设不给药组作为对照，各组疗效分为无效、好转、显效三级，结果见表 11-17，试问各方剂之间疗效有无差异？

表 11-17 三组中药方剂的治疗效果（例）

疗法	无效	好转	显效	合计
不给药组	114	20	2	136
一号方组	20	45	34	99
二号方组	21	63	35	119
三号方组	33	40	7	80

1. 分析思路 本例是单向有序列联表，属于四组独立样本的等级资料进行比较，因为各组均为大样本，所以选用 Ridit 分析。

2. 操作步骤

方法一：区间估计法

（1）建立数据文件 ①点击变量视图，在"名称"列下输入"疗效""不给药组""一号方组""二号方组""三号方组"五个变量，在五个变量行中点击"小数位数"，将"小数位数"调整为"0"，在"疗效"变量行中点击"值"，在"值"输入"1"，"值标签"输入"无效"，点击"添加"，在"值"输入"2"，"值标签"输入"好转"，点击"添加"，在"值"输入"3"，"值标签"输入"显效"，点击"添加""确定"，如图 11-26 所示；②点击"数据视图"，录入全部数据，如图 11-27 所示。

（2）Ridit 分析的区间估计法

①加权频数：点击数据→加权个案→把"不给药组"选入频率变量→确定；②计算标准组"不给药组"各疗效的 Ridit 值：点击转换→个案排秩→把"疗效"选入"变量"，点击类型排秩→√比例估算→√秩变换→继续→确定，"不给药组"各疗效的 Ridit 值为 p 疗效列，如图 11-28；③计算各组总体均数 μ_R 95% 置信区间：点击分析→描述统计→探索，把"PROPORTION Estimate of 疗效"选入"因变量列表"→确定；点击数据→加权个案→频率变量中把"不给药组"选出，把"一号方组"选进→确

图 11-26　多组 Ridit 分析区间估计法数据文件的建立

图 11-27　多组 Ridit 分析区间估计法数据录入

图 11-28　多组 Ridit 分析区间估计法分析过程的数据

定；点击分析→描述统计→探索，把"PROPORTION Estimate of 疗效"选入"因变量列表"→确定；点击数据→加权个案→频率变量中把"一号方组"选出，把"二号方组"选进→确定；点击分析→描述统计→探索，把"PROPORTION Estimate of 疗效"选入"因变量列表"→确定，点击数据→加权个案→频率变量中把"二号方组"选出，把"三号方组"选进→确定；点击分析→描述统计→探索，把"PROPORTION Estimate of 疗效"选入"因变量列表"→确定，输出结果如图 11-32 所示。

方法二：假设检验法

（1）建立数据文件　①点击变量视图，在"名称"列下输入"组别""疗效""频数"三个变量，在三个变量行中点击"小数位数"，将"小数位数"调整为"0"，在"组别"变量行中点击"值"，在"值"输入"0"，"值标签"输入"不给药组"，点击"添加"，在"值"输入"1"，"值标签"输入"一号方组"，点击"添加"，在"值"输入"2"，"值标签"输入"二号方组"，点击"添加"，在"值"输入"3"，"值标签"输入"三号方组"，点击"添加""确定"，在"疗效"变量行中点击"值"，在"值"输入"1"，"值标签"输入"无效"，点击"添加"，在"值"输入"2"，"值标签"输入"好转"，点击"添加"，在"值"输入"3"，"值标签"输入"显效"，点击"添加""确定"，如图 11-29 所示；②点击"数据视图"，录入全部数据，如图 11-30 所示。

| | 文件(F) | 编辑(E) | 查看(V) | 数据(D) | 转换(T) | 分析(A) | 直销(M) | 图形(G) | 实用程序(U) | 窗口(W) | 帮助(H) |

	名称	类型	宽度	小数位数	标签	值	缺失	列	对齐	测量
1	组别	数字	8	0		{0,不给药组...	无	8	靠右	标度
2	疗效	数字	8	0		{1,无效}...	无	8	靠右	标度
3	频数	数字	8	0		无	无	8	靠右	标度

图 11-29 多组 Ridit 分析假设检验法数据文件的建立

	组别	疗效	频数
1	0	1	114
2	0	2	20
3	0	3	2
4	1	1	20
5	1	2	45
6	1	3	34
7	2	1	21
8	2	2	63
9	2	3	35
10	3	1	33
11	3	2	40
12	3	3	7

图 11-30 多组 Ridit 分析假设检验法数据录入

	组别	疗效	频数	P疗效
1	0	1	114	.2166
2	0	2	20	.6267
3	0	3	2	.9101
4	1	1	20	.2166
5	1	2	45	.6267
6	1	3	34	.9101
7	2	1	21	.2166
8	2	2	63	.6267
9	2	3	35	.9101
10	3	1	33	.2166
11	3	2	40	.6267
12	3	3	7	.9101

图 11-31 多组 Ridit 分析假设检验法分析过程中的数据

（2）利用假设检验法 Ridit 分析 ①加权频数：点击数据→加权个案→把"频数"选入频率变量→确定；②计算各疗效的 Ridit 值：点击转换→个案排秩→把"疗效"选入"变量"，点击类型排秩→√比例估算→√秩变换→继续→确定，各疗效的 Ridit 值为 p 疗效列，如图 11-31（此处需要注意的是，SPSS 默认的求 p 疗效列方法是按各组合并为标准组求出，所以此处 p 疗效列值与方法一中区间估计法把"不给药组"视为标准组各疗效的 Ridit 值有所不同）；②采用正态近似法进行方差分析：点击分析→比较平均值→单因素 ANOVA 检验，把"PROPORTION Estimate of 疗效"选入"因变量列表"，

"组别"选入"因子",点击"事后比较",√"LSD",√"邓尼特"→"控制类别"中选择"第一个"→继续→确定;见图 11-33;或可以采用非参数检验法进行秩和检验:点击分析→非参数检验→旧对话框→k 个独立样本,把"PROPORTION Estimate of 疗效"选入"检验变量列表""组别"选入"分组变量",点击定义范围,"最小值"中输入"0""最大值"中输入"3"→继续→√克鲁斯卡尔—沃利斯→确定,输出结果见图 11-34。

探索

个案处理摘要

	个案					
	有效		缺失		总计	
	个案数	百分比	个案数	百分比	个案数	百分比
Proportion Estimate of 疗效 using Rankit's Formula	136	100.0%	0	0.0%	136	100.0%

描述

			统计	标准误差
Proportion Estimate of 疗效 using Rankit's Formula	平均值		.500000	.0158667
	平均值的 95% 置信区间	下限	.468620	
		上限	.531380	
	5% 剪除后平均值		.480296	
	中位数		.419118	
	方差		.034	
	标准差		.1850363	
	最小值		.4191	
	最大值		.9926	
	全距		.5735	
	四分位距		.0000	
	偏度		1.869	.208
	峰度		1.541	.413

探索

个案处理摘要

	个案					
	有效		缺失		总计	
	个案数	百分比	个案数	百分比	个案数	百分比
Proportion Estimate of 疗效 using Rankit's Formula	99	100.0%	0	0.0%	99	100.0%

描述

			统计	标准误差
Proportion Estimate of 疗效 using Rankit's Formula	平均值		.840018	.0216959
	平均值的 95% 置信区间	下限	.796963	
		上限	.883073	
	5% 剪除后平均值		.854922	
	中位数		.911765	
	方差		.047	
	标准差		.2158712	
	最小值		.4191	
	最大值		.9926	
	全距		.5735	
	四分位距		.0809	
	偏度		-1.402	.243
	峰度		.140	.481

探索

个案处理摘要

	个案					
	有效		缺失		总计	
	个案数	百分比	个案数	百分比	个案数	百分比
Proportion Estimate of 疗效 using Rankit's Formula	119	100.0%	0	0.0%	119	100.0%

描述

			统计	标准误差
Proportion Estimate of 疗效 using Rankit's Formula	平均值		.848616	.0185869
	平均值的 95% 置信区间	下限	.811809	
		上限	.885423	
	5% 剪除后平均值		.864475	
	中位数		.911765	
	方差		.041	
	标准差		.2027595	
	最小值		.4191	
	最大值		.9926	
	全距		.5735	
	四分位距		.0809	
	偏度		-1.596	.222
	峰度		.777	.440

探索

个案处理摘要

	个案					
	有效		缺失		总计	
	个案数	百分比	个案数	百分比	个案数	百分比
Proportion Estimate of 疗效 using Rankit's Formula	80	100.0%	0	0.0%	80	100.0%

描述

			统计	标准误差
Proportion Estimate of 疗效 using Rankit's Formula	平均值		.715625	.0280632
	平均值的 95% 置信区间	下限	.659767	
		上限	.771483	
	5% 剪除后平均值		.716708	
	中位数		.911765	
	方差		.063	
	标准差		.2510048	
	最小值		.4191	
	最大值		.9926	
	全距		.5735	
	四分位距		.4926	
	偏度		-.336	.269
	峰度		-1.894	.532

图 11-32　多组独立样本的等级资料区间估计法 Ridit 分析结果

3. 结果解释与呈现

(1)结果解释　从图 11-32 可见,利用区间估计法 Ridit 分析,"不给药组"疗效的 Ridit 均值为 0.5,总体均数 μ_R 的 95% 置信区间为(0.4686,0.5314),"一号方组"疗效的 Ridit 均值为 0.8400,总体均数 μ_R 的 95% 置信区间为(0.7970,0.8831),"二号方组"疗效的 Ridit 均值为 0.8486,总体均数 μ_R 的 95% 置信区间为(0.8118,0.8854),"三号方组"疗效的 Ridit 均值为 0.7156,总体均数 μ_R 的 95% 置信区间为(0.6598,0.7715),所有给药三组与不给药组比较,样本均数 $\bar{P}$ 值都大于 0.5,且 95%

ANOVA

Proportion Estimate of 疗效 using Rankit's Formula

	平方和	自由度	均方	F	显著性
组间	10.420	3	3.473	72.855	.000
组内	20.499	430	.048		
总计	30.919	433			

事后检验

多重比较

因变量: Proportion Estimate of 疗效 using Rankit's Formula

	(I) 组别	(J) 组别	平均值差值 (I-J)	标准误差	显著性	95% 置信区间 下限	95% 置信区间 上限
LSD	不给药组	一号方组	-.3541011*	.0288459	.000	-.410798	-.297405
		二号方组	-.3506031*	.0274072	.000	-.404472	-.296734
		三号方组	-.1952409*	.0307645	.000	-.255708	-.134773
	一号方组	不给药组	.3541011*	.0288459	.000	.297405	.410798
		二号方组	.0034980	.0297012	.906	-.054880	.061876
		三号方组	.1588602*	.0328247	.000	.094343	.223377
	二号方组	不给药组	.3506031*	.0274072	.000	.296734	.404472
		一号方组	-.0034980	.0297012	.906	-.061876	.054880
		三号方组	.1553622*	.0315679	.000	.093316	.217409
	三号方组	不给药组	.1952409*	.0307645	.000	.134773	.255708
		一号方组	-.1588602*	.0328247	.000	-.223377	-.094343
		二号方组	-.1553622*	.0315679	.000	-.217409	-.093316
邓尼特 t（双侧）[b]	一号方组	不给药组	.3541011*	.0288459	.000	.285726	.422476
	二号方组	不给药组	.3506031*	.0274072	.000	.285638	.415568
	三号方组	不给药组	.1952409*	.0307645	.000	.122318	.268164

*. 平均值差值的显著性水平为 0.05 。

图 11-33 多组独立样本的等级资料正态近似方差分析法 Ridit 分析结果

NPar 检验

克鲁斯卡尔-沃利斯检验

秩

	组别	个案数	秩平均值
P疗效	不给药组	136	125.10
	一号方组	99	278.78
	二号方组	119	277.26
	三号方组	80	209.84
	总计	434	

检验统计[a,b]

	P疗效
卡方	145.920
自由度	3
渐近显著性	.000

a. 克鲁斯卡尔-沃利斯检验

b. 分组变量：组别

图 11-34 多组独立样本的等级资料非参数检验法 Ridit 分析结果

的置信区间与不给药组无交叠，与不给药组的疗效差异有统计学意义，可以认为所有给药组的疗效都优于不给药组。3 号方组与 1、2 号方组的区间无交叠，3 号方组与 1、2 号方组之间疗效差异有统计学意义，由 $\bar{R}_3 < \bar{R}_1$ 和 $\bar{R}_2$，可以认为 3 号方组的疗效不如 1、

2 号方组。从图 11-33 可见，利用正态近似方差分析法 Ridit 分析：$F=72.855$，$P=0.000<0.01$，按 $\alpha=0.01$ 的水准拒绝 H_0。各组疗效差别有极显著的统计学意义。事后检验结果显示，所有给药三组与不给药组的疗效差异有极显著的统计学意义，可以认为所有给药组的疗效都优于不给药组。3 号方组与 1、2 号方组之间疗效差异有极显著的统计学意义。从图 11-34 可见，利用非参数检验法 Ridit 分析：$\chi^2=145.920$，$P=0.000<0.01$，按 $\alpha=0.01$ 的水准拒绝 H_0。各组疗效差别有极显著的统计学意义。

（2）结果呈现 统计结果呈现见表 11-18。

表 11-18 三组中药方剂的治疗效果（例）

疗法	无效	好转	显效	合计	F 值	χ^2 值	P 值	95%的置信区间
不给药组	114	20	2	136				(0.4686, 0.5314)△△
一号方组	20	45	34	99	72.855	145.920	0.000	(0.7970, 0.8831)**△△
二号方组	21	63	35	119				(0.8118, 0.8854)**△△
三号方组	33	40	7	80				(0.6598, 0.7715)**

注：与对照组比较，**表示 $P<0.01$，与 3 号方组比较，△△表示 $P<0.01$。

（三）秩相关分析与线性趋势检验

1. 秩相关分析

【例 11-8】调查某省 16 个市的职工年平均工资数 X 与就诊频繁程度 Y 资料，见表 11-19。研究该省 16 个市的职工年平均工资数 X 与就诊频繁程度 Y 之间有无联系。

表 11-19 年平均工资数 X 与就诊频繁程度 Y 的情况

编号	X	Y	编号	X	Y
1	35285	较多	9	126170	较少
2	16790	较多	10	129000	较少
3	28500	适中	11	143880	频繁
4	39050	较少	12	200400	较少
5	42600	较多	13	54270	较多
6	12160	频繁	14	13790	较多
7	74240	较少	15	16500	适中
8	106400	较少	16	31050	较少

（1）分析思路 本例是等级资料，为说明职工年平均工资数 X 与就诊频繁程度 Y 之间有无联系，进行 Spearman 检验。

（2）操作步骤

①建立数据文件：点击变量视图，在"名称"列下输入"年平均工资数""就诊频

繁程度"两个变量,在两个变量行中点击"小数位数",将"小数位数"调整为"0",在"就诊频繁程度"变量行中点击"值",在"值"输入"0","值标签"输入"较少",点击"添加",在"值"输入"1","值标签"输入"适中",点击"添加",在"值"输入"2","值标签"输入"较多",点击"添加",在"值"输入"3","值标签"输入"频繁",点击"添加","确定",如图 11-35 所示;点击"数据视图",录入全部数据,如图 11-36 所示。

	名称	类型	宽度	小数位数	标签	值	缺失	列	对齐	测量
1	年平均工资数	数字	8	0		无	无	8	疆右	✐ 标度
2	就诊频繁程度	数字	8	0		{0, 较少}...	无	8	疆右	✐ 标度

图 11-35 Spearman 检验数据文件的建立

	年平均工资数	就诊频繁程度
1	35285	2
2	16790	2
3	28500	1
4	39050	0
5	42600	2
6	12160	3
7	74240	0
8	106400	0
9	126170	0
10	129000	0
11	143880	3
12	200400	0
13	54270	2
14	13790	2
15	16500	1
16	31050	0

图 11-36 Spearman 检验数据的录入

②Spearman 检验:①点击分析→相关→双变量,把"年平均工资数""就诊频繁程度"选入"变量",相关系数→√肯德尔 tau_ b,√斯皮尔曼→确定,输出结果如图 11-37 所示。

非参数相关性

相关性

			年平均工资数	就诊频繁程度
肯德尔 tau_b	年平均工资数	相关系数	1.000	-.362
		显著性（双尾）	.	.074
		个案数	16	16
	就诊频繁程度	相关系数	-.362	1.000
		显著性（双尾）	.074	.
		个案数	16	16
斯皮尔曼 Rho	年平均工资数	相关系数	1.000	-.425
		显著性（双尾）	.	.101
		个案数	16	16
	就诊频繁程度	相关系数	-.425	1.000
		显著性（双尾）	.101	.
		个案数	16	16

图 11-37 Spearman 检验输出结果

（3）结果解释与呈现

①结果解释：从图 11-37 可见，肯德尔 tau_b 相关系数为-0.362，双侧检验 $P=0.074$；斯皮尔曼相关系数为-0.425，$P=0.101$，双侧 $P>0.05$，不能以 $\alpha=0.05$ 水准拒绝 H_0，不能认为该省城市职工年平均工资数 X 与就诊频繁程度 Y 之间有直线相关关系。

②结果呈现：统计结果呈现见表 11-20。

表 11-20 年平均工资数 X 与就诊频繁程度 Y 的情况

编号	X	Y	编号	X	Y
1	35285	较多	9	126170	较少
2	16790	较多	10	129000	较少
3	28500	适中	11	143880	频繁
4	39050	较少	12	200400	较少
5	42600	较多	13	54270	较多
6	12160	频繁	14	13790	较多
7	74240	较少	15	16500	适中
8	106400	较少	16	31050	较少

注：斯皮尔曼相关系数 $r=-0.425$，$P=0.101$。

2. 线性趋势检验

【例 11-9】某研究者欲研究年龄与血压等级之间的关系，将 278 例受试者资料整理成表 11-21，试分析年龄与血压等级之间是否存在线性变化趋势。

表 11-21 年龄（*X*）与血压等级（*Y*）的关系

年龄（岁）（*X*）	血压等级（*Y*）				合计
	正常	轻度高血压	中度高血压	重度高血压	
20～	70	22	4	2	98
30～	27	24	9	3	63
40～	16	23	13	7	59
≥50	9	20	15	14	58
合计	122	89	41	26	278

（1）分析思路　本例是双向有序列联表资料，为说明年龄与血压等级之间是否存在线性变化趋势，进行线性趋势检验。

（2）操作步骤

①建立数据文件：点击变量视图，在“名称”列下输入“年龄”“血压等级”“频数”三个变量，在三个变量行中点击“小数位数”，将“小数位数”调整为“0”，在“年龄”变量行中点击“值”，在“值”输入“1”，“值标签”输入“20～”，点击“添加”，在“值”输入“2”，“值标签”输入“30～”，点击“添加”，在“值”输入“3”，“值标签”输入“40～”，点击“添加”，在“值”输入“4”，“值标签”输入“≥50”，点击“添加”，“确定”，同样，在“血压等级”变量行中点击“值”，在“值”输入“1”，“值标签”输入“正常”，点击“添加”，在“值”输入“2”，“值标签”输入“轻度”，点击“添加”，在“值”输入“3”，“值标签”输入“中度”，点击“添加”，在“值”输入“4”，“值标签”输入“重度”，点击“添加”，“确定”，如图 11-38 所示；点击“数据视图”，录入全部数据，如图 11-39 所示。

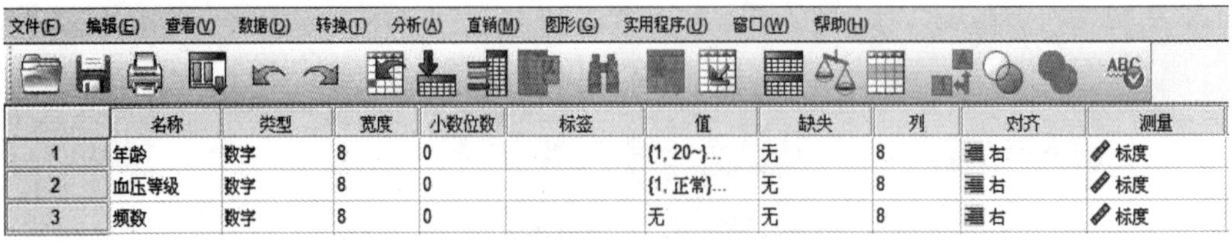
文件(F) 编辑(E) 查看(V) 数据(D) 转换(T) 分析(A) 直销(M) 图形(G) 实用程序(U) 窗口(W) 帮助(H)
名称 类型 宽度 小数位数 标签 值 缺失 列 对齐 测量
1 年龄 数字 8 0 {1, 20~}... 无 8 右 标度
2 血压等级 数字 8 0 {1, 正常}... 无 8 右 标度
3 频数 数字 8 0 无 无 8 右 标度

图 11-38 线性趋势检验数据文件的建立

②线性趋势检验：a. 加权频数：点击数据→加权个案→对频数进行加权；b. 点击分析→描述统计→交叉表，把“年龄”选入“行”“血压等级”选入“列”，点击统计量→√卡方→继续→确定，输出结果如图 11-40 所示。

	年龄	血压等级	频数
1	1	1	70
2	1	2	22
3	1	3	4
4	1	4	2
5	2	1	27
6	2	2	24
7	2	3	9
8	2	4	3
9	3	1	16
10	3	2	23
11	3	3	13
12	3	4	7
13	4	1	9
14	4	2	20
15	4	3	15
16	4	4	14

图 11-39 线性趋势检验数据的录入

卡方检验

	值	自由度	渐进显著性（双侧）
皮尔逊卡方	71.432[a]	9	.000
似然比	73.739	9	.000
线性关联	63.389	1	.000
有效个案数	278		

a. 0 个单元格（0.0%）的期望计数小于 5。最小期望计数为 5.42。

图 11-40 线性趋势检验输出结果

（3）结果解释与呈现

①结果解释：从图 11-40 可见，线性趋势检验 $\chi^2 = 63.389$，$P = 0.000$，按 $\alpha = 0.01$ 水准，拒绝 H_0，可以认为年龄与血压之间不仅存在相关关系且为线性关系。结合表 11-21 的资料说明血压的等级随着年龄的增加而升高。

②结果呈现：统计结果见表 11-22。

表 11-22　年龄（X）与血压等级（Y）的关系

年龄（岁）（X）	血压等级（Y）				合计
	正常	轻度高血压	中度高血压	重度高血压	
20～	70	22	4	2	98
30～	27	24	9	3	63
40～	16	23	13	7	59
≥50	9	20	15	14	58
合计	122	89	41	26	278

注：线性趋势检验 $\chi^2 = 63.389$，$P = 0.000$。

三、练习题

【习题 11-5】 用三种方案治疗急性脑出血所致脑神经功能障碍，见表 11-23，判断三种方案的疗效有无差异。

表 11-23　三种方案治疗脑神经功能障碍的疗效（人）

方案	痊愈	显效	好转	无效	合计
A（5—7 天）	5	7	10	8	30
B（10—12 天）	9	10	7	4	30
C（21—30 天）	16	10	3	1	30
合计	30	27	20	13	90

【习题 11-6】 在"卫生统计学"教学改革的研究中，调查了 12 名学生在教学改革前与改革后应用题的得分情况，见表 11-24，试做等级相关分析。

表 11-24　12 名学生教学改革前与改革后应用题的得分（分）

编号	1	2	3	4	5	6	7	8	9	10	11	12
改革前得分	6.0	7.0	2.5	5.4	8.3	9.0	3.9	4.6	8.6	7.9	9.2	5.6
改革后得分	7.0	11.0	4.0	6.0	11.0	14.0	5.0	5.0	13.0	12.0	14.0	6.0

第四节　配对设计方表资料分析

一、应用条件

配对设计计数资料为双向多分类（二分类以上）且属性相同的变量，如同一批样品用两种方法检测，当检测结果的分类数 $K \geq 3$ 时，则构成配对设计 $K \times K$ 方表。配对设计方表的行数与列数相等且对称，即 $R = C = K$，论文报告呈现的数据格式一般见表 11-25。对于配对设计方表资料，分析行变量和列变量间是否有关联，可用 Pearson χ^2 检验和列联系数；分析两变量间是否存在差别，可用优势性检验即 Bowker 检验（McNemar 检验的推广）；分析配对设计方表资料的两变量结果的一致部分是否是由于抽样误差导致的，可用一致性检验或称 Kappa 检验。

表 11-25　配对设计 $K \times K$ 方表资料的一般形式

变量 1	变量 2				合计
	1	2	⋯	K	
1	A_{11}	A_{12}	⋯	A_{1K}	n_1
2	A_{21}	A_{22}	⋯	A_{2K}	n_2
⋯	⋯	⋯	⋯	⋯	⋯
K	K_{K1}	K_{K2}	⋯	K_{KK}	n_K
合计	m_1	m_2	⋯	m_K	n

二、应用实例

【例11-10】两种检验方法对193名就诊患者进行眼底动脉硬化级别判定，结果见表11-26。试分析两种检验方法的判定结果是否有关联？两种检验方法的判定结果的差异是否有统计学意义？两种检验方法的判定结果是否有一致性？

表11-26 两种检验方法的判定结果（例）

甲法	乙法				合计
	0级	Ⅰ级	Ⅱ级	Ⅲ级	
0级	15	8	14	1	38
Ⅰ级	4	22	6	8	40
Ⅱ级	10	11	16	12	49
Ⅲ级	5	15	7	39	66
合计	34	56	43	60	193

1. 分析思路 本资料属于检测结果的分类数 $K \geqslant 3$ 的配对设计方表等级资料，两种方法的独立性检验用 Pearson χ^2 检验和列联系数，两种检验方法的判定结果的差异是否有统计学意义则应用优势性检验即 Bowker 检验，检验两种方法间是否存在一致性采用一致性检验。

2. 操作步骤

（1）建立数据文件 ①点击变量视图，在"名称"列下输入"甲法""乙法""频数"三个变量，在三个变量行中点击"小数位数"，将"小数位数"调整为"0"，在"甲法"变量行中点击"值"，在"值"输入"1"，"值标签"输入"0级"，点击"添加"，在"值"输入"2"，"值标签"输入"Ⅰ级"，点击"添加"，在"值"输入"3"，"值标签"输入"Ⅱ级"，点击"添加"，在"值"输入"4"，"值标签"输入"Ⅲ级"，点击"添加"，"确定"，同样，在"乙法"变量行中点击"值"，在"值"输入"1"，"值标签"输入"0级"，点击"添加"，在"值"输入"2"，"值标签"输入"Ⅰ级"，点击"添加"，在"值"输入"3"，"值标签"输入"Ⅱ级"，点击"添加"，在"值"输入"4"，"值标签"输入"Ⅲ级"，点击"添加"，"确定"，如图11-41所示；②点击"数据视图"，录入全部数据，如图11-42所示。

（2）假设检验 ①加权频数：点击数据→加权个案→对"频数"进行加权；②点击分析→描述统计→交叉表，把"甲法"选入"行""乙法"选入"列"，点击统计量→√卡方，√列联系数→√麦克尼马尔，√Kappa→继续→确定，输出结果如图11-43~图11-45所示。

	文件(F)	编辑(E)	查看(V)	数据(D)	转换(T)	分析(A)	直销(M)	图形(G)	实用程序(U)	窗口(W)	帮助(H)

	名称	类型	宽度	小数位数	标签	值	缺失	列	对齐	测量
1	甲法	数字	8	0		{1, 0级}...	无	8	疆右	✔标度
2	乙法	数字	8	0		{1, 0级}...	无	8	疆右	✔标度
3	频数	数字	8	0		无	无	8	疆右	✔标度

图 11-41　配对设计方表数据文件的建立

	甲法	乙法	频数
1	1	1	15
2	1	2	8
3	1	3	14
4	1	4	1
5	2	1	4
6	2	2	22
7	2	3	6
8	2	4	8
9	3	1	10
10	3	2	11
11	3	3	16
12	3	4	12
13	4	1	5
14	4	2	15
15	4	3	7
16	4	4	39

图 11-42　配对设计方表数据的录入

卡方检验

	值	自由度	渐进显著性（双侧）
皮尔逊卡方	67.168[a]	9	.000
似然比	67.759	9	.000
线性关联	29.630	1	.000
麦克尼马尔-鲍克检验	9.583	6	.143
有效个案数	193		

a. 0 个单元格 (0.0%) 的期望计数小于 5。最小期望计数为 6.69。

对称测量

		值	渐近标准化误差[a]	近似 T[b]	渐进显著性
名义到名义	列联系数	.508			.000
协议测量	Kappa	.295	.047	7.075	.000
有效个案数		193			

a. 未假定原假设。

b. 在假定原假设的情况下使用渐近标准误差。

图 11-43　配对设计方表 Pearson χ^2 检验输出结果

卡方检验

	值	自由度	渐进显著性（双侧）
麦克尼马尔-鲍克检验	9.583	6	.143
有效个案数	193		

图 11-44 配对设计方表优势性检验输出结果

对称测量

		值	渐近标准化误差[a]	近似T[b]	渐进显著性
协议测量	Kappa	.295	.047	7.075	.000
有效个案数		193			

a. 未假定原假设。

b. 在假定原假设的情况下使用渐近标准误差。

图 11-45 配对设计方表一致性检验输出结果

3. 结果解释与呈现

（1）结果解释 从图 11-43 可见，总例数 $n=193$，最小的 $T=6.69>5$，即所有格子的 $T>5$，故独立性检验选择 Pearson χ^2 检验，$\chi^2=67.168$，列联系数 = 0.508，$P=0.000$，按 $\alpha=0.01$ 水准，拒绝 H_0，可认为两种检测方法的关联性有极显著的统计学意义，即不独立（原理或标的物相同或相近）；从图 11-44 可见，优势性检验 $\chi^2=9.583$，$P=0.143$，按 $\alpha=0.05$ 水准，不拒绝 H_0，可认为两种检验方法的判定结果的差异无统计学意义；从图 11-45 可见，一致性检验 $Kappa=0.295$，$P=0.000$，按 $\alpha=0.01$ 水准，拒绝 H_0，可以认为两种检测方法的结果具有一致性，但一致性较差。

（2）结果呈现 统计结果见表 11-27，两法独立性检验 $\chi^2=67.168$，$P=0.000$；优势性检验 $\chi^2=9.583$，$P=0.143$；一致性检验 $Kappa=0.295$，$P=0.000$。

表 11-27 两种检验方法的比较（例）

甲法	乙法				合计
	0 级	I 级	II 级	III 级	
0 级	15	8	14	1	38
I 级	4	22	6	8	40
II 级	10	11	16	12	49
III 级	5	15	7	39	66
合计	34	56	43	60	193

三、练习题

【习题 11-7】某中医药大学的两名教师根据学习成绩与平时表现对 2018 级 160 名市场营销专业学生进行评价。评价结果见表 11-28。欲分析以下问题：两名教师的评价结果是否有关联？评价结果的差异是否有统计学意义？评价结果的一致性如何？

表 11-28 两名教师的评价结果比较（人）

甲教师	乙教师				
	A	B	C	D	合计
A	20	19	8	0	47
B	12	8	22	8	50
C	1	6	11	27	45
D	0	2	7	9	18
合计	33	35	48	44	160

【习题 11-8】为分析中医辨识系统辨识的准确率，对 362 例情志病患者采用中医辨识系统辨识，同时由中医临床专家进行辨证，诊断为某证型的结果见表 11-29，推断系统辨识与专家辨证结果是否有关联？结果差异是否有统计学意义？是否具有一致性？

表 11-29 系统辨识与专家辨证结果比较（例）

系统辨识	专家诊断				
	重	中	轻	非	合计
重	108	12	6	1	127
中	12	106	13	2	133
轻	9	9	59	2	79
非	5	8	9	1	23
合计	134	135	87	6	362

第十二章 Logistic 回归分析 ▷▷▷

Logistic 回归（Logistic regression，"逻辑回归"）又称 Logit 模型（Logit model，"评定模型"或"分类评定模型"，最早是由德国数学家、生物学家 P. E. Verhust 于 1837 年研究人口发展特征建立起来的离散型概率模型。按研究设计不同，Logistic 回归分为非条件（成组设计）Logistic 回归和条件（配对或配伍设计）Logistic 回归。Logistic 回归模型的基本表达式为 $P(x) = \dfrac{1}{1+e^{-(b_0+b_1x_1+b_2x_2+\cdots+b_mX_m)}}$，与多重线性回归有许多相似之处，常用于数据挖掘、病因探索、疾病诊断和预后评价等。Logistic 回归采用极大似然法获得参数估计值，在样本量较小时估计值标准误较大、可靠性降低，一般要求为自变量个数的 10 倍甚至 20 倍以上，或者每组样本量在 50 以上。

Logistic 回归基本方法如下：

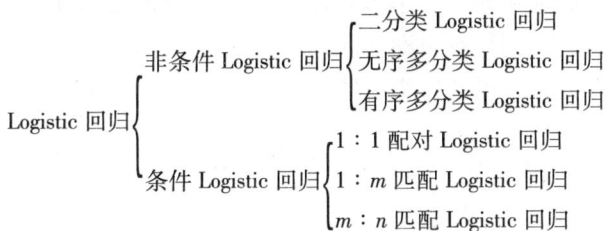

$$
\text{Logistic 回归}
\begin{cases}
\text{非条件 Logistic 回归}
\begin{cases}
\text{二分类 Logistic 回归}\\
\text{无序多分类 Logistic 回归}\\
\text{有序多分类 Logistic 回归}
\end{cases}\\[2em]
\text{条件 Logistic 回归}
\begin{cases}
1:1\ \text{配对 Logistic 回归}\\
1:m\ \text{匹配 Logistic 回归}\\
m:n\ \text{匹配 Logistic 回归}
\end{cases}
\end{cases}
$$

第一节　二分类 Logistic 回归

一、应用条件

如果研究事件的自变量为二分类变量、多分类变量（无序多分类或有序多分类）及数值变量，应变量 Y 为二分类变量，例如生存与死亡、正常与异常等，其取值只有两种 1 或 0。一般以事件发生赋值为 1，事件不发生赋值为 0，欲研究事件发生的概率 P 与自变量 X_i 之间的关系，可进行 Logistic 回归分析。Logistic 回归模型的应用条件：①应变量各观测值 Y_i 应相互独立，故不能用于研究传染性疾病；②各观察对象的观察时间长短应相同；③多个自变量的联合作用是相乘而不是相加。

二、应用实例

【例 12-1】欲分析 2 型糖尿病相关危险因素的研究，分别调查了 2 型糖尿病患者 495 例，健康对照 998 例，调查项目包括性别、年龄、文化程度、饮酒情况、睡眠质量、体力活动及吸烟情况 7 个相关因素的资料，各因素的赋值见表 12-1。

表 12-1 糖尿病 7 个相关因素与赋值表

因素	变量名	赋值与单位
性别	X_1	男=1，女=2
年龄	X_2	<45 岁=1，45 以上=2，55 岁以上=3，65 岁以上=4
文化程度	X_3	小学以下=1，初中=2，高中及中专=3，大专=4，大学以上=5
饮酒情况	X_4	无=0，有=1
睡眠质量	X_5	好=1，一般=2，差=3
体力活动	X_6	无=1，轻度=2，中度=3，重度=4
吸烟情况	X_7	不吸=0，吸烟=1
糖尿病	Y	对照=0，病例=1

（一）分析思路

在进行 Logistic 回归分析前，可以先进行单变量分析（如 t 检验、卡方检验等），逐一考察所有自变量与应变量之间的关系，筛掉一些可能无数量关联的变量，再进行多因素分析，以保证结果更加可靠，并节省样本量。本案例因变量 Y 为 2 型糖尿病患病与否，属于二分类变量。病例与对照没有进行匹配设计，此时要研究各调查因素与二分类因变量间的数量依存关系，可选择非条件二分类 Logistic 回归分析。

X_1	X_2	X_3	X_4	X_5	X_6	X_7	Y
1	2	2	1	2	1	1	0
1	4	4	1	3	4	1	0
⋮	⋮	⋮	⋮	⋮	⋮	⋮	⋮
2	3	1	1	1	3	0	0
1	1	1	1	2	3	0	1

图 12-1 L12-1. sav

（二）操作步骤

1. 建立数据文件 点击变量视图，定义变量，性别 X_1、年龄 X_2、文化程度 X_3、饮酒情况 X_4、睡眠质量 X_5、体力活 X_6、吸烟情况 X_7、是否患病 Y，输入数据，建立数据文件 L12-1. sav，如图 12-1 所示。

2. Logistic 回归分析 分析→回归→二分类 Logistic→Y 进变量，X_1 ~ X_7 进协变量→选项→CI for exp（B）：95%→继续→确定。

（三）结果解释与呈现

1. 结果解释 Logistic 回归分析的结果较多，主要从以下几个方面解释结果：

（1）对所建立的回归模型进行假设检验：如图 12-2 所示，$\chi^2=146.486$，$P<$

0.001，拒绝 H_0，接受 H_1，表明建立起来的回归模型至少有一个自变量的作用是有意义的，所以回归模型有统计学意义。

Omnibus Tests of Model Coefficients

		Chi-square	df	Sig.
Step 1	Step	146.486	7	.000
	Block	146.486	7	.000
	Model	146.486	7	.000

图 12-2 模型系数总检验

（2）对所建立起来的回归模型进行评价：如图 12-3 所示，-2 对数似然比 = 1750.427，Cox & Snell R^2 = 0.093，Nagelkerke R^2 = 0.130，拟合效果不好。模型综合分析是对模型拟合效果进行评价，其中 -2 倍对数似然比越接近于 0，拟合效果越好，而后两个是广义决定系数，类似于线性回归中的决定系数 R^2，越大越好，最大值为 1。

Model Summary

Step	-2 Log likelihood	Cox & Snell R Square	Nagelkerke R Square
1	1750.427[a]	.093	.130

a. Estimation terminated at iteration number 4 because parameter estimates changed by less than .001.

图 12-3 模型综合分析

（3）所建立起来的回归模型的预测准确性进行评估：如图 12-4 所示，利用此回归模型预测的准确率可达到 67.8%，显示的是引入自变量的回归模型进行预测的准确性的评估结果。

Classification Table[a]

			Predicted		
			2型糖尿病		Percentage Correct
Observed			否	是	
Step 1	2型糖尿病	否	897	101	89.9
		是	380	115	23.2
	Overall Percentage				67.8

a. The cut value is .500

图 12-4 模型预测准确率

（4）回归模型的参数估计与检验：如图 12-5 所示，因 X_1、X_2、X_3 的 $P>0.05$，无统计学意义，可进一步应用 SPSS 软件默认的 Forward LR 逐步法，进入模型的标准为

0.05，剔除模型的标准为 0.10，最终一步输出的结果如图 12-6 所示，利用逐步回归法得到的饮酒情况的回归系数为 1.401，Wald χ^2 为 7.878，$P=0.005$，有统计学意义，*OR* 值为 4.058，说明饮酒人群患 2 型糖尿病是不饮酒人群的 4.058 倍；睡眠质量的回归系数为 0.473，Wald χ^2 为 25.581，$P<0.001$，有统计学意义，*OR* 值为 1.604，说明睡眠质量每降低一个等级人群患 2 型糖尿病的危险是上一个等级的 1.604 倍；吸烟情况的回归系数为 1.174，Wald χ^2 为 100.287，$P<0.001$，有统计学意义，*OR* 值为 3.235，说明吸烟人群患 2 型糖尿病是不吸烟人群的 3.235 倍。本例中 Logistic 逐步回归模型引入的所有自变量的回归系数都有统计学意义，相较于全进入法要好。但预测的准确率方面，只有常数项时模型预测准确率为 66.8%，筛选变量引入后，模型预测准确率为 68.3%，只提高了 1.5%，Cox & Snell R^2 以及 Nagelkerke R^2 系数分别为 0.088 与 0.122，说明该回归模型的预测能力不够强。

Variables in the Equation

		B	S.E.	Wald	df	Sig.	Exp(B)	95% C.I.for EXP(B) Lower	Upper
Step 1[a]	X1	.015	.119	.016	1	.900	1.015	.803	1.283
	X2	-.094	.058	2.609	1	.106	.911	.813	1.020
	X3	.107	.059	3.339	1	.068	1.113	.992	1.248
	X4	1.508	.505	8.926	1	.003	4.518	1.680	12.149
	X5	.486	.094	26.803	1	.000	1.626	1.352	1.954
	X6	-.173	.086	4.107	1	.043	.841	.711	.994
	X7	1.206	.142	72.112	1	.000	3.340	2.529	4.412
	Constant	-3.092	.649	22.723	1	.000	.045		

a. Variable(s) entered on step 1: X1, X2, X3, X4, X5, X6, X7.

图 12-5 **Logistic 回归分析回归系数估计及假设检验结果 1**

Variables in the Equation

		B	S.E.	Wald	df	Sig.	Exp(B)
Step 1[a]	X7	1.134	.115	96.515	1	.000	3.107
	Constant	-1.305	.088	219.854	1	.000	.271
Step 2[b]	X5	.466	.093	25.000	1	.000	1.594
	X7	1.140	.117	95.772	1	.000	3.128
	Constant	-2.210	.206	114.879	1	.000	.110
Step 3[c]	X4	1.401	.499	7.878	1	.005	4.058
	X5	.473	.093	25.581	1	.000	1.604
	X7	1.174	.117	100.287	1	.000	3.235
	Constant	-3.616	.543	44.382	1	.000	.027

图 12-6 **Logistic 回归分析回归系数估计及假设检验结果 2**

2. 结果呈现 对 2 型糖尿病相关危险因素的病例对照调查，结果表明，饮酒的 *OR* 值为 4.058，说明饮酒人群患 2 型糖尿病是不饮酒人群的 4.058 倍；睡眠质量的 *OR* 值为 1.604，说明睡眠质量每降低一个等级人群患 2 型糖尿病的危险是上一个等级的

1.604 倍；吸烟情况的 *OR* 值为 3.235，说明吸烟人群患 2 型糖尿病是不吸烟人群的 3.235 倍。可建立 2 型糖尿病发病概率的 Logistic 回归模型如下。

$$P = \frac{1}{1+e^{(3.616-1.401X_4-0.473X_5-1.174X_7)}}$$

三、练习题

【习题 12-1】某医师为探索成年男性吸烟、饮酒与冠心病关系的病例对照研究，分别调查成年男性 285 例冠心病新发病例和 705 例健康人对照，结果见表 12-2，试对资料进行 Logistic 回归分析。

表 12-2 吸烟、饮酒与冠心病的关系

序号（NO）	病例-对照（Y）	吸烟（X_1）	饮酒（X_2）	频数（f）
1	0	0	0	110
2	0	0	1	120
3	0	1	0	135
4	0	1	1	350
5	1	0	0	30
6	1	0	1	35
7	1	1	0	60
8	1	1	1	160

注：表中"0"表示对照、不吸烟、不饮酒；"1"表示病例、吸烟、饮酒。

第二节　多分类 Logistic 回归

多分类 Logistic 回归是二分类 Logistic 回归的扩展，研究多个自变量对多分类应变量各类别发生概率的影响。多分类应变量包括无序多分类数据和有序多分类数据，以 k 来表示多分类应变量的类别数，选择应变量众多类别之一作为参照，拟合剩余（$k-1$）个类别相对于此参照类别的 Logistic 回归概率预报模型。

一、无序多分类 Logistic 回归

研究多个自变量对无序多分类应变量各类别发生概率的影响，如中医证候、病种、血型、体质类型等属于无序多分类数据。

【例 12-2】为研究胃癌及癌前病变核仁组织变化情况，分析核仁组成区嗜银蛋白（AgNoR）颗粒数量（X_1）及大小（X_2）在胃炎、胃组织不典型增生和胃癌等三种胃病（Y）中的变化规律以及临床的诊断意义，共检测 129 例患者，检测结果见表 12-3，试作 Logistic 回归分析。

表 12-3　核仁组成区嗜银蛋白颗粒数量及大小与三种胃病的关系

颗粒数量（X_1）	颗粒大小（X_2）	胃病（Y）		
		胃炎（$Y=1$）	不典型增生（$Y=2$）	胃癌（$Y=3$）
较少（$X_1=1$）	小（$X_2=1$）	9	0	0
	中（$X_2=2$）	18	1	0
	大（$X_2=3$）	15	8	0
中等（$X_1=2$）	小（$X_2=1$）	0	3	0
	中（$X_2=2$）	2	15	2
	大（$X_2=3$）	0	14	4
较多（$X_1=3$）	小（$X_2=1$）	0	1	0
	中（$X_2=2$）	0	2	12
	大（$X_2=3$）	0	0	23

（一）分析思路

由于应变量胃病（Y）取值为胃炎、胃组织不典型增生和胃癌等三种，属于无序多分类数据，研究其多个影响因素，因此需进行无序多分类 Logistic 回归分析。在进行无序多分类 Logistic 回归分析时，此例是整理过的频数表数据，故应首先加权频数。

（二）操作步骤

1. 建立数据文件　①点击变量视图，在"名称"列下输入"颗粒数量""颗粒大小""胃病""频数" 4 个变量。在"颗粒数量"变量行中的"值"依次输入"1、2、3"，"值标签"依次输入"较少、中等、较多"，分别点击"添加""确定"；在"Drink Tea"变量行中的"值"依次输入"1、2、3"，"值标签"依次输入"小、中、大"，分别点击"添加""确定"；在"胃病"变量行中的"值"依次输入"1、2、3"，"值标签"依次输入"胃炎、胃组织不典型增生、胃癌"，分别点击"添加""确定"；②点击"数据视图"，录入 4 列 27 行数据，如图 12-7 所示。

	🔹颗粒数量	🔹颗粒大小	🔹Y胃病	🔹频数
1	1	1	1	9
2	1	1	2	0
3	1	1	3	0
4	1	2	1	18
5	1	2	2	1

图 12-7　录入数据

2. 无序多分类 Logistic 回归分析　点击"数据（D）"→"加权个案（W）"→

点击"加权个案",把频数"频数"变量选入"频率变量"框中,点击确定→点击"分析(A)"→"回归(R)"→"多元 Logistic",把"胃病"放入"应变量(D)",把自变量"颗粒数量""颗粒大小"放入"因子(F)"中→"统计量(S)",勾选"拟合度(G)"选项,表示输出模型的拟合优度信息→"继续"→单击"确定"。

(三) 结果解释与呈现

1. 结果解释 无序多元 Logistic 回归的主要结果见图 12-8~图 12-11。

(1) 模型拟合信息 图 12-8 为模型的似然比检验结果,可见最终模型和只含有常数项的初始模型相比,−2 倍对数似然值(−2LL)下降的 $P<0.05$,说明模型有统计学意义。

模型拟合信息

模型	模型拟合标准	似然比检验		
	−2 倍对数似然值	卡方	df	显著水平
仅截距	206.024			
最终	19.503	186.521	8	.000

图 12-8 模型拟合信息

(2) 拟合优度检验 图 12-9 是检验模型的拟合优度(H_0 为模型能很好地拟合原始数据),$P>0.05$,可认为当前数据中的信息已经被充分提取,模型拟合优度较高。

拟合优度

	卡方	df	显著水平
Pearson	2.399	8	.966
偏差	3.570	8	.894

图 12-9 拟合优度检验

(3) 似然比检验 图 12-10 用于判断自变量作用是否具有统计学意义,截距项给出了全模型的−2 倍对数似然值。在全模型中分别省略"颗粒数量""颗粒大小"变量后,−2 倍对数似然值改变的 $P<0.001$,说明"颗粒数量""颗粒大小"对模型的贡献有统计学意义。

似然比检验

效应	模型拟合标准	似然比检验		
	简化后的模型的 −2 倍对数似然值	卡方	df	显著水平
截距	19.503[a]	.000	0	
颗粒数量	189.039	169.536	4	.000
颗粒大小	40.275	20.772	4	.000

卡方统计量是最终模型与简化后模型之间在 −2 倍对数似然值中的差值。通过从最终模型中省略效应而形成简化后的模型。零假设就是该效应的所有参数均为 0。

a. 因为省略效应不会增加自由度,所以此简化后的模型等同于最终模型。

图 12-10 似然比检验

（4）参数估计 根据图 12-11，可建立 2 个 Logit 模型，均以最后项为参照，因此其回归系数为 0。胃炎与胃癌比较，自变量"颗粒数量较少""颗粒大小中等"的 $P<0.05$，有统计学意义；胃组织不典型增生与胃癌比较，"颗粒数量中等"的 $P<0.05$，有统计学意义。由于偏回归系数>0，$OR>1$，表明"颗粒数量较少""颗粒大小中等"者发生胃炎的概率较高，"颗粒数量中等"者发生胃组织不典型增生的概率较高，可以考虑根据此类特征来与胃癌进行鉴别诊断。

参数估计

Y胃病[a]		B	标准误	Wald	df	显著水平	Exp(B)	Exp(B) 的置信区间 95% 下限	上限
胃炎	截距	-25.311	1.387	333.079	1	.000			
	[颗粒数量=1]	45.525	1.538	876.037	1	.000	5.903E+19	2.896E+18	1.203E+21
	[颗粒数量=2]	21.321	.000	.	1	.	1818055599	1818055599	1818055599
	[颗粒数量=3]	0[b]	.	.	0	.	.	.	.
	[颗粒大小=1]	25.256	12293.835	.000	1	.998	93042619535	.000	.[c]
	[颗粒大小=2]	4.151	1.458	8.110	1	.004	63.498	3.648	1105.325
	[颗粒大小=3]	0[b]	.	.	0	.			
胃组织不典型增生	截距	-3.596	.940	14.623	1	.000			
	[颗粒数量=1]	23.197	.000	.	1	.	11866505356	11866505356	11866505356
	[颗粒数量=2]	4.654	.937	24.696	1	.000	105.029	16.754	658.418
	[颗粒数量=3]	0[b]	.	.	0	.	.	.	.
	[颗粒大小=1]	22.455	12293.834	.000	1	.999	5649503611	.000	.[c]
	[颗粒大小=2]	1.387	.866	2.568	1	.109	4.003	.734	21.832
	[颗粒大小=3]	0[b]	.	.	0	.			

a. 参考类别是：胃癌。
b. 因为此参数冗余，所以将其设为零。
c. 计算该统计量时发生浮点溢出。因此，其值被设置为系统缺失值。

图 12-11 参数估计

2. 结果呈现 由表 12-4 可见，"颗粒数量较少""颗粒大小中等"者发生胃炎的概率较高，"颗粒数量中等"者发生胃组织不典型增生的概率较高，可以考虑根据此类特征来与胃癌进行鉴别诊断。

表 12-4 嗜银蛋白颗粒数量及大小与三种胃病关系的多元 Logistic 回归分析

变量	分组	胃炎 OR	(95% CI)	胃组织不典型增生 OR	(95% CI)
颗粒数量 X_1	较少（$X_1=1$）	5.9×10^{19}*	（$2.8\times10^{18} \sim 1.2\times10^{21}$）	1	
	中等（$X_1=2$）	1		1	
	较多（$X_1=3$）	1		1	
颗粒大小 X_2	小（$X_2=1$）	1		1	
	中（$X_2=2$）	63.5*	（3.6~1105.3）	105.0*	（16.83~658.4）
	大（$X_2=3$）	1		1	

注：* 表示与胃癌比较，$P<0.05$。

二、有序多分类 Logistic 回归分析

研究多个自变量对有序多分类应变量（等级资料）各类别发生概率的影响，如疗效评价分为显效、有效和无效，尿糖程度分为-、+、++、+++和++++等。这种资料的 Logistic 回归分析，需拟合有序应变量水平数（$k-1$）个累加 Logit 模型（cumulative logits model），每个累加 Logit 模型均可看作一个一般的二分类 Logit 模型，实际上就是通过合并将原来的多个反应转变成为一般的二分类反应。

【例 12-3】某临床试验欲研究性别、疾病类型和两种治疗方法对支气管炎临床疗效的影响，疗效分为显效、有效和无效 3 个有序等级，数据资料见表 12-5，试进行应变量为有序多分类资料的 Logistic 回归分析。

表 12-5　性别、疾病类型和两种治疗方法对支气管炎疗效的影响研究

性别 (X_1)	疾病类型 (X_2)	疗法 (X_3)	疗效（Y）			合计
			显效 （$Y=3$）	有效 （$Y=2$）	无效 （$Y=1$）	
女性 （$X_1=1$）	单纯性 （$X_2=1$）	试验组（$X_3=1$）	7	19	4	30
		对照组（$X_3=2$）	4	17	9	30
	喘息性 （$X_2=2$）	试验组（$X_3=1$）	6	13	11	30
		对照组（$X_3=2$）	4	16	10	30
男性 （$X_1=2$）	单纯性 （$X_2=1$）	试验组（$X_3=1$）	12	11	2	25
		对照组（$X_3=2$）	6	14	5	25
	喘息性 （$X_2=2$）	试验组（$X_3=1$）	8	15	2	25
		对照组（$X_3=2$）	6	15	4	25

（一）分析思路

由于应变量（不同治疗效果）取值为显效（$Y=1$）、有效（$Y=2$）、无效（$Y=3$），属于有序多分类数据，研究其影响因素，因此需进行有序多分类的 Logistic 回归分析。在进行有序多分类 Logistic 回归分析时，如果是整理过的频数数据首先需要进行变量加权。

（二）操作步骤

1. 建立数据文件　①点击变量视图，在"名称"列下输入性别、疾病类型、疗法、疗效、频数等 5 个变量并分别赋值；②点击"数据视图"，录入 5 列 24 行数据，如图 12-12 所示。

2. 有序多分类 Logistic 回归分析　点击"数据（D）"→"加权个案（W）"→点击"加权个案"，把"频数"变量选入"频率变量"框中→点击确定→点击"分析

	⬚ 性别	⬚ 类型	⬚ 疗法	⬚ 疗效	⬚ 例数
1	1	1	1	1	7
2	1	1	1	2	19
3	1	1	1	3	4
4	1	1	2	1	4
5	1	1	2	2	17
6	1	1	2	3	9
7	1	2	1	1	6

图 12-12　录入数据

（A）"→"回归（R）"→"有序…"，把"疗效"放入"应变量（D）"，把自变量
"性别、疾病类型、疗法"放入"因子"中（协变量为选入连续型自变量或 0-1 的二分
类变量、因子为选入分类自变量、哑变量编码以数字较大者作为参照类）→在图"输
出（T）"中勾选"平行线检验（L）"→点击"继续"→单击"确定"。

（三）　结果解释与呈现

1. 结果解释　PLUM-有序回归的主要输出结果见图 12-13~图 12-14。

（1）模型拟合信息　图 12-13 为模型的似然比检验结果，可见最终模型和只含有
常数项的初始模型相比，-2 倍对数似然值（-2LL）值的 $P<0.05$，说明模型有统计学
意义；拟合优度（H_0 为模型能很好地拟合原始数据），当 $P>0.05$，认为当前数据中的
信息已经被充分提取，模型拟合优度较高。

模型拟合信息

模型	-2 对数似然值	卡方	df	显著性
仅截距	75.559			
最终	57.942	17.618	3	.001

联接函数：Logit.

拟合度

	卡方	df	显著性
Pearson	5.581	11	.900
偏差	5.524	11	.903

联接函数：Logit.

图 12-13　模型拟合信息

平行线检验[a]

模型	-2 对数似然值	卡方	df	显著性
零假设	57.942			
广义	57.479	.462	3	.927

零假设规定位置参数（斜率系数）在各响应类别中都是相同
的。

a. 联接函数：Logit.

图 12-14　平行线检验

（2）平行线检验　检验比例优势模型的假设是否成立（对于应变量的每一类别的回归参数斜率相等），由于 $P>0.05$，即各回归方程互相平行。如果 $P<0.05$，则需进行相应的处理，如使用其他连接函数或采用无序多项 Logistic 模型等。

（3）参数估计　根据图 12-15 结果，可以建立 2 个累加 Logit 概率预测模型。当自变量偏回归系数=0 时表示自变量与应变量 Y 独立，当偏回归系数>0 时表示随着自变量的增加应变量 Y 更可能落在有序分类值更大的一端，当偏回归系数<0 时表示随着自变量的增加应变量 Y 更可能落在有序分类值更小的一端。本例性别对应的回归系数为 0.894>0，且 $P<0.05$，说明性别取值为 1（女性）比男性疗效更差，优势比（*OR*）95% 置信区间为（0.364，1.424）；类型对应的回归系数为 -0.3434<0，但 $P>0.05$，说明单纯性与喘息性的疗效差别无统计学意义；疗法对应的回归系数为 -0.588<0，且 $P<0.05$，说明疗法取值为 1（试验组）比对照组疗效更好，优势比（*OR*）95% 置信区间为（-1.107，-0.070）。

参数估算值

		估算	标准 错误	瓦尔德	自由度	显著性	95% 置信区间 下限	上限
阈值	[疗效 = 1]	-1.209	.285	17.977	1	.000	-1.767	-.650
	[疗效 = 2]	1.409	.291	23.404	1	.000	.838	1.979
位置	[性别=1]	.894	.270	10.937	1	.001	.364	1.424
	[性别=2]	0ª	.	.	0	.	.	.
	[类型=1]	-.343	.262	1.713	1	.191	-.857	.171
	[类型=2]	0ª	.	.	0	.	.	.
	[疗法=1]	-.588	.265	4.949	1	.026	-1.107	-.070
	[疗法=2]	0ª	.	.	0	.	.	.

关联函数：分对数。
a. 此参数冗余，因此设置为零。

图 12-15　参数估计 1

2. 结果呈现　由于 X_2 类型对应的回归系数的 $P>0.05$，应当将 X_2 移除重新操作，根据新输出的有序分类 Logistic 回归分析的结果图 12-16，建立 2 个累加 Logit 概率预测模型。

参数估算值

		估算	标准 错误	瓦尔德	自由度	显著性	95% 置信区间 下限	上限
阈值	[疗效 = 1]	-1.036	.249	17.373	1	.000	-1.523	-.549
	[疗效 = 2]	1.565	.265	34.961	1	.000	1.046	2.084
位置	[性别=1]	.880	.270	10.630	1	.001	.351	1.409
	[性别=2]	0ª	.	.	0	.	.	.
	[疗法=1]	-.590	.264	4.976	1	.026	-1.108	-.072
	[疗法=2]	0ª	.	.	0	.	.	.

关联函数：分对数。
a. 此参数冗余，因此设置为零。

图 12-16　参数估计 2

显效率 $\quad P_1 = \dfrac{1}{1+e^{(1.04-0.88X_1+0.59X_3)}}$

总有效率（显效+有效） $\quad P_2 = \dfrac{1}{1+e^{(-1.56-0.88X_1+0.59X_3)}}$

三、练习题

【习题 12-2】 欲了解不同社区和性别之间成年居民获取健康知识途径（传统大众媒介、网络、社区宣传）是否不同，对 2 个社区的 314 名成人进行了调查，结果见表12-6所示，请拟合社区和性别对居民获取健康知识途径的多分类 Logistic 回归模型。

表 12-6　社区和性别对居民获取健康知识途径影响的资料整理表

社区	性别	获取健康知识途径		
		传统大众媒介	网络	社区宣传
社区 1	男	20	35	26
	女	10	27	57
社区 2	男	42	17	26
	女	16	12	26

【习题 12-3】 某研究人员随机选择 84 例患某病的患者做临床试验，以探讨性别和治疗方法对该病疗效的影响，结果见表 12-7，试对疗效建立有序 Logistic 回归模型。

表 12-7　疗法和性别对某病疗效的影响

性别	治疗方法	疗效（例）		
		痊愈	有效	无效
男	新型疗法	5	2	7
	传统疗法	1	0	10
女	新型疗法	16	5	6
	传统疗法	6	7	19

第三节　条件 Logistic 回归模型

条件 Logistic 回归又称匹配 Logistic 回归，适用于配对或配比研究资料。在流行病学的病例对照研究中，有时由于存在一种或多种混杂因素的影响而难以寻找某病的危险因素，为此需要采取匹配设计。将病例和对照按照年龄、性别、民族籍贯等条件进行匹配，形成多个匹配组（每一匹配可视为一个层），以达到控制混杂因素和满足一定样本含量需求的目的。由于匹配时，效应发生的概率（$Y=1$丨匹配中 1 人得病）是"病例和对照两者之一得病的条件下，病例得病的条件概率"，故称为条件 Logistic 回归。

一、应用条件

病例对照研究中的 1：1 配对、1：m 匹配、n：m 匹配等资料，假定每个研究因素在不同的匹配组中对因变量的作用是相同的，各协变量的值为病例组和对照组相应的研究变量的差值。条件 Logistic 回归似然函数无常数项，其回归模型结果只能作因素分析，不能用于预测，一般不需写出回归模型。对于 1：m 匹配、n：m 匹配资料，也可以借用 Cox 回归分析方法进行条件 Logistic 回归分析。

二、应用实例

【例 12-4】为研究患子宫内膜癌的相关危险因素，某课题组采用 1：1 匹配的病例对照研究，对退休居住在社区的妇女进行调查，对照匹配的条件如下：与子宫内膜癌患者的年龄相差不超过 1 岁、婚姻状况相同、居住在同一社区。因变量为 case（case = 1 为子宫内膜癌患者，case = 0 为对照），研究纳入的自变量包括：患者年龄，是否服用雌激素（est = 1 服用，est = 0 未服用），胆囊病史（gall = 1 有，gall = 0 没有）以及是否服用其他非雌激素药物（nonest = 1 服用，nonest = 0 未服用）。资料见表 12-8。试用条件 Logistic 回归对此资料进行分析。

表 12-8　子宫内膜癌危险因素筛选 1：1 病例对照研究

病例组						对照组					
对子	组别	年龄	雌激素	胆囊病史	非雌激素	对子	组别	年龄	雌激素	胆囊病史	非雌激素
1	1	74	1	0	1	1	0	75	0	0	0
2	1	67	1	0	1	2	0	67	0	0	1
3	1	76	1	0	1	3	0	76	1	0	1
4	1	74	1	0	0	4	0	70	1	1	1
5	1	69	1	1	1	5	0	69	1	0	1
6	1	70	1	0	1	6	0	71	0	0	0
7	1	65	1	1	1	7	0	65	0	0	0
8	1	68	1	1	1	8	0	68	0	0	1
9	1	61	0	0	1	9	0	61	0	0	1
10	1	64	1	0	1	10	0	65	0	0	0
11	1	68	1	1	1	11	0	69	1	1	0
12	1	74	1	0	1	12	0	74	1	0	0

		病例组						对照组			
对子	组别	年龄	雌激素	胆囊病史	非雌激素	对子	组别	年龄	雌激素	胆囊病史	非雌激素
13	1	67	1	1	1	13	0	68	1	0	1
14	1	62	1	1	1	14	0	62	0	1	0
15	1	71	1	1	1	15	0	71	1	0	1
16	1	83	1	0	1	16	0	82	0	0	0
17	1	70	0	0	1	17	0	70	0	0	1
18	1	74	1	0	1	18	0	75	0	0	0
19	1	70	1	0	1	19	0	70	0	0	0
20	1	66	1	0	1	20	0	66	1	0	1
21	1	77	1	0	1	21	0	77	1	1	1
22	1	66	1	0	1	22	0	67	0	0	1
23	1	71	1	0	0	23	0	72	0	0	0
24	1	80	1	0	1	24	0	79	0	0	0
25	1	64	1	0	1	25	0	64	1	0	1
26	1	63	1	0	1	26	0	63	1	0	1
27	1	72	0	1	1	27	0	72	0	0	0
28	1	57	1	0	1	28	0	57	1	0	1
29	1	74	0	1	1	29	0	74	0	0	1
30	1	62	1	0	1	30	0	62	1	0	1
31	1	73	1	0	1	31	0	72	1	0	1
32	1	71	1	0	1	32	0	71	1	0	1
33	1	64	0	0	1	33	0	65	1	0	1
34	1	63	1	0	1	34	0	64	0	0	1
35	1	79	1	1	1	35	0	78	1	1	1
36	1	80	1	0	1	36	0	81	0	0	1
37	1	82	1	0	1	37	0	82	0	0	1
38	1	71	1	0	1	38	0	71	0	0	1
39	1	83	1	0	1	39	0	83	0	0	1
40	1	61	1	0	1	40	0	60	0	0	1
41	1	71	1	0	1	41	0	71	0	0	0
42	1	69	1	0	1	42	0	69	0	1	1

病例组						对照组					
对子	组别	年龄	雌激素	胆囊病史	非雌激素	对子	组别	年龄	雌激素	胆囊病史	非雌激素
43	1	77	1	0	1	43	0	76	1	0	1
44	1	64	1	0	0	44	0	64	1	0	0
45	1	79	0	1	0	45	0	82	1	0	1
46	1	72	1	0	1	46	0	72	1	0	1
47	1	82	1	1	1	47	0	81	0	0	0
48	1	73	1	0	1	48	0	74	1	0	1
49	1	69	1	0	1	49	0	68	0	0	1
50	1	79	1	0	1	50	0	79	0	0	1
51	1	72	1	0	0	51	0	71	1	0	1
52	1	72	1	0	1	52	0	72	1	0	1
53	1	65	1	0	1	53	0	67	0	0	0
54	1	67	1	0	1	54	0	66	1	0	1
55	1	64	1	1	1	55	0	63	0	0	1
56	1	62	1	0	0	56	0	63	0	0	0
57	1	83	0	1	1	57	0	83	0	1	0
58	1	81	1	0	1	58	0	79	0	0	0
59	1	67	1	0	1	59	0	66	1	0	1
60	1	73	1	1	1	60	0	72	1	0	1
61	1	67	1	1	1	61	0	67	1	1	1
62	1	74	1	0	1	62	0	75	0	0	1
63	1	68	1	1	1	63	0	69	1	0	1

（一）分析思路

本案例采用 1∶1 匹配的病例对照研究，因变量 Y 为子宫内膜癌患病与否，属于二分类变量。此时要想研究调查因素与因变量 Y 之间的数量依存关系，可采用了 1∶1 匹配的条件 Logistic 回归分析。

（二）操作步骤

1. 建立数据文件 输入变量名，录入 11 列 63 行数据，如图 12-17 所示。

	id	case1	age1	est1	gall1	nonest1	case2	age2	est2	gall2	nonest2
1	1	1	74	1	0	1	0	75	0	0	0
2	2	1	67	1	0	1	0	67	0	0	1
3	3	1	76	1	0	1	0	76	1	0	1
4	4	1	74	1	0	0	0	70	1	1	1
5	5	1	69	1	1	1	0	69	1	0	1

图 12-17 录入数据

2. 条件 Logistic 回归分析

（1）求各变量差值 以因变量 case1，case2 为例，点击转换→计算变量→目标变量中输入差值名称 case→点 case1-case2→确定；其余自变量皆以此方式求出各自差值，最后将生成 5 个差值新变量 case，age，est，gall，nonest，这 5 个新变量将引入后续配对 logistic 回归过程。

（2）Logistic 回归步骤 分析→回归→多元 Logistic…→将 case 点入因变量→age，est，gall，nonest 点入协变量→模型→定制→取消"在模型中包括截距"→age，est，gall，nonest 点入强制进入项→继续→确定。

（三）结果解释与呈现

1. 结果解释 条件 Logistic 回归分析的主要输出结果如图 12-18~图 12-19 所示。

（1）模型拟合信息 图 12-18 为模型的似然比检验结果，可见最终模型和只含有常数项的初始模型相比，-2 倍对数似然值（-2LL）值的 $P<0.05$，说明模型有统计学意义。

模型拟合信息

模型	模型拟合标准 -2 倍对数似然值	似然比检验 卡方	df	显著水平
零	87.337			
最终	53.178	34.159	4	.000

图 12-18 模型拟合信息

参数估计

case		B	标准误	Wald	df	显著水平	Exp(B)	Exp(B) 的置信区间 95% 下限	上限
1.00	nonest	.256	.807	.100	1	.752	1.291	.265	6.279
	est	2.698	.824	10.712	1	.001	14.851	2.952	74.723
	age	.277	.403	.473	1	.491	1.320	.599	2.908
	gall	1.836	.904	4.122	1	.042	6.270	1.066	36.893

图 12-19 参数估计

（2）参数估计 由图 12-19 可见，是否服用雌激素的回归系数为 2.698，$P=0.001$，有统计学意义，OR 值为 14.851，说明服用雌激素的人患子宫内膜癌的风险是不服用人群的 14.851 倍；是否具有胆囊病史的回归系数为 1.836，$P=0.042$，有统计学意义，OR 值为 6.270，说明具有胆囊病史的人患子宫内膜癌的风险是没有该患者群的 6.270 倍。

2. 结果呈现 由于 age 和 nonest 对应的回归系数的 $P>0.05$，应当将其移除重新操作，呈现最终结果见表 12-9。

表 12-9 进入方程中的自变量及其有关参数的估计与检验（Variables in Equation）

case		B	S. E.	Wald	df	Sig.	Exp（B）	95%C. I. for EXP（B）	
								Lower	Upper
1	est	2.779	.760	13.349	1	.000	16.096	3.626	71.457
	gall	1.655	.798	4.302	1	.038	5.234	1.095	25.006

是否服用雌激素的回归系数为 2.779，$P<0.001$，有统计学意义，OR 值为 16.096，说明服用雌激素的人患子宫内膜癌的风险是不服用人群的 16.096 倍；是否具有胆囊病史的回归系数为 1.655，$P=0.038$，有统计学意义，OR 值为 5.234，说明具有胆囊病史的人患子宫内膜癌的风险是没有该患者群的 5.234 倍。

三、练习题

【习题 12-4】为探索导致孕妇生产巨大儿的危险因素，某医院采用 $1:1$ 的病例对照研究，以当年该医院生产巨大儿的母亲作为病例，选择与病例年龄完全一致的非病例对象为对照。调查三个因素：孕妇是否有妊娠糖尿病（无 $X_1=0$，有 $X_1=1$）、孕次（1 次 $X_2=1$，≥2 次 $X_2=2$）、孕周（X_3），资料如表 12-10 所示，试用条件 Logistic 回归对此资料进行分析。

表 12-10 孕妇生产巨大儿的危险因素病例对照资料

编号	组别	X_1	X_2	X_3	编号	组别	X_1	X_2	X_3
1	1	0	2	39	1	0	0	1	38
2	1	1	2	40	2	0	0	1	38
3	1	1	2	40	3	0	0	1	38
4	1	1	1	40	4	0	0	1	38
5	1	0	1	40	5	0	1	2	38
6	1	1	2	39	6	0	0	1	38
7	1	1	2	40	7	0	0	1	40
8	1	1	1	40	8	0	1	1	38
9	1	1	1	40	9	0	1	2	39

编号	组别	X_1	X_2	X_3	编号	组别	X_1	X_2	X_3
10	1	1	2	40	10	0	0	1	38
11	1	1	2	40	11	0	0	2	38
12	1	0	2	40	12	0	0	1	39
13	1	0	1	39	13	0	0	1	40
14	1	0	2	40	14	0	0	1	39
15	1	0	2	39	15	0	0	2	40
16	1	1	1	38	16	0	0	1	39
17	1	1	1	39	17	0	1	1	38
18	1	1	2	38	18	0	0	2	38
19	1	1	2	40	19	0	0	1	38
20	1	1	1	40	20	0	1	2	39

第十三章 生存分析 ▷▷▷▷

....

生存分析是研究影响因素与生存时间和结局关系的方法，通常采用寿命表法、Kaplan-Meier 法等非参数方法计算与比较单因素生存率，采用 Cox 比例回归风险模型等半参数方法分析多个因素对生存情况的影响。

第一节 寿命表法

一、应用条件

寿命表法（Life-Table Method，简称 LT 法），适用于频数表资料或者大样本生存数据资料。首先设定区间数据，通过计数落入时间区间 $(t, t+\Delta t)$ 内的失效和截尾数据的观察例数来估计该区间上的死亡概率，然后用该区间及其之前各区间上的生存概率之积来估计累积生存函数。采用寿命表法进行统计分析时，数据的格式包括按计数格式记录的生存时间、期间内死亡数、期内删失数、期初例数等，见表 13-1。

表 13-1 寿命表法数据格式

生存时间（年/月）	期间死亡数	期间删失数	期初例数	其他数据列
0-				
1-				
2-				
3-				
⋮				
n-				

二、应用实例

【例 13-1】现有 346 例胃癌患者的随访资料，试分析其生存情况。

表 13-2 寿命表法数据格式

术后年数	0~	1~	2~	3~	4~	5~	6~	7~	8~	9~
期间死亡人数	88	80	59	36	12	8	4	7	5	0
期间删失人数	2	1	3	15	8	9	3	3	1	2

（一） 分析思路

本资料属于按生存区间进行频数整理的计数资料，采用寿命表法进行分析。

（二） 操作步骤

1. 建立数据文件 ①根据寿命表法数据格式，将上述数据整理为寿命表法的**数据格式**。以术后年数为区间段的分组方式，结局变量中设置 0 = 删失、1 = 死亡，如图 13-1 所示。②点击"数据视图"，录入全部数据，如图 13-2 所示。

	名称	类型	宽度	小数	标签	值	缺失	列	对齐	度量标准	角色
1	术后年数	数值(N)	8	0	无	无	无	8	灞右	未知	↘输入
2	频数	数值(N)	8	0	无	无	无	8	灞右	未知	↘输入
3	结局	数值(N)	8	0	无	{0, 删失}...	无	8	灞右	未知	↘输入
4											
5											

图 13-1 寿命表法数据文件的建立

	术后年数	频数	结局
4	1	1	0
5	2	59	1
6	2	3	0
7	3	36	1
8	3	15	0
9	4	12	1
10	4	8	0
11	5	8	1
12	5	9	0
13	6	4	1
14	6	3	0
15	7	7	1
16	7	3	0
17	8	5	1
18	8	1	0
19	9	0	1
20	9	2	0

图 13-2 寿命表法数据的录入

2. 寿命表法的统计分析 ①加权频数：点击"数据（Data）"→"加权个案（Weight cases）"→对频数进行加权。②点击"分析"→"生存函数"→"寿命表"，把"术后年数"选入"时间（Time）"，并在生存时间范围及组距填入本例数据（本例生存时间上限为9，组距为1）；把"结局"选入"状态（Status）"并定义失效时间的标记值（本例以死亡为失效事件，标记其值为1），见图13-3。注意："因子"选项可用于定义第一层希望研究的因素，选入变量后，用来定义分层变量的取值范围，此时因素取值范围必须是整数。）"按因子"用来定义第二层因素，该层一般为混杂因素。③点击"选项"，选择需要输出的寿命表、各种图表和统计学检验，最后确定（本例选择生存函数），如图13-4所示。

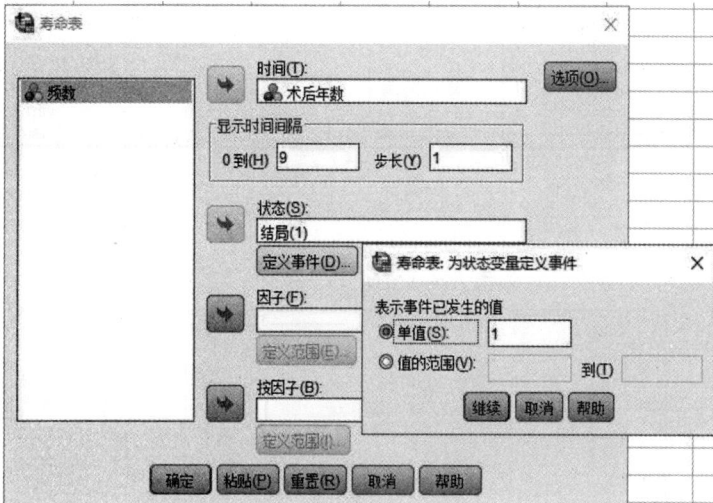

图13-3　寿命表操作过程（1）

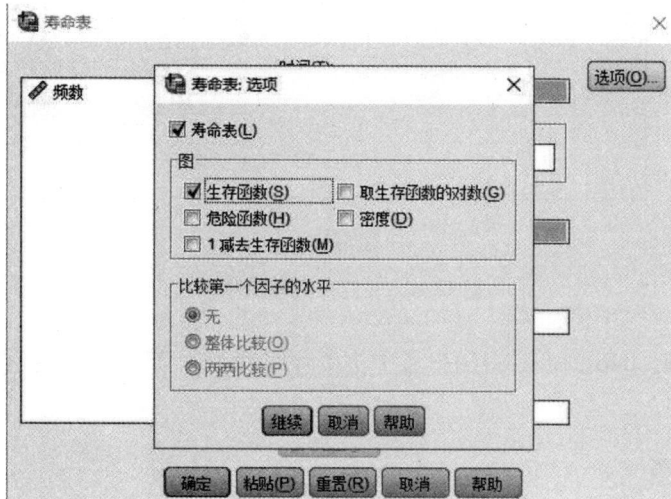

图13-4　寿命表操作过程（2）

（三）结果解释与呈现

1. 结果解释　从图13-5可见，输出的结果为本例346例胃癌患者寿命表法生存分析的结果。结果显示中位生存时间为 2.07 年，即术后胃癌患者死亡人数达到一半的时间为 2.07 年。累计生存率曲线如图 13-6 所示。

期初时间	期初记入数	期内退出数	历险数	期间终结数	终结比例	生存比例	期末的累积生存比例	期末的累积生存比例的标准误	概率密度	概率密度的标准误	风险率	风险率的标准误
0	346	2	345.000	88	.26	.74	.74	.02	.255	.023	.29	.03
1	256	1	255.500	80	.31	.69	.51	.03	.233	.023	.37	.04
2	175	3	173.500	59	.34	.66	.34	.03	.174	.021	.41	.05
3	113	15	105.500	36	.34	.66	.22	.02	.115	.018	.41	.07
4	62	8	58.000	12	.21	.79	.18	.02	.046	.013	.23	.07
5	42	9	37.500	8	.21	.79	.14	.02	.038	.013	.24	.08
6	25	3	23.500	4	.17	.83	.12	.02	.024	.011	.19	.09
7	18	3	16.500	7	.42	.58	.07	.02	.049	.016	.54	.20
8	8	1	7.500	5	.67	.33	.02	.01	.044	.017	1.00	.39
9	2	2	1.000	0	.00	1.00	.02	.01	.000	.000	.00	.00

年限表[a]

a. 中位数生存时间为 2.07

图 13-5 寿命表输出结果

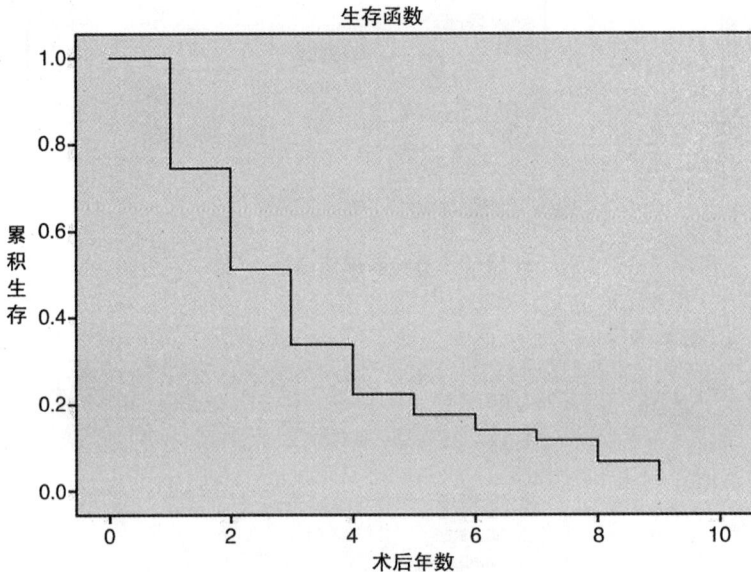

图 13-6 生存函数输出结果

2. 结果呈现 346 例术后胃癌患者中位生存时间为 2.07 年，其生存曲线如图 13-6 所示。

三、练习题

【习题 13-1】 某医生为了解某肿瘤患者的术后生存情况，收集了 446 例患者 10 个月的术后随访资料，见表 13-3，试描述其生存情况。

表 13-3 446 例肿瘤患者术后随访情况

术后时间（月）	0-	1-	2-	3-	4-	5-	6-	7-	8-	9-	10-
期间死亡人数	23	25	47	58	68	53	43	34	22	11	11
期间删失人数	4	3	6	8	10	7	5	3	2	2	1

【习题 13-2】某科室为了探讨术后合并感染对患者生存时间的影响，共收集了 396 例患者术后随访资料，见表 13-4，请分析并解释其结果。

表 13-4 396 例患者术后随访情况

术后时间（年）	0-	1-	2-	3-	4-	5-	6-	7-	8-	9-	10-	11-	12-
术后无合并感染死亡人数	10	1	2	1	1	1	1	5	2	2	1	1	
术后有合并感染死亡人数	55	41	42	40	33	39	33	23	20	15	15	6	5

第二节 Kaplan-Meier 法

一、应用条件

Kaplan-Meier 法（K-M 法），由英国统计学家 Kaplan 和 Meier 于 1958 年提出，利用概率乘积定理计算生存率，又称为乘积限法（Product-Limit Method，P-T 法）。Kaplan-Meier 法适用于小样本或者大样本未分组资料生存率的估计和组间生存率的比较。

二、应用实例

【例 13-2】某科室于 2017 年期间收集了 20 例肝癌患者甲、乙两种疗法的生存时间数据资料，见表 13-5，试比较甲、乙两种治疗方法的生存率有无差异。

表 13-5 20 例肝癌患者不同疗法的生存时间（月）

甲疗法	5	7+	13	13	23	30	30+	38	42	42	45+
甲疗法结局*	1	0	1	1	1	1	0	1	1	1	0
乙疗法	1	3	3	7	10	15	15	23	30		
乙疗法结局*	1	1	1	1	1	1	1	1	1		

注：* 结局：0=截尾，1=死亡。

（一）分析思路

本资料属于小样本未分组资料生存率的估计和组间生存率的比较，适合采用 Kaplan-Meier 法来进行统计分析。

（二）操作步骤

1. 数据文件 ①点击变量视图，在变量视图中增加组别（1甲、2乙两组）、生存时间和结局（0=截尾，1=死亡）3 个变量，如图 13-7 所示。②点击“数据视图”，录入全部数据，如图 13-8 所示。

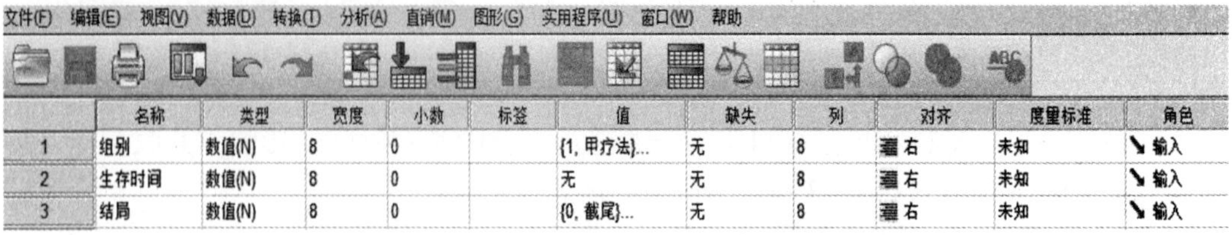

	名称	类型	宽度	小数	标签	值	缺失	列	对齐	度量标准	角色
1	组别	数值(N)	8	0		{1, 甲疗法}...	无	8	右	未知	输入
2	生存时间	数值(N)	8	0		无	无	8	右	未知	输入
3	结局	数值(N)	8	0		{0, 截尾}...	无	8	右	未知	输入

图 13-7　Kaplan-Meier 法生存分析数据文件的建立

	组别	生存时间	结局	变量
1	1	5	1	
2	1	7	0	
3	1	13	1	
4	1	13	1	
5	1	23	1	
6	1	30	1	
7	1	30	0	
8	1	38	1	
9	1	42	1	
10	1	42	1	
11	1	45	0	
12	2	1	1	
13	2	3	1	
14	2	3	1	
15	2	7	1	
16	2	10	1	
17	2	15	1	
18	2	15	1	
19	2	23	1	
20	2	30	1	

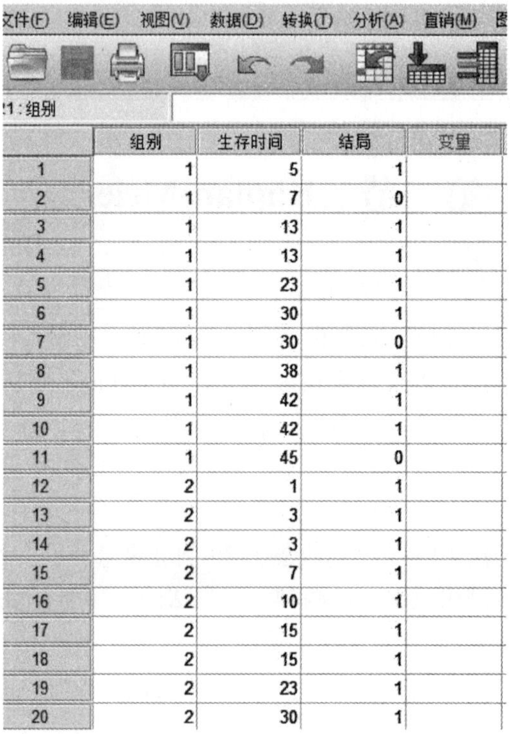

图 13-8　Kaplan-Meier 法生存分析数据的录入

2. Kaplan-Meier 法生存分析的统计分析　①点击“分析”→“生存函数”→“Kaplan-Meier”，把“生存时间”选入“时间”；把“结局”选入“状态”并定义失效时间的标记值（用法同寿命表法过程，本例以死亡为失效事件，标记其值为 1）；将“组别”选入“因子”，如图 13-9 所示。注意：“层（Strata）”是定义分层因素的选项，一般为混杂因素；“标注个案（Label Cases By）是指定标签变量的选项，可将研究者特别关心的变量如姓名在结果输出中标记出来。②点击“比较因子”，选择具体的统计学检验方法。如图 13-10 所示，这里有 3 种组间比较的方法供选择：A. 对数秩（Log Rank）：各时间点权重一样，最常用的一种方法；B. Breslow：以各时间点的观察例数为权重；C. Tarone-Ware：以各时间点观察例数的平方根为权重。③点击保存（Save），有生存函数、生存函数的标准误、危险函数、累计事件四个选项可选择，见图 13-11。④点击"选项"，选择需要输出的统计量和统计图，确认后，点击继续，最后点击确定，如图 13-12 所示。

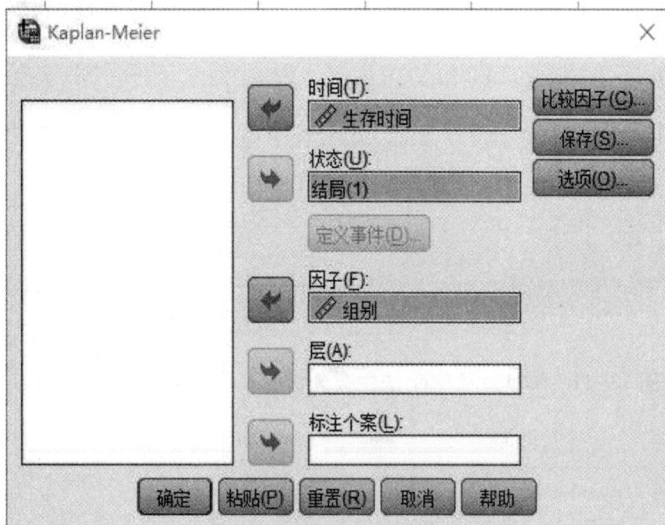

图 13-9 Kaplan-Meier 法生存分析的统计过程

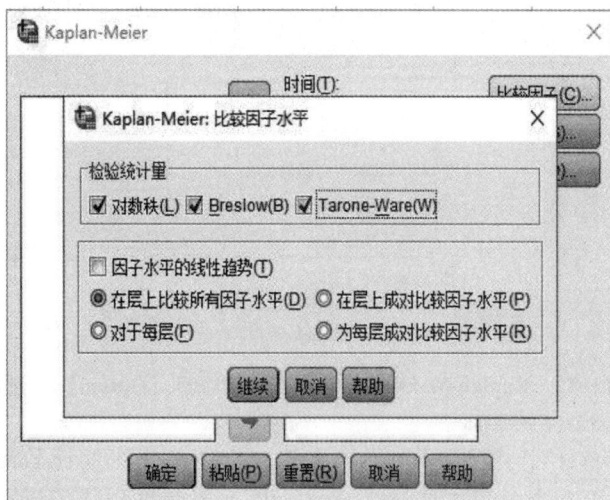

图 13-10 Kaplan-Meier 法生存分析的组间比较统计过程

（三）结果解释与呈现

1. 结果解释 从图 13-13 可以得到两种不同疗法的观察例数、死亡例数、截尾数及百分比。从图 13-14 可以得到甲、乙两种疗法的生存率估计值。注意：截尾生存时间的生存率和生存率标准误与前面一个完全生存时间对应的数值相同。如甲疗法 7 月生存率为 0.909。图 13-15 给出了甲、乙两种疗法的平均生存时间、中位生存时

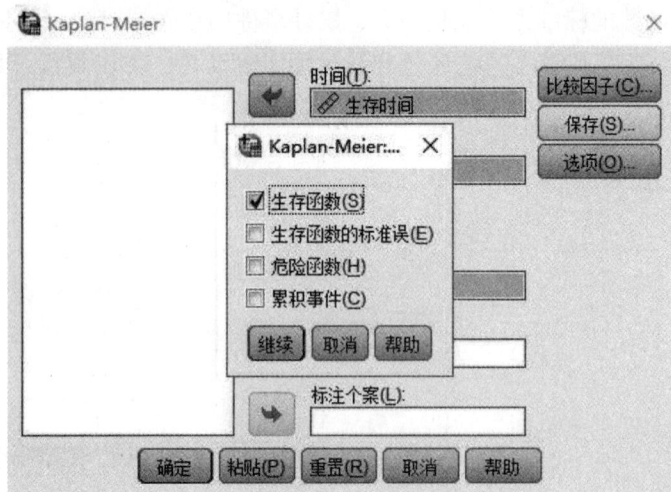

图 13-11 Kaplan-Meier 法生存分析的"保存（Save）"选项

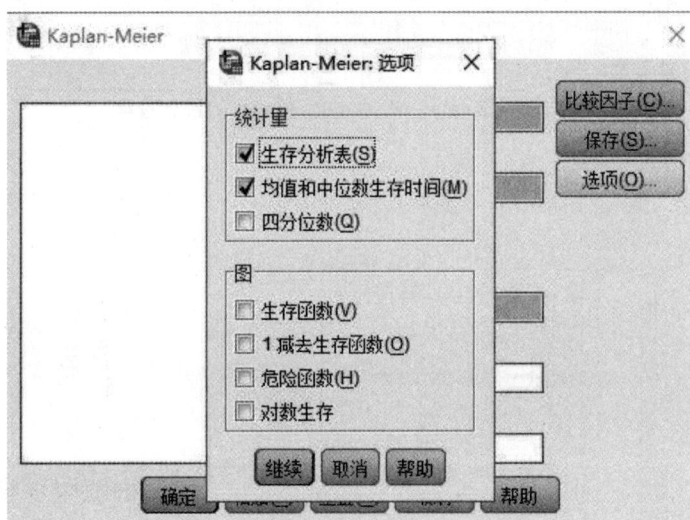

图 13-12 Kaplan-Meier 法生存分析的"选择（Option）"选项

间、标准误及其 95% CI。图 13-16 给出了甲、乙两种疗法的比较结果，3 种统计检验方法均显示两组生存率差异有统计学意义。甲、乙两种疗法的生存曲线如图 13-17 所示。

组别	总数	事件数	删失	
			N	百分比
甲疗法	11	8	3	27.3%
乙疗法	9	9	0	0.0%
整体	20	17	3	15.0%

图 13-13 两种不同疗法的观察例数、死亡例数、截尾数及百分比

生存表

组别		时间	状态	此时生存的累积比例 估计	标准误	累积事件数	剩余个案数
甲疗法	1	5.000	死亡	.909	.087	1	10
	2	7.000	截尾	.	.	1	9
	3	13.000	死亡	.	.	2	8
	4	13.000	死亡	.707	.143	3	7
	5	23.000	死亡	.606	.154	4	6
	6	30.000	死亡	.505	.158	5	5
	7	30.000	截尾	.	.	5	4
	8	38.000	死亡	.379	.161	6	3
	9	42.000	死亡	.	.	7	2
	10	42.000	死亡	.126	.116	8	1
	11	45.000	截尾	.	.	8	0
乙疗法	1	1.000	死亡	.889	.105	1	8
	2	3.000	死亡	.	.	2	7
	3	3.000	死亡	.667	.157	3	6
	4	7.000	死亡	.556	.166	4	5
	5	10.000	死亡	.444	.166	5	4
	6	15.000	死亡	.	.	6	3
	7	15.000	死亡	.222	.139	7	2
	8	23.000	死亡	.111	.105	8	1
	9	30.000	死亡	.000	.000	9	0

图 13-14 两种不同疗法的生存率估计表

生存表的均值和中位数

组别	均值[a] 估计	标准误	95% 置信区间 下限	上限	中位数 估计	标准误	95% 置信区间 下限	上限
甲疗法	29.520	4.352	20.989	38.051	38.000	10.645	17.135	58.865
乙疗法	11.889	3.281	5.459	18.319	10.000	4.472	1.235	18.765
整体	21.347	3.367	14.747	27.947	15.000	5.341	4.532	25.468

a. 如果估计值已删失，那么它将限制为最长的生存时间。

图 13-15 两种不同疗法生存表的均值和中位数

整体比较

	卡方	df	Sig.
Log Rank (Mantel-Cox)	7.628	1	.006
Breslow (Generalized Wilcoxon)	6.547	1	.011
Tarone-Ware	7.112	1	.008

为 组别 的不同水平检验生存分布等同性。

图 13-16 两种不同疗法生存率的比较

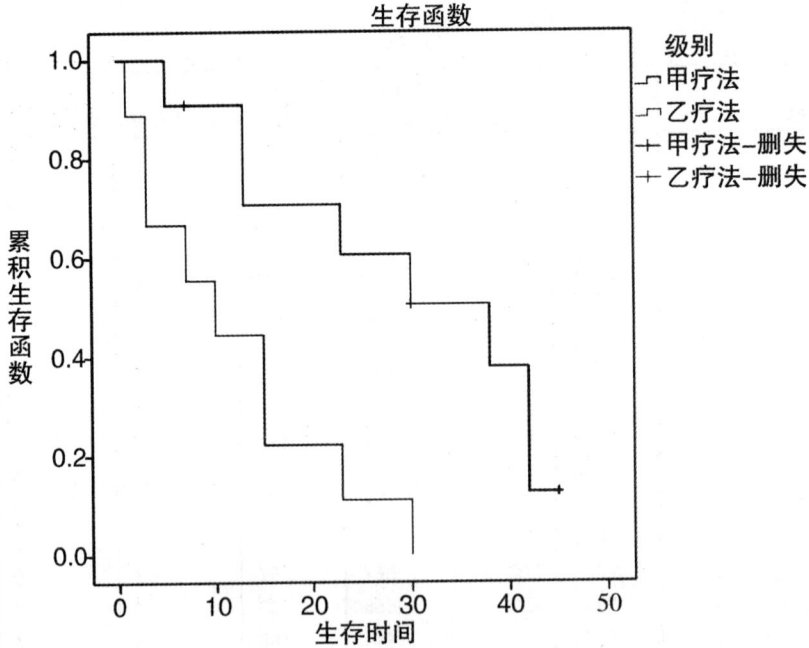

图 13-17　两种不同疗法的生存曲线

2. 结果呈现　甲疗法的中位数生存时间为 29.5 个月，第 23 个月的生存率为 60.6%；乙疗法的中位数生存时间为 11.9 个月，第 23 个月的生存率为 11.1%。经统计检验后，甲、乙两组疗法的生存率有统计学差异（$\chi^2 = 7.628$，$P = 0.06$）。

三、练习题

【习题 13-3】为比较不同手术方案治疗肾上腺肿瘤的疗效，33 例患者随机分为两组，其随访资料如下，请比较两种不同手术方案的生存率有无差异。

表 13-6　33 例不同手术治疗方案肾上腺肿瘤患者的生存时间（年）

甲组	1	3	5	5	5	6	6	7	8	10	10	14+	17	19+	20+	22+	26+
乙组	1	1	2	3	3	4	4	4	6	6	8	9	9	10	11		

注：其中"+"表示删失数据，表示患者仍生存或失访。

【习题 13-4】某研究分别用 A、B 两种治疗方法治疗黑色素瘤患者，随访后得到各个患者的生存时间如下，请采用乘积极限法分析其生存率，比较两组的生存率，绘制生存曲线。

表 13-7　不同治疗方案黑色素瘤患者的生存时间（月）

A 组	33.7	3.8	6.3	2.3	6.4	23.8	1.8	5.5	16.6+	7.7	9.8	6.1
B 组	4.3	26.9+	21.4+	18.1	5.8	4.0	11.0	22.1+	22.0	6.8	2.8	9.2	4.5

第三节　Cox 回归分析

一、应用条件

寿命表法和 Kaplan-Meier 法只能研究单个因素对生存时间的影响，对于研究多个因素对生存时间的影响，则需要 Cox 回归模型（简称 Cox 模型），又称为比例风险回归模型。

Cox 模型是由英国统计学家 D. R. Cox 于 1972 年提出的一种半参数回归模型，该模型以生存结局和生存时间为因变量，可同时分析多个因素对患者生存期的影响，并能分析带有截尾生存时间的资料，且不要求估计资料的生存分布类型。适用条件：①同时分析多个因素对生存时间的影响；②假定预后因素对其死亡风险的作用强度在所有时间上都保持一致。

二、应用实例

【例 13-3】为研究影响大肠癌患者术后生存情况的因素，收集 30 例大肠癌患者随访资料，包括生存时间 time（月）、结局 status（0=删失值，1=死亡）、性别 gender（0=女，1=男）、年龄 age（岁）、确诊到手术治疗的时间 dtime（月），数据见表 13-8。试对此数据做 Cox 分析。

表 13-8　30 例大肠癌患者随访资料

time	status	gender	age	dtime	time	status	gender	age	dtime
5	1	0	66	23	8	1	1	66	19
9	1	0	67	21	10	1	1	65	18
12	1	0	63	16	10	1	1	62	22
13	1	0	66	10	12	1	1	64	16
15	1	0	65	15	14	1	1	55	15
16	1	0	59	10	16	1	1	56	8
15	1	0	62	12	19	1	1	58	9
18	1	0	64	9	22	1	1	54	10
20	1	0	58	8	29	1	1	60	7
26	1	0	56	7	32	1	1	55	7
38	1	0	58	10	44	1	1	55	6
41	1	0	53	9	45	1	1	51	8
43	0	0	56	8	56	0	1	5	5
54	1	0	52	6	58	1	1	50	6

（一）分析思路

本资料研究多个因素对生存时间的影响，选择 Cox 回归模型进行分析。

（二）操作步骤

1. 建立数据文件 ①点击变量视图，添加"time""status""gender""age""dtime"五个变量，并根据题干对"status"和"gender"值标签进行添加和确定。如图 13-18 所示。②点击"数据视图"，录入全部数据，如图 13-19 所示。

名称	类型	宽度	小数	标签	值	缺失	列	对齐	度量标准
time	数值(N)	8	0	无	无	无	8	疆右	未知
status	数值(N)	8	0		{0, 截尾}...	无	8	疆右	未知
gender	数值(N)	8	0		{0, 女}...	无	8	疆右	未知
age	数值(N)	8	0	无	无	无	8	疆右	未知
dtime	数值(N)	8	0	无	无	无	8	疆右	未知

图 13-18　Cox 回归分析数据文件的建立

time	status	gender	age	dtime	变量
5	1	0	66	23	
9	1	0	67	21	
12	1	0	63	16	
13	1	0	66	10	
15	1	0	65	15	
16	1	0	59	10	
15	1	0	62	12	
18	1	0	64	9	
20	1	0	58	8	
26	1	0	56	7	
38	1	0	58	10	
41	1	0	53	9	
43	0	0	56	8	
54	1	0	52	6	
59	1	0	48	9	
8	1	1	66	19	
10	1	1	65	18	

图 13-19　Cox 回归分析数据的录入

2. Cox 回归模型的统计分析

（1）点击"分析"→"生存分析"→"Cox 回归"，将"time"选入"时间"变量，将"status"选入"状态"变量，将"gender""age""dtime"选入"协变量"。若 Cox 回归分析中有分层变量，可将分层变量选入"层（Strata）"，如图 13-20 所示。

（2）通过点击"方法（Method）"，选择协变量进入 Cox 回归方程的方法。如图 13-21 所示，"方法（Methods）"下有 7 种方法供选择：①进入（Enter）：选入"协变

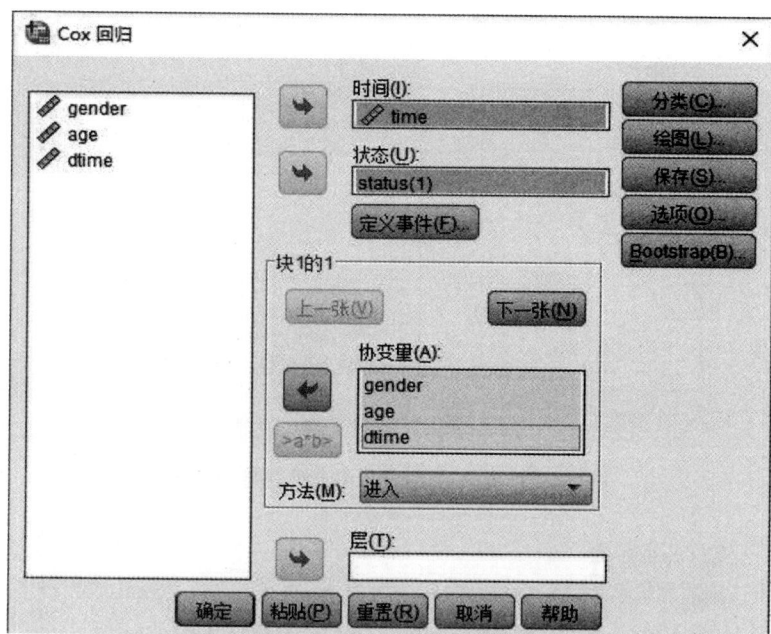

图 13-20　Cox 回归分析主对话框

量"框内的全部变量；②向前：条件（Forward：Conditional）：基于条件参数估计的前进法；③向前：LR（Forward：LR）：基于偏最大似然估计的前进法；④向前：Wald（Forward：Wald）：基于 Wald 统计量的前进法；⑤向后：条件（Back：Conditional）：基于条件参数估计的后退法；⑥向后：LR（Back：LR）：基于偏最大似然估计的后退法；⑦向后：Wald（Back：Wald）：基于 Wald 统计量的后退法。（注意：基于条件参数估计和偏最大似然估计的筛选方法比较可靠，尤其后者为佳。而基于 Wald 统计量的检验方法则不然，它未考虑各因素之间综合作用，因此当因素间存在共线性时，结果不可靠，此时要慎用此方法。）

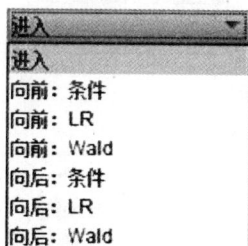

图 13-21　Cox 回归分析"方法（Methods）"选项

（3）点击"分类（Categorical）"，定义分类变量，如图 13-22 所示。

（4）点击"绘图"，选择所需要的统计图形，如图 13-23 所示；点击"保存"，选择与生存函数有关的指标，如图 13-24 所示；点击"选项"，选择模型相关的统计量和信息，如 95%CI，如图 13-25 所示。最后点击确定，输出结果即出现。

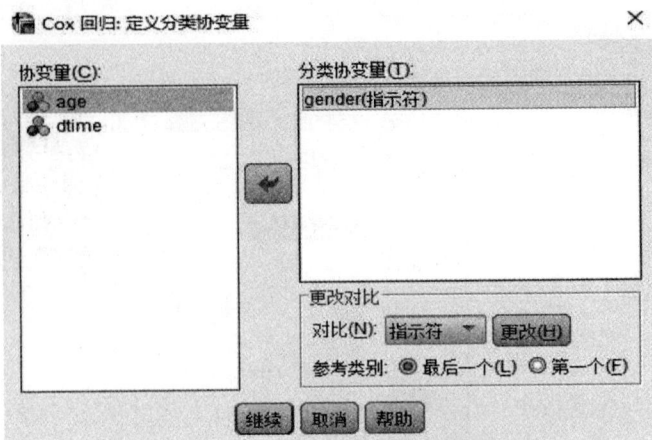

图 13-22　Cox 回归分析中分类变量的定义

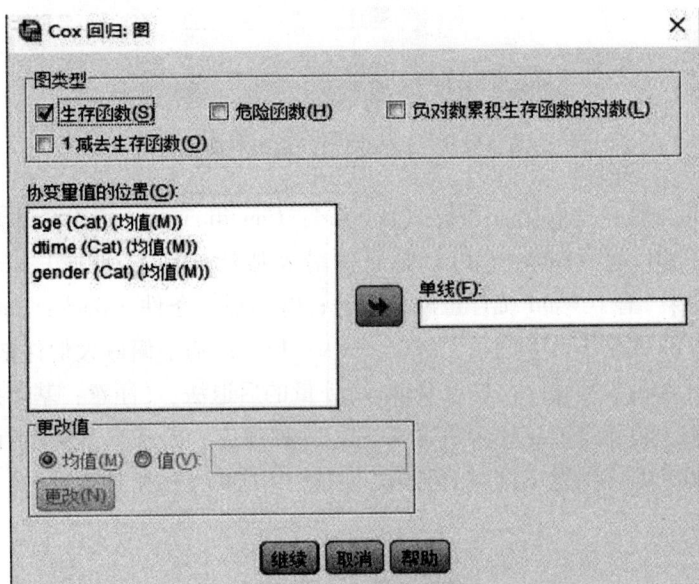

图 13-23　Cox 回归分析"绘图"选项

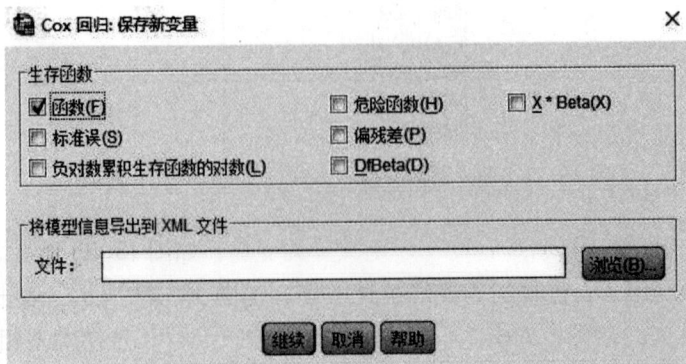

图 13-24　Cox 回归分析"保存"选项

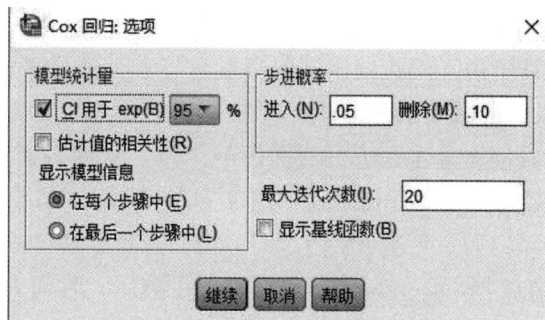

图 13-25　Cox 回归分析"选项"

（三）结果解释与呈现

1. 结果解释　从图 13-26 中可以看到 Cox 分析结果输出的总例数、删失例数、失访比例和其他数据等信息。图 13-27 表示模型中不引入任何协变量时的 -2 倍对数似然比值为 142.748。本次分析的方法为"向前：LR"，事先设置只输出最后一步的情况，如图 13-28 所示，结果显示模型中协变量的回归系数（常数项除外）不全为 0。

案例处理摘要

		N	百分比
分析中可用的案例	事件[a]	27	90.0%
	删失	3	10.0%
	合计	30	100.0%
删除的案例	带有缺失值的案例	0	0.0%
	带有负时间的案例	0	0.0%
	层中的最早事件之前删失的案例	0	0.0%
	合计	0	0.0%
合计		30	100.0%

a. 因变量：time

图 13-26　Cox 回归分析结果 1

块 0:起始块

模型系数的综合测试
-2 倍对数似然值
142.748

图 13-27　Cox 回归分析结果 2

模型系数的综合测试[a]

步骤	-2 倍对数似然值	整体（得分）			从上一块开始更改		
		卡方	df	Sig.	卡方	df	Sig.
2	84.994	47.810	2	.000	57.754	2	.000

a. 起始块编号 1. 方法 = 向前逐步（似然比）

图 13-28　Cox 回归分析结果 3

图 13-29 是对 Cox 回归方程各参数的估计，其中 B 为偏回归系数，SE 为偏回归系数的标准误，Wald 统计量用于检验总体偏回归系数与 0 有无显著性差异。Exp（B）为相对危险度，即 RR 值。根据图 13-29 的结果提示，表明患者年龄（age）和确诊到手术时间（dtime）是大肠癌患者生存率的有关影响因素。从回归系数的符号和相对危险度的大小来看，患者年龄（age）和确诊到手术时间（dtime）都属于危险因素，即调整确诊到手术时间（dtime）后，年龄 $RR = 1.263$，说明患者年龄每增加 1 岁，术后死亡风险增大到 1.263 倍，增加 26.3% 的风险；调整患者年龄后，时间 $RR = 1.560$，说明确诊到手术时间每增加一个月，术后死亡风险将增加 1.560 倍，增加 56% 的风险。

本例 Cox 模型的表达式：$h(t) = h_0(t) \mathrm{Exp}(0.234\mathrm{age} + 0.445\mathrm{dtime})$。表达式指数部分的取值越大，则风险函数 $h(t)$ 越大，预后越差。此项研究提示及早诊断和治疗可延长大肠癌患者的术后生存期，年轻患者的预后优于老年人。

方程中的变量

		B	SE	Wald	df	Sig.	Exp(B)	95.0% CI 用于 Exp(B)	
								下部	上部
步骤 2	dtime	.445	.099	20.139	1	.000	1.560	1.285	1.894
	age	.234	.068	11.726	1	.001	1.263	1.105	1.444

图 13-29 Cox 回归分析结果 4

图 13-30 是 Cox 回归各协变量均值水平时的累积生存函数曲线，其意义在于研究样本所在总体人群总的生存率变化情况。根据本例的生存函数曲线结果，提示大肠癌患者术后 30 个月及以上的生存率非常低。

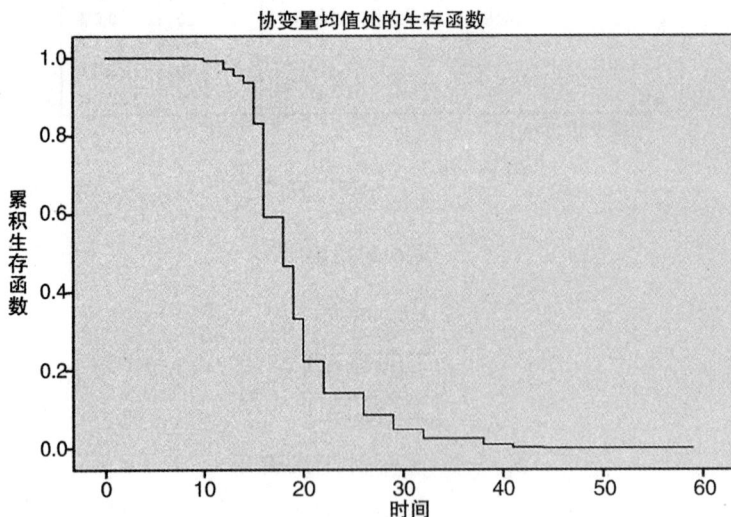

图 13-30 Cox 回归分析结果 5

2. 结果呈现 年龄（age）和确诊到手术时间（dtime）是大肠癌患者危险因素，年龄 $RR = 1.263$，说明患者年龄每增加 1 岁，术后死亡风险增大到 1.263 倍，增加 26.3% 的风险；时间 $RR = 1.560$，说明确诊到手术时间每增加一个月，术后死亡风险将增加

1.560 倍，增加 56% 的风险。

三、Cox 回归分析注意事项

在 Cox 比例风险回归模型中，假定预后因素对其死亡风险的作用强度在所有时间上都保持一致，是其重要的适用条件之一。但是在实际分析中，有时风险比例会随时间变化而变化，或者一个（或者多个）变量的值随时间而变化。此时，应该应用时间依存变量 Cox 模型（也称为非比例风险模型）来进行统计分析。

时间依存变量 Cox 模型的统计分析思路：

（1）判断自变量是否为时间依存变量　若自变量中无时间依存变量，则采用 Cox 比例风险回归模型；若自变量中有时间依存变量，则应采用时间依存变量 Cox 模型。一般情况下，是否为时间依存变量可通过研究者专业分析或者统计方法进行诊断。如通过 Cox 回归模型的方法进行诊断：以本例 13-3 为例，检验变量 "age" 是否为时间依存变量。首先，选择变量 "age" 进入 Cox 回归模型，点击 "保存（save）"，选择模型诊断指标——偏残差（Partial Residual）。然后，通过做散点图来检验比例风险假设，如果关于 "age" 的比例风险假设是正确的，则散点图应该杂乱无序；若散点图呈现明显的相关性，则说明该变量为时间依存变量。

（2）定义时间依存变量　进行时间依存变量 Cox 模型，必须首先定义时间依存变量。①对于只有一个时间依存变量的情况，通过点击 "分析"→"生存分析"→"时间依存 Cox（Cox w/Time-Dep Cov）"，出现如图 13-31 所示。其中 T-是系统提供的时间变量，可以通过图 13-31 中右边的各种键和模型来构建或者输入时间依存变量的表达式。②如果存在 2 个及以上时间依存性的自变量时，则需通过编程（如 SAS 等统计软件）来把每一个时间依存性的自变量转化为其相应的时间依存式表达。由于 SPSS 编程功能不强，有时需使用编程功能强大的统计软件如 SAS 等，因此编程内容本文不进行详述。

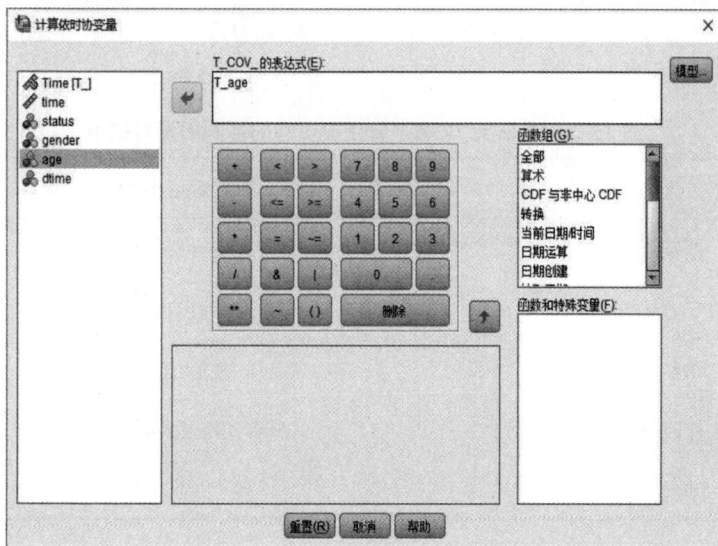

图 13-31　时间依存变量的构建

（3）时间依存 Cox 回归分析　时间依存 Cox 回归模型的分析过程和 Cox 风险比例回归模型一样，只是在输入协变量时，需将时间依存变量与其他非时间依存变量一起输入协变量框中，如图 13-32 所示，其他过程与 Cox 风险比例回归模型相同。

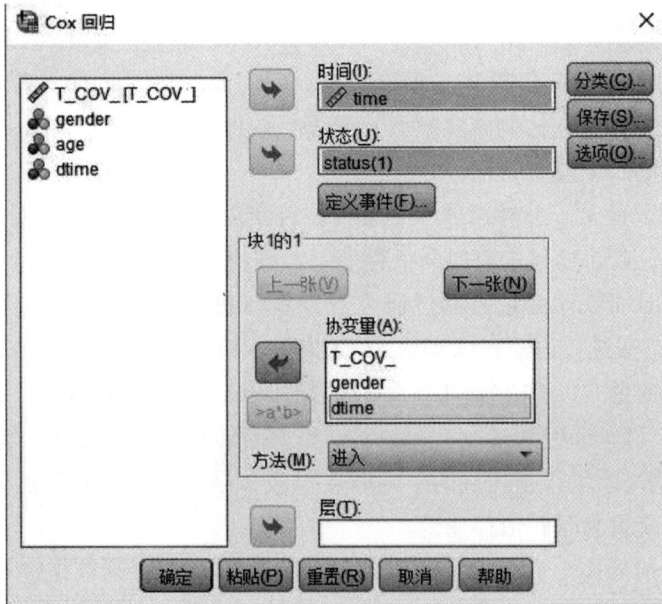

图 13-32　时间依存变量的构建

四、练习题

【习题 13-5】某研究拟观察某新药的抗肿瘤效果，将 20 名患者分为两组，分别采用该新药和常规药物进行治疗，观察两组肺癌患者的生存情况。研究以死亡为结局，随访资料见表 13-9、表 13-10。请比较两种疗法对肺癌患者生存的影响是否有差异。

表 13-9　某研究 20 名患者生存资料的影响因素与赋值

因素	赋值说明
性别	男 = 1，女 = 0
治疗方式	常规治疗 = 0，新药 = 1
年龄	实际值（岁）
生存时间	患者实际生存时间（月）
结局	死亡 = 1，截尾 = 0

表 13-10 某研究 20 名患者的生存资料

组别	性别	年龄	时间	生存结局	组别	性别	年龄	时间	生存结局
1	1	54	12	1	2	1	65	23	1
1	0	65	6	1	2	0	67	21	1
1	1	77	16	1	2	1	69	16	1
1	1	49	28	1	2	1	55	10+	1
1	0	60	7	0	2	0	56	15	1
1	0	59	18+	1	2	1	37	10+	1
1	1	61	22	1	2	1	63	12	0
1	1	67	45	1	2	1	67	9+	0
1	0	70	6+	1	2	0	58	8	1
1	1	66	11	1	2	1	62	6	1

【习题 13-6】某人员拟研究影响肾上腺癌患者生存情况的因素，收集 25 例患者术后的生存资料，如表 13-11 所示，请分析生存影响因素。

表 13-11 25 例肾上腺癌患者的生存资料

时间	性别	年龄	生存结局	时间	性别	年龄	生存结局
9+	1	54	1	11	1	53	1
14	0	65	1	15+	0	47	1
25	1	71	1	36	1	50	1
33	1	42	1	41	1	56	1
27+	0	60	0	39+	0	46	1
5	0	59	1	27	1	73	1
17	1	61	1	19	1	63	0
38	1	45	1	9+	1	61	0
40+	0	46	1	10	0	65	1
29	1	62	1	12	1	60	1
31	1	67	0	8+	1	69	1
24	1	70	1	25	1	55	1
14	1	66	1				

第十四章 主成分分析与因子分析 ▷▷▷

主成分分析是通过线性组合将多个原变量的信息归纳为几个主成分，主成分的个数与原变量数相等，但一般仅选择前面的少数几个主成分作为综合指标，来反映原变量的信息。而因子分析的目的是找出能反映多数原变量的少数几个共性因子，再以它们为框架来分解原变量，从而评估原变量间的内在联系或区别，使原变量中所包含的反映个体变异的信息（方差信息）绝大多数能够被解释，共性因子的数量一定少于原变量的个数。

第一节 主成分分析

一、应用条件

主成分分析利用降维的思想，将多个互相关联的数值变量转化成为少数几个互不相关的综合指标的统计分析方法，可以用较少的变量去解释原始数据中绝大多数的变异。

现有 n 个样本，测得 m 个指标（x_1，x_2，$\cdots$，x_m），假定每个指标均已经标准化，当不同指标间存在着相关关系时，相关系数阵为 R，特征根为 $\lambda_1 > \lambda_2 > \cdots > \lambda_m \geq 0$。此时，可提取出一系列新的变量 Z_1，Z_2，$\cdots$，Z_m。

（一）基本条件

1. 新变量是原指标的线性代数：即 $Z_i = l_{i1}x_1 + l_{i2}x_2 + \cdots + l_{im}x_m = l_i X$。

2. 各个新的变量 Z_i 互不相关。

3. Z_i 为 x_1，x_2，$\cdots$，x_m 的第 i 个主成分，能提供原指标所包含的全部信息，Z_1 提供的信息最多（具有最大方差），Z_2 次之，$\cdots$，Z_m 最少。一般有多少个变量即产生多少个主成分。主成分 Z_i 的方差贡献就是特征向量 L_i 的特征根 λ_i，各个主成分方差和等于变量个数 m，即 $\lambda_1 + \lambda_2 + \cdots + \lambda_m = m$。第一主成分对数据的方差贡献就是最大特征根 λ_1，相对贡献率为 λ_1/m，以此类推。

（二）分析步骤

1. 对原来的 m 个指标进行标准化，消除不同变量在数量级或度量衡单位上的影响。

2. 根据标准化后的数据矩阵求出相关矩阵 R。

3. 求出相关矩阵 R 的特征根 $\lambda_1 \geq \lambda_2 \geq \cdots \geq \lambda_m$，以及关于 λ_1 的满足正规条件的特征向量 L_i。

4. 求出各个主成分，结合专业知识给各个主成分所蕴含的相关信息给予适当的解释。

二、应用实例

【例14-1】某医院测得20名急性肝炎患者4项肝功能指标：转氨酶、肝大指数、硫酸锌浊度、甲胎球蛋白，试综合分析比较20名患者的肝功能水平。

表14-1 20名乙型肝炎患者肝功能指标

患者	转氨酶（U/L）	硫酸锌浊度（U）	甲胎球蛋白（μg/L）	肝大指数
1	40	5	20	2.0
2	10	5	30	1.5
3	120	13	50	3.0
4	250	18	0	4.5
5	120	9	50	3.5
6	10	12	50	1.5
7	40	19	40	1.0
8	270	13	60	4.0
9	280	11	60	3.5
10	170	9	60	3.0
11	180	14	40	3.5
12	130	30	50	2.0
13	220	17	20	1.5
14	160	35	60	1.5
15	220	14	30	2.5
16	140	20	20	2.0
17	220	14	10	2.0
18	40	10	0	1.0
19	20	12	60	1.0
20	120	20	0	2.0

（一）分析思路

本例共有4项肝功能指标，属于单样本计量资料多变量综合评价，可以通过主成分分析确定主成分，提取出原始多个变量的主要信息成分。

（二） 操作步骤

1. 建立数据文件 ①点击变量视图，在"名称"列下输入"转氨酶""硫酸锌浊度""甲胎球蛋白""肝大指数"四个变量，前三个变量行中点击"小数位数"，将"小数位数"调整为"0"，第四个变量将"小数位数"调整为"1"，如图 14-1 所示；②点击"数据视图"，录入全部数据，如图 14-2 所示。

文件(F)	编辑(E)	查看(V)	数据(D)	转换(T)	分析(A)	图形(G)	实用程序(U)	扩展(X)	窗口(W)	帮助(H)

	名称	类型	宽度	小数位数	标签	值	缺失	列	对齐
1	转氨酶	数字	8	0		无	无	8	蠹居中
2	硫酸锌浊度	数字	8	0		无	无	9	蠹居中
3	甲胎球蛋白	数字	8	0		无	无	9	蠹居中
4	肝大指数	数字	8	1		无	无	8	蠹居中

图 14-1　主成分分析数据文件的建立

	转氨酶	硫酸锌浊度	甲胎球蛋白	肝大指数
1	40	5	20	2.0
2	10	5	30	1.5
3	120	13	50	3.0
⋮	⋮	⋮	⋮	⋮
18	40	10	0	1.0
19	20	12	60	1.0
20	120	20	0	2.0

图 14-2　主成分分析数据的录入

2. 主成分分析 ①点击分析→降维→因子分析，把"转氨酶""硫酸锌浊度""甲胎球蛋白""肝大指数"四个变量选入"变量"；②点击描述→勾选"单变量描述""系数""显著性水平"，勾选"KMO 和巴特利特球形度检验"；③点击抽取→方法→主成分→输出勾选"碎石图"，可从图示角度判定提取几个主成分较为合适→提取标准先默认"基于特征值大于 1"，如果提取的信息量不够，则降低标准或直接选择"固定因子数目"，自行设置最多提取出的因子数，本例选择"基于特征值大于 1"时提取信息量不够，选择"固定因子数目"为 3；→得分→勾选"保存为变量"，勾选"显示因子得分系数矩阵"→继续→确定，输出结果见下列图示。

（三） 结果解释与呈现

1. 结果解释

（1）图 14-3 所示为统计描述内容，包括均数、标准差及参与分析的样本量。

（2）图 14-4 所示为相关矩阵结果，包含偏相关系数及其相对应的 P 值。

（3）图 14-5 所示为主成分的结果图，包括特征根从大到小的排列顺序，各主成分的贡献率和累计贡献率：第一主成分的特征根为 1.718，能够解释总变异的 42.956%；

第二主成分的特征根为 1.094，能够解释总变异的 27.338%。前两个主成分的特征根均大于 1，两者累计贡献率达到 70.295%。第三主成分的特征根为 0.981，接近 1，对总变异解释的贡献率为 24.534%，接近第二主成分，因此，本例提取主成分 3 个，累计贡献率可达到 94.828%。

描述统计

	平均值	标准偏差	分析个案数
转氨酶	138.00	88.888	20
硫酸锌浊度	15.00	7.420	20
甲胎球蛋白	35.50	21.879	20
肝大指数	2.325	1.0548	20

图 14-3　一般描述结果

相关性矩阵

		转氨酶	硫酸锌浊度	甲胎球蛋白	肝大指数
相关性	转氨酶	1.000	.219	.025	.695
	硫酸锌浊度	.219	1.000	.071	-.148
	甲胎球蛋白	.025	.071	1.000	.135
	肝大指数	.695	-.148	.135	1.000
显著性（单尾）	转氨酶		.176	.459	.000
	硫酸锌浊度	.176		.383	.267
	甲胎球蛋白	.459	.383		.285
	肝大指数	.000	.267	.285	

图 14-4　相关矩阵结果

总方差解释

成分	提取载荷平方和		
	总计	方差百分比	累积 %
1	1.718	42.956	42.956
2	1.094	27.338	70.295
3	.981	24.534	94.828

提取方法：主成分分析法。

图 14-5　总方差解释

（4）图 14-6 为碎石图，又称为山体滑坡图，山坡上点越高，代表其重要性越大。因此由图可知，重要性为 1 最大，2 次之，以此类推。若 N 点后的点均基本处于同一水平，则考虑选取 N 个主成分。

（5）图 14-7 为成分矩阵结果，由图可知，第一主成分包含了转氨酶与肝大指数的信息，可考虑作为急性肝炎的描述指标；第二主成分包含了硫酸锌浊度，可考虑作为慢性肝炎的描述指标；第三主成分包含了甲胎球蛋白，可考虑作为原发性肝癌的描述指标。

（6）图 14-8 为成分得分系数矩阵，也是主成分分析最终的结果，利用该系数矩阵可将主成分表示为各个变量的线性组合，并写出其表达式。

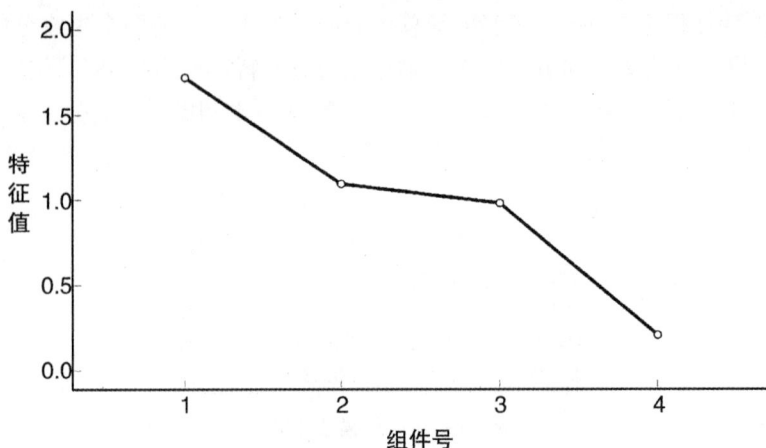

图 14-6 碎石图

成分矩阵[a]

	成分		
	1	2	3
转氨酶	.918	.099	-.238
硫酸锌浊度	.115	.945	-.268
甲胎球蛋白	.213	.319	.922
肝大指数	.904	-.297	.058

提取方法：主成分分析法。

a. 提取了 3 个成分。

图 14-7 成分矩阵

成分得分系数矩阵

	成分		
	1	2	3
转氨酶	.534	.091	-.242
硫酸锌浊度	.067	.865	-.273
甲胎球蛋白	.124	.292	.939
肝大指数	.526	-.271	.059

提取方法：主成分分析法。

图 14-8 因子得分系数矩阵

2. 结果呈现　根据上述结果，可写出各主成分表达式为：

$$Z_1 = 0.534 \times Z_{转氨酶} + 0.067 \times Z_{硫酸锌浊度} + 0.124 \times Z_{甲胎球蛋白} + 0.526 \times Z_{肝大指数}$$

（式 14-1）

$$Z_2 = 0.091 \times Z_{转氨酶} + 0.865 \times Z_{硫酸锌浊度} + 0.292 \times Z_{甲胎球蛋白} - 0.271 \times Z_{肝大指数}$$

（式 14-2）

$$Z_3 = -0.242 \times Z_{转氨酶} - 0.273 \times Z_{硫酸锌浊度} + 0.939 \times Z_{甲胎球蛋白} + 0.059 \times Z_{肝大指数}$$

（式 14-3）

式中 $Z_{转氨酶}$、$Z_{硫酸锌浊度}$、$Z_{甲胎球蛋白}$ 及 $Z_{肝大指数}$ 为原始变量的标化值，可通过分析→描述统计→描述→把"转氨酶""硫酸锌浊度""甲胎球蛋白""肝大指数"四个变量选入

"变量"→勾选"将标准化值另存为变量（Z）"确定之后求得。

三、练习题

【习题 14-1】某研究对 11 名正常女性利用跑步机达到最大运动量式的心肺功能相关指标进行了测量，包括：VO_{2MAX}（最大运动量时 1 分钟内使用的氧气，以毫克/千克体重计）、FAI（功能性有氧损伤水平）、Q_{MAX}（心脏最高每分钟输出血液升数）、HR_{MAX}（最大运动量时每分钟心率）、SV_{MAX}（血容量每个冲程最大心输出量时心脏泵出的血量，以毫升记）、CaO_2（动脉系统的氧含量，以每升血液所含氧气的毫升数计）、CvO_2（静脉系统的氧含量，以每升血液所含氧气的毫升数计点）。试对其进行主成分分析。

表 14-2　11 名正常女性心肺功能指标

编号	VO_{2MAX}(mg/kg)	FAI	Q_{MAX}(L)	HR_{MAX}(次/min)	SV_{MAX}(mL)	CaO_2(mL)	CvO_2(mL)
1	28.81	−12	12.43	194	64	193	46
2	24.04	−3	12.19	158	87	181	73
3	26.66	−1	11.52	194	59	212	61
4	24.34	−3	10.78	188	63	173	41
5	21.42	−6	11.71	178	66	198	62
6	26.72	−15	12.89	188	72	193	50
7	23.74	−15	10.94	164	68	160	42
8	28.72	−31	13.93	184	81	168	52
9	20.77	6	10.25	166	62	171	53
10	24.77	−4	11.98	176	68	187	54
11	47.72	−37	14.36	200	76	202	31

第二节　因子分析

一、应用条件

因子分析一般需满足以下适用条件。

1. 样本量要足够大　因子分析要求分析变量间的内在关联结构时，样本量要充足，否则结果不可靠。一般而言，样本量至少为变量数的 5 倍，想要得到较为稳定的结果，则应为 10 倍以上。其次，除了样本量与变量数之间的比例关系之外，样本总量至少要保证在 100 例以上。

2. 各变量间应具有相关性　如果变量间相互独立，则无法提取公因子。相关性存在与否可通过 Bartlett 球形检验来判断，如果相关阵呈现单位阵，则各变量相互独立，无法进行因子分析。

3. KMO 检验 KMO 检验用于考察变量间的偏相关性，取值在 0~1 之间，KMO 值越接近于 1，则变量间的偏相关性越强，越适宜进行因子分析。一般情况下，KMO 值达到 0.7 以上，因子分析效果较好；若 KMO 值在 0.5 以下时，则不适宜使用因子分析。

4. 因子分析中提取出的公因子应具备实际意义 主成分分析中的各个主成分实际上是矩阵变换的结果，未必具有实际意义；而因子分析中所提取出的公因子必须具有实际意义，若无法解释实际意义，则需重新提取。

二、应用实例

【例 14-2】某牙膏厂欲调查消费者购买牙膏时对牙膏的哪些功能更为看重，从而决定进一步研发新型产品时思考的方向，自制了调查问卷并对 30 名消费者进行了调查，分值区间 [1，10]，试对其进行因子分析。

表 14-3 30 名消费者调查结果（分）

编号	消炎杀菌	缓解牙龈牙周炎	预防龋齿	牙齿美白	清新口气	抗过敏
1	7	3	6	4	6	4
2	1	3	2	4	3	4
3	6	2	7	4	7	3
4	4	5	4	6	6	5
5	1	2	2	3	2	2
6	6	3	6	4	6	4
7	5	3	6	3	4	3
8	6	4	7	4	7	4
9	3	4	2	3	2	3
10	2	6	2	6	1	6
11	6	4	7	3	6	3
12	2	3	1	4	3	4
13	7	2	6	4	7	3
14	4	6	4	5	5	6
15	1	3	2	2	2	4
16	6	4	6	3	5	4
17	5	3	6	3	5	4
18	7	3	7	4	7	4

续　表

编号	消炎杀菌	缓解牙龈牙周炎	预防龋齿	牙齿美白	清新口气	抗过敏
19	2	4	3	3	2	3
20	3	5	3	6	4	6
21	1	3	2	3	3	3
22	5	4	5	4	6	4
23	2	2	1	5	4	4
24	4	6	4	6	4	7
25	6	5	4	2	7	4
26	3	5	4	6	4	7
27	4	4	7	2	6	5
28	3	7	2	6	4	3
29	4	6	3	7	6	7
30	2	3	2	4	1	2

（一）分析思路

本例有 6 个定量的观测指标，属于单样本计量资料多变量综合评价，可考虑因子分析。

（二）操作步骤

1. 建立数据文件　①点击变量视图，在"名称"列下输入"消炎杀菌""缓解牙龈牙周炎""预防龋齿""牙齿美白""清新口气""抗过敏"六个变量，点击"小数位数"，将所有变量"小数位数"调整为"0"，如图 14-9 所示；②点击"数据视图"，录入全部数据，如图 14-10 所示。

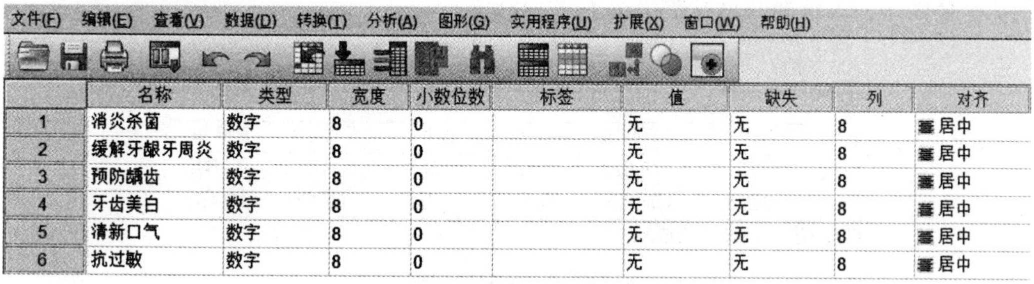

	名称	类型	宽度	小数位数	标签	值	缺失	列	对齐
1	消炎杀菌	数字	8	0		无	无	8	居中
2	缓解牙龈牙周炎	数字	8	0		无	无	8	居中
3	预防龋齿	数字	8	0		无	无	8	居中
4	牙齿美白	数字	8	0		无	无	8	居中
5	清新口气	数字	8	0		无	无	8	居中
6	抗过敏	数字	8	0		无	无	8	居中

文件(F)　编辑(E)　查看(V)　数据(D)　转换(T)　分析(A)　图形(G)　实用程序(U)　扩展(X)　窗口(W)　帮助(H)

图 14-9　因子分析数据文件的建立

	♣消炎杀菌	♣缓解牙龈牙周炎	♣预防龋齿	♣牙齿美白	♣清新口气	♣抗过敏
1	7	3	6	4	6	4
2	1	3	2	4	3	4
3	6	2	7	4	7	3
⋮	⋮	⋮	⋮	⋮	⋮	⋮
28	3	7	2	6	4	3
29	4	6	3	7	6	7
30	2	3	2	4	1	2

图 14-10　因子分析数据文件的录入

2. 因子分析　①点击分析→降维→因子分析，把"消炎杀菌""缓解牙龈牙周炎""预防龋齿""牙齿美白""清新口气""抗过敏"六个变量选入"变量"；②点击描述→勾选"单变量描述"和"显著性水平"，勾选"KMO 和巴特利特球形度检验"；③点击抽取→方法→主成分→提取标准默认"基于特征值大于 1"，勾选"碎石图"；④旋转→方法勾选"最大方差法"→输出勾选"旋转后的解"与"载荷图"→得分→勾选"保存为变量"，勾选"显示因子得分系数矩阵"→继续→确定，输出结果见下列图示。

（三）结果解释与呈现

1. 结果解释

（1）图 14-11 为因子分析适用条件的检验，$KMO=0.660>0.05$，而 Bartlett 球形检验结果，$P<0.001$，适合进行因子分析。

KMO 和巴特利特检验		
KMO 取样适切性量数。		.660
巴特利特球形度检验	近似卡方	111.314
	自由度	15
	显著性	.000

图 14-11　KMO 和巴特利特球形度检验

（2）图 14-12 为提取的公因子，结果显示，按照特征值大于 1 的原则，可以提取到 2 个公因子，可解释的总方差达到了 82.488%。

总方差解释

成分	提取载荷平方和			旋转载荷平方和		
	总计	方差百分比	累积 %	总计	方差百分比	累积 %
1	2.731	45.520	45.520	2.688	44.802	44.802
2	2.218	36.969	82.488	2.261	37.687	82.488

提取方法：主成分分析法。

图 14-12　总方差解释

（3）图 14-13 为因子分析的旋转后成分解，因子分析是在主成分分析的基础上进行空间旋转，最常用的方法就是最大方差法。结果显示，因子 1 上含有变量"消炎杀菌""预防龋齿""清新口气"，这些变量所指代的特征市面上的普通牙膏都可以满足；而因子 2 上含有变量"缓解牙龈牙周炎""牙齿美白""抗过敏"，这些变量所指代的特征是具有某种特殊功效的牙膏。

旋转后的成分矩阵[a]

	成分	
	1	2
消炎杀菌	.962	-.027
缓解牙龈牙周炎	-.057	.848
预防龋齿	.934	-.146
牙齿美白	-.098	.854
清新口气	.933	.084
抗过敏	.083	.885

提取方法：主成分分析法。
旋转方法：凯撒正态化最大方差法。

a. 旋转在 3 次迭代后已收敛。

图 14-13 旋转后成分矩阵

（4）图 14-14 为载荷图，由图可知，原始 6 个变量自然聚成两类，分别对每一类的 X 轴和 Y 轴做垂线，发现变量"消炎杀菌""预防龋齿""清新口气"在因子 1 上具有较大载荷，因此可用因子 1 代表上述三变量；而变量"缓解牙龈牙周炎""牙齿美白""抗过敏"在成分 2 上具有较大载荷，因此可用因子 2 代表上述三变量。

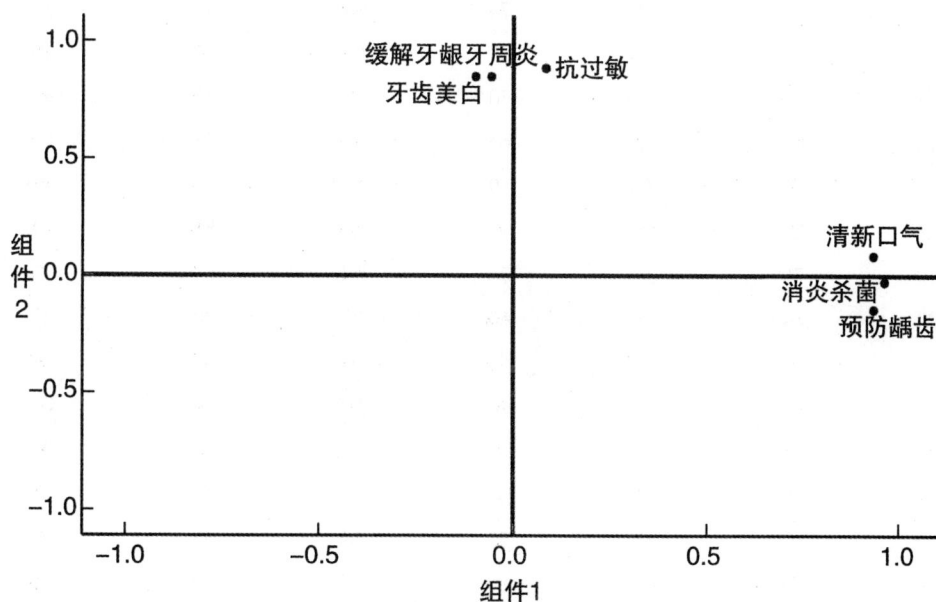

图 14-14 载荷图

2. 结果呈现 如图 14-13 与图 14-14 所示，消费者在购买牙膏时候，主要关注牙膏的两大类功能，一类注重"消炎杀菌""预防龋齿""清新口气"等功能，另一类则注重"缓解牙龈牙周炎""牙齿美白""抗过敏"等功能。

三、练习题

【习题 14-2】对某中学某班 30 名学生期末考试成绩进行了调查，结果见表 14-4，试进行因子分析。

表 14-4　30 名学生期末考试成绩（分）

编号	英语	物理	语文	化学	历史	数学
1	67	100	59	100	73	100
2	60	100	53	99	63	99
3	76	84	74	100	81	87
4	76	85	70	100	65	91
5	64	98	68	87	78	87
6	66	91	63	95	76	85
7	79	95	89	83	89	79
8	76	84	74	100	81	87
9	60	100	53	99	63	99
10	64	98	68	87	78	87
11	76	85	70	100	65	91
12	67	100	59	100	73	100
13	76	84	74	100	81	87
14	60	100	53	99	63	99
15	76	85	70	100	65	91
16	66	91	63	95	76	85
17	67	100	59	100	73	100
18	79	95	89	83	89	79
19	76	84	74	100	81	87
20	64	98	68	87	78	87
21	60	100	53	99	63	99
22	66	91	63	95	76	85
23	76	85	70	100	65	91
24	79	95	89	83	89	79
25	60	100	53	99	63	99
26	79	95	89	83	89	79
27	76	84	74	100	81	87
28	76	85	70	100	65	91
29	64	98	68	87	78	87
30	67	100	59	100	73	100

第十五章　多变量方差分析 ▷▷▷▷

在医学科研和日常医疗卫生工作中，常常需要同时观测多个效应指标来评估处理因素的作用，如评价某药物治疗高脂血症的效果，观测指标主要有总胆固醇、甘油三酯、高密度脂蛋白、低密度脂蛋白、极低密度脂蛋白等。对于此类具有 p 个（$p>1$）应变量的计量资料，如果将 p 个效应指标分割开来，套用传统的单变量分析方法，进行多次 t 检验或单变量方差分析，不仅降低了数据信息的利用度，割裂了 p 个应变量间的内在联系，并且增加了犯第 I 类错误的概率，尤其是当多个观测指标进行单变量分析得出的结论不一致时，无法得到一个总的概括性结论。因此，多元统计分析方法也就应运而生，其中最为常用的便是多变量方差分析（multivariate analysis of variance，MANOVA），在总的概括性结论的基础上对各个效应指标再分别进行统计学推断，统计学结论比单变量分析方法更为科学。

第一节　单组资料的多变量方差分析

如果从多元正态分布总体中随机抽样，可得到一组服从多元正态分布的单样本多变量计量资料，为将其与某标准值进行比较，或者具有多个观测指标的自身治疗前后、实验前后、异体配对数据差值的比较等，其差值也构成单组资料，均可采用 Hotelling T^2 检验等方法。

一、应用条件

单样本多变量 Hotelling T^2 检验类似于单样本 t 检验，只是分析的应变量个数不同，检验统计量的界值表也不一样。基本条件如下：①1 组样本各个观测指标间与某已知总体均数向量进行比较；②样本从多元正态分布总体中随机抽取。

二、应用实例

【例 15-1】某医院为研究某中药减肥方对于混合型高脂血症的疗效，随机抽取空腹血清胆固醇（TC）>5.7mmol/L、甘油三酯（TG）>1.7mmol/L 的患者 50 例，治疗 2 个月为 1 个疗程，疗效判断标准以治疗后 TC 下降>0.5mmol/L、TG 下降>0.2mmol/L 为"有效"，观测结果见表 15-1。试分析该中药减肥方对于混合型高脂血症的治疗是否有效。

表 15-1　混合型高脂血症治疗后 TC 与 TG 下降值（mmol/L）

编号	TC	TG	编号	TC	TG
1	1.3	0.6	26	1.2	0.4
2	0.8	0.3	27	1.6	0.6
3	0.4	0.2	28	0.7	0.3
4	0.9	0.4	29	0.4	0.1
5	0.6	0.3	30	0.5	0.2
6	0.4	0.2	31	-0.5	-0.2
7	1.2	0.9	32	1.3	0.6
8	0.6	0.5	33	1.6	0.6
9	-0.2	-0.1	34	1.2	0.7
10	0.8	0.6	35	1.8	0.7
11	0.8	0.4	36	0.5	0.2
12	0.3	0.6	37	0.7	0.1
13	1.2	0.4	38	1.5	0.5
14	0.6	0.4	39	1.6	0.5
15	1.1	0.8	40	0.1	0.1
16	0.6	0.5	41	1.6	0.6
17	0.5	0.2	42	0.6	0.3
18	1.2	0.8	43	1.7	0.6
19	0.9	0.3	44	0.6	0.2
20	1.5	0.8	45	0.9	0.6
21	1.2	0.5	46	1.7	0.8
22	0.5	0.4	47	0.9	0.5
23	1.4	0.7	48	1.8	0.9
24	0.3	0.2	49	0.9	0.3
25	0.8	0.7	50	1.2	0.5

（一）分析思路

本资料属于一组样本多个观测指标定量数据与某个标准值进行比较，如一组患者某病多个疗效观测指标与疗效判断标准值的比较，若样本服从多元正态分布，可以采用单样本多变量 Hotelling T^2 检验。

（二） 操作步骤

1. 建立 SPSS 数据文件 以 TC、TG 为变量名，建立 2 列 50 行的数据文件例 15-1. sav，如图 15-1 所示。

2. 变量变换 将各指标减去相应的拟比较的总体均数：转换→计算变量，在目标变量中输入 dTC，点 TC→ "-" 0.5→确定→转换→计算变量，在目标变量中输入 dTG，点 TG→ "-" 0.2→确定，如图 15-2 所示。

	TC	TG
1	1.3	.6
2	.8	.3
3	.4	.2
......		
49	.9	.3
50	1.2	.5

图 15-1 数据文件例 15-1. sav

	TC	TG	dTC	dTG
1	1.3	.6	.8	.4
2	.8	.3	.3	.1
3	.4	.2	-.1	.0
......				
49	.9	.3	.4	.1
50	1.2	.5	.7	.3

图 15-2 例 15-1 变量变换

3. 多元正态性检验 分析→描述统计→探索→将 dTC、dTG 点入因变量列表→图，√直方图，√含检验的正态图→继续→确定，结果如图 15-3 所示。

Tests of Normality

	Kolmogorov-Smirnov[a]			Shapiro-Wilk		
	Statistic	df	Sig.	Statistic	df	Sig.
dTC	.107	50	.200*	.967	50	.177
dTG	.112	50	.163	.972	50	.268

*. This is a lower bound of the true significance.

a. Lilliefors Significance Correction

图 15-3 多元正态性检验结果

4. 单个样本 Hotelling T^2 检验 分析→一般线性模型→多变量→将 dTC、dTG 点入因变量→选项，√描述统计，√参数估算值，√齐性检验→继续→确定，结果如图15-4~图15-6 所示。

Descriptive Statistics

	Mean	Std. Deviation	N
dTC	.416	.5227	50
dTG	.246	.2493	50

图 15-4 描述统计结果

Multivariate Tests^a

Effect		Value	F	Hypothesis df	Error df	Sig.
Intercept	Pillai's Trace	.499	23.862^b	2.000	48.000	.000
	Wilks' Lambda	.501	23.862^b	2.000	48.000	.000
	Hotelling's Trace	.994	23.862^b	2.000	48.000	.000
	Roy's Largest Root	.994	23.862^b	2.000	48.000	.000

a. Design: Intercept

b. Exact statistic

图 15-5　Hotelling T^2 检验结果

Parameter Estimates

Dependent Variable	Parameter	B	Std. Error	t	Sig.	95% Confidence Interval Lower Bound	Upper Bound
dTC	Intercept	.416	.074	5.628	.000	.267	.565
dTG	Intercept	.246	.035	6.979	.000	.175	.317

图 15-6　参数估计结果

（三）　结果解释与呈现

图 15-3 结果表明，dTC、dTG 正态性检验的 $P > 0.05$，服从多元正态分布，可以采用单样本多变量 Hotelling T^2 检验；图 15-4 为 dTC、dTG 的统计描述，说明各指标分别减除相应的 "有效" 标准值后的均值与标准差的大小；假设检验结果如图 15-5~图 15-6 所示：Hotelling $T^2 = 0.994$，$P < 0.001$，按照 $\alpha = 0.05$ 的检验水准，可认为该中药减肥方对于混合型高脂血症治疗前后 TC、TG 的总体平均水平差别有统计学意义，其中 TC 差值的 $t = 5.628$，$P < 0.001$，TG 差值的 $t = 6.979$，$P < 0.001$，差别均有统计学意义；根据样本估计其总体均数与拟比较的总体平均水平差值的 95% CI 分别为：dTC（0.267，0.565）高于 0，dTG（0.175，0.317）高于 0，说明均为治疗前高于治疗后的平均水平。因此，根据该资料分析结果，可认为该中药减肥方能够降低混合型高脂血症患者 TC、TG 的水平。结果呈现如表 15-2 所示。

表 15-2　混合型高脂血症治疗后 TC 与 TG 下降值（mmol/L）*

指标	n	均值	标准差	t 值	P 值	95%CI（L，U）
dTC	50	0.416	0.523	5.628	0.000	（0.267，0.565）
dTG	50	0.246	0.249	6.979	0.000	（0.175，0.317）

注：* 与 "有效" 标准比较，Hotelling $T^2 = 0.994$，$P < 0.001$。

三、练习题

【习题 15-1】某地教育局为研究当地民办小学的学生体格发育水平，采用整群随机抽样法，从一所民办小学随机抽取一个四年级班 50 名 10 岁学生进行调查，其中男生（编号 1~25）与女生（编号 26~50）各 25 名，结果见表 15-3。当地公办小学 10 岁学生的平均身高为 130cm，平均体重为 28.6kg，平均胸围为 65cm，试分析该民办小学的 10 岁学生体格发育水平与公办小学是否相同。

表 15-3 某民办小学 10 岁学生的体格发育水平统计表

编号	身高（cm）	体重（kg）	胸围（cm）	编号	身高（cm）	体重（kg）	胸围（cm）
1	130	30.9	60	26	142	42.5	66
2	138	59.7	66	27	139	39.8	62
3	142	42.5	66	28	146	44.6	73
4	139	39.8	62	29	144	42.6	72
5	146	44.6	73	30	142	42.9	71
6	144	42.6	72	31	136	30.5	68
7	142	42.9	71	32	141	31.5	70
8	136	30.5	68	33	138	25.6	68
9	141	31.5	70	34	136	32.5	63
10	138	25.6	68	35	135	33.2	64
11	128	28.7	59	36	129	29.8	60
12	130	29.6	60	37	143	35.6	70
13	128	25.4	56	38	136	34.2	65
14	136	26.9	65	39	126	27.8	59
15	131	28.8	64	40	140	34.6	65
16	146	42.5	71	41	128	28.7	59
17	145	41.5	71	42	130	29.6	60
18	142	39.8	72	43	128	25.4	56
19	139	38.9	70	44	144	42.3	71
20	135	33.8	60	45	130	30.9	60
21	142	41.5	72	46	138	59.7	66
22	135	38.7	56	47	142	42.5	66
23	144	42.3	71	48	139	39.8	62
24	130	30.9	60	49	146	44.6	73
25	138	59.7	66	50	142	42.5	66

【习题 15-2】某医院为研究某中药减肥方对于混合型高脂血症的疗效，以某西药为对照，采取配对设计方法，以性别、年龄、体重相同或相近的 2 例患者为 1 对，共纳入空腹血清胆固醇（TC）>5.7mmol/L、甘油三酯（TG）>1.7mmol/L 的患者 40 对，随机确定每对中 1 人用中药、1 人用西药治疗，2 个月为 1 个疗程，以患者治疗后空腹血清

TC、TG 下降值为疗效评价指标，结果见表 15-4，试分析该中药减肥方与西药治疗混合型高脂血症的疗效是否相同。

表 15-4　两药治疗混合型高脂血症的血脂下降值比较（mmol/L）

编号	中药 TC	西药 TC	中药 TG	西药 TG
1	1.8	1.5	0.9	0.9
2	1.8	1.4	0.8	0.8
3	1.7	1.3	0.8	0.7
4	1.7	1.2	0.8	0.7
5	1.6	1.2	0.7	0.6
6	1.6	1.2	0.7	0.6
7	1.6	1.2	0.6	0.6
8	1.6	1.1	0.6	0.6
9	1.5	0.9	0.6	0.6
10	1.3	0.9	0.5	0.6
11	1.2	0.8	0.5	0.5
12	1.2	0.8	0.5	0.5
13	1.2	0.8	0.4	0.5
14	0.9	0.8	0.4	0.5
15	0.9	0.6	0.4	0.4
16	0.9	0.6	0.4	0.3
17	0.7	0.6	0.4	0.3
18	0.7	0.6	0.3	0.3
19	0.6	0.5	0.3	0.2
20	0.6	0.5	0.3	0.2
21	0.5	0.4	0.2	0.2
22	0.5	0.4	0.2	0.1
23	0.4	0.3	0.2	0.1
24	0.1	0.3	0.2	0.1
25	−0.5	−0.2	−0.1	−0.2
26	1.6	1.2	0.7	0.6
27	1.6	1.2	0.6	0.6

续　表

编号	中药 TC	西药 TC	中药 TG	西药 TG
28	1.6	1.1	0.6	0.6
29	1.5	0.9	0.6	0.6
30	1.3	0.9	0.5	0.6
31	1.2	0.8	0.5	0.5
32	1.2	0.8	0.5	0.5
33	1.2	0.8	0.4	0.5
34	0.9	0.8	0.4	0.5
35	0.9	0.6	0.4	0.4
36	0.9	0.6	0.4	0.3
37	0.7	0.6	0.4	0.3
38	0.7	0.6	0.3	0.3
39	0.6	0.5	0.3	0.2
40	0.6	0.5	0.3	0.2

第二节　两组资料的多变量方差分析

在医药研究中，常常需要比较同时具有多个观测指标的两种治疗方法或药物的疗效、两种生产条件或不同产地的药物多种有效成分含量等，这些情况属于成组设计两样本多变量均数向量比较，可采用两样本 Hotelling T^2 检验等方法。

一、应用条件

两样本多变量计量资料的 Hotelling T^2 检验的基本条件：①两组样本、处理因素为单因素、多个效应指标，各样本为多元正态分布中随机抽取的独立样本；②多元协方差矩阵相等，但现实资料能够达到的比较少见，考虑此方法的高度敏感性，也有学者建议将此检验的显著性水平调整为 0.001，此处省略该环节。

二、应用实例

【例 15-2】某医院为探讨体重指数 BMI（kg/m²）、空腹血糖（mmol/L）、总胆固醇（mmol/L）与高血压发病的关系，在一次体检中，以年龄为 50 岁的当地男性为样本，随机筛选 40 名 1 级高血压患者和 40 名正常血压人群进行相互对照，所得资料见表 15-5。试分析该两组人群 BMI、空腹血糖、总胆固醇平均水平是否相同？

表 15-5 正常血压人群与 1 级高血压患者的检测指标比较

正常组	BMI (kg/m²)	空腹血糖 (mmol/L)	总胆固醇 (mmol/L)	高血压组	BMI (kg/m²)	空腹血糖 (mmol/L)	总胆固醇 (mmol/L)
1	19.8	6.8	4.1	1	22.9	3.9	4.8
2	22.5	6.7	4.4	2	25.1	5.9	4.8
3	21.9	4.2	4.4	3	22.7	5.1	5.0
4	21.8	7.6	4.4	4	26.3	6.3	5.2
5	22.8	6.1	4.6	5	26.8	6.3	5.2
6	22.9	4.7	4.7	6	25.6	5.7	5.2
7	23.2	5.4	4.8	7	27.4	6.8	5.3
8	24.7	6.9	4.8	8	27.5	6.6	5.3
9	22.7	6.7	4.9	9	25.4	6.2	5.3
10	22.8	2.9	4.9	10	24.5	5.8	5.4
11	20.1	7.6	5.0	11	24.6	5.4	5.5
12	22.3	5.0	5.0	12	28.5	7.7	5.5
13	22.9	6.1	5.0	13	26.7	7.1	5.5
14	24.4	5.4	5.1	14	26.4	5.8	5.5
15	24.6	3.8	5.3	15	28.6	7.9	5.7
16	23.5	6.5	5.3	16	27.6	6.3	5.7
17	24.8	4.9	5.3	17	28.6	6.9	5.7
18	25.4	4.4	5.3	18	28.8	7.2	5.9
19	24.8	3.1	5.3	19	28.7	7.9	5.9
20	26.2	6.4	5.3	20	25.8	5.8	6.0
21	25.6	5.0	5.3	21	26.8	5.5	6.0
22	25.6	4.5	5.4	22	29.6	7.8	6.1
23	25.7	4.5	5.5	23	26.8	6.9	6.1
24	26.5	3.0	5.5	24	29.8	7.4	6.2
25	26.4	4.9	5.5	25	29.5	7.3	6.3
26	25.8	3.1	5.5	26	30.5	7.6	6.3
27	26.9	3.4	5.6	27	27.8	6.9	6.4
28	27.6	5.9	5.7	28	32.5	8.6	6.4

续　表

正常组	BMI (kg/m²)	空腹血糖 (mmol/L)	总胆固醇 (mmol/L)	高血压组	BMI (kg/m²)	空腹血糖 (mmol/L)	总胆固醇 (mmol/L)
29	27.2	6.4	5.9	29	33.2	8.3	6.5
30	28.4	4.8	6.1	30	34.6	7.8	6.9
31	25.8	3.1	5.5	31	22.9	3.9	4.8
32	26.9	3.4	5.6	32	25.1	5.9	4.8
33	27.6	5.9	5.7	33	22.7	5.1	5.0
34	27.2	6.4	5.9	34	26.3	6.3	5.2
35	28.4	4.8	6.1	35	26.8	6.3	5.2
36	24.6	3.8	5.3	36	27.6	6.3	5.7
37	23.5	6.5	5.3	37	28.6	6.9	5.7
38	24.8	4.9	5.3	38	28.8	7.2	5.9
39	25.4	4.4	5.3	39	28.7	7.9	5.9
40	24.8	3.1	5.3	40	25.8	5.8	6.0

（一）分析思路

本资料属于两组样本多个观测指标定量数据，比较两样本均数向量相应的总体均数向量水平是否相同，如两组服从多元正态分布，各个观测指标间满足多元协方差矩阵相等，则可以采用两样本多变量 Hotelling T^2 检验。

（二）操作步骤

1. 建立 SPSS 数据文件　以组别（赋值 1 = 正常组、2 = 高血压组）、BMI、空腹血糖、总胆固醇为变量名，建立 4 列 80 行的数据文件例 15-2. sav，如图 15-7 所示。

	✐组别	✐BMI	✐空腹血糖	✐总胆固醇
1	1	19.8	6.8	4.1
2	1	22.5	6.7	4.4
3		......		
79	2	28.7	7.9	5.9
80	2	25.8	5.8	6.0

图 15-7　数据文件例 15-2. sav

2. 多元正态性与方差齐性检验　分析→描述统计→探索→将 BMI、空腹血糖、总胆固醇点入因变量列表，组别点入固定因子→图，√直方图，√含检验的正态图，√未转换→继续→确定，结果如图 15-8 与图 15-9 所示。

Tests of Normality

	组别	Kolmogorov-Smirnov[a]			Shapiro-Wilk		
		Statistic	df	Sig.	Statistic	df	Sig.
BMI	正常组	.102	40	.200*	.973	40	.456
	高血压组	.115	40	.199	.960	40	.170
空腹血糖	正常组	.108	40	.200*	.949	40	.068
	高血压组	.093	40	.200*	.969	40	.324
总胆固醇	正常组	.210	40	.000	.959	40	.151
	高血压组	.093	40	.200*	.971	40	.375

*. This is a lower bound of the true significance.

a. Lilliefors Significance Correction

图 15-8　多元正态性检验结果

Test of Homogeneity of Variance

		Levene Statistic	df1	df2	Sig.
BMI	Based on Mean	.939	1	78	.336
	Based on Median	.967	1	78	.328
	Based on Median and with adjusted df	.967	1	71.279	.329
	Based on trimmed mean	.966	1	78	.329
空腹血糖	Based on Mean	3.246	1	78	.075
	Based on Median	2.639	1	78	.108
	Based on Median and with adjusted df	2.639	1	75.349	.108
	Based on trimmed mean	3.133	1	78	.081
总胆固醇	Based on Mean	1.607	1	78	.209
	Based on Median	2.085	1	78	.153
	Based on Median and with adjusted df	2.085	1	77.398	.153
	Based on trimmed mean	1.693	1	78	.197

图 15-9　方差齐性检验结果

3. 两样本 Hotelling T^2 检验　分析→一般线性模型→多变量→将 BMI、空腹血糖、总胆固醇点入因变量，组别点入固定因子→选项，√描述统计，√参数估算值，√齐性检验→继续→确定，结果如图 15-10~图 15-13 所示。

Descriptive Statistics

	组别	Mean	Std. Deviation	N
BMI	正常组	24.720	2.1229	40
	高血压组	27.322	2.6707	40
	Total	26.021	2.7314	80
空腹血糖	正常组	5.075	1.3735	40
	高血压组	6.558	1.0891	40
	Total	5.816	1.4399	80
总胆固醇	正常组	5.230	.4631	40
	高血压组	5.645	.5277	40
	Total	5.438	.5357	80

图 15-10　描述统计结果

Multivariate Tests[a]

Effect		Value	F	Hypothesis df	Error df	Sig.
Intercept	Pillai's Trace	.993	3457.331[b]	3.000	76.000	.000
	Wilks' Lambda	.007	3457.331[b]	3.000	76.000	.000
	Hotelling's Trace	136.474	3457.331[b]	3.000	76.000	.000
	Roy's Largest Root	136.474	3457.331[b]	3.000	76.000	.000
组别	Pillai's Trace	.348	13.495[b]	3.000	76.000	.000
	Wilks' Lambda	.652	13.495[b]	3.000	76.000	.000
	Hotelling's Trace	.533	13.495[b]	3.000	76.000	.000
	Roy's Largest Root	.533	13.495[b]	3.000	76.000	.000

a. Design: Intercept + 组别

b. Exact statistic

图 15-11 Hotelling T^2 检验结果

Tests of Between-Subjects Effects

Source	Dependent Variable	Type III Sum of Squares	df	Mean Square	F	Sig.
Corrected Model	BMI	135.460[a]	1	135.460	23.276	.000
	空腹血糖	43.956[b]	1	43.956	28.611	.000
	总胆固醇	3.444[c]	1	3.444	13.977	.000
Intercept	BMI	54168.436	1	54168.436	9307.830	.000
	空腹血糖	2706.301	1	2706.301	1761.551	.000
	总胆固醇	2365.312	1	2365.312	9597.585	.000
组别	BMI	135.460	1	135.460	23.276	.000
	空腹血糖	43.956	1	43.956	28.611	.000
	总胆固醇	3.444	1	3.444	13.977	.000
Error	BMI	453.934	78	5.820		
	空腹血糖	119.833	78	1.536		
	总胆固醇	19.223	78	.246		
Total	BMI	54757.830	80			
	空腹血糖	2870.090	80			
	总胆固醇	2387.980	80			
Corrected Total	BMI	589.394	79			
	空腹血糖	163.789	79			
	总胆固醇	22.667	79			

a. R Squared = .230 (Adjusted R Squared = .220)

b. R Squared = .268 (Adjusted R Squared = .259)

c. R Squared = .152 (Adjusted R Squared = .141)

图 15-12 组间主体效应检验结果

Parameter Estimates

Dependent Variable	Parameter	B	Std. Error	t	Sig.	95% Confidence Interval Lower Bound	95% Confidence Interval Upper Bound
BMI	Intercept	27.322	.381	71.631	.000	26.563	28.082
	[组别=1]	-2.602	.539	-4.825	.000	-3.676	-1.529
	[组别=2]	0[a]	.	.	.	.	.
空腹血糖	Intercept	6.557	.196	33.460	.000	6.167	6.948
	[组别=1]	-1.482	.277	-5.349	.000	-2.034	-.931
	[组别=2]	0[a]	.	.	.	.	.
总胆固醇	Intercept	5.645	.078	71.917	.000	5.489	5.801
	[组别=1]	-.415	.111	-3.739	.000	-.636	-.194
	[组别=2]	0[a]	.	.	.	.	.

a. This parameter is set to zero because it is redundant.

图 15-13 参数估计结果

（三） 结果解释与呈现

图 15-8 结果表明，BMI、空腹血糖、总胆固醇正态性检验的 $P>0.05$，服从多元正态分布，图 15-9 结果表明，各组各指标方差齐性检验的 $P>0.05$（基于均值），满足方差齐性，可以采用两样本多变量 Hotelling T^2 检验；图 15-10 为统计描述，说明各组各指标的均值与标准差的大小；假设检验结果如图 15-11 ~ 图 15-13 所示：Hotelling T^2 = 0.533，$P<0.001$，按照 $\alpha=0.05$ 的检验水准，可认为两组间均数向量差别有统计学意义，即正常组与高血压组的 BMI、空腹血糖、总胆固醇的总体均数水平不完全相同；从图 15-12 可知，两组间 BMI、空腹血糖、总胆固醇的均数向量差别的 $P<0.001$，有统计学意义，可认为正常组与高血压组的正常组与高血压组的 BMI、空腹血糖、总胆固醇的总体水平均有差别；从图 15-13 可知，根据样本估计的两组间 BMI、空腹血糖、总胆固醇的总体均数水平差异，均为正常组低于高血压组，即高血压组的 BMI、空腹血糖、总胆固醇的总体均数水平高于正常人群。结果呈现见表 15-6。

表 15-6　正常血压人群与 1 级高血压患者的检测指标比较（$\bar{x}\pm s$）*

组别	n	BMI（kg/m²）	空腹血糖（mmol/L）	总胆固醇（mmol/L）
正常组	40	24.7±2.1	5.1±1.4	5.2±0.5
高血压组	40	27.3±2.7	6.6±1.1	5.6±0.5
t 值	–	−4.825	−5.349	−3.739
P 值	–	0.000	0.000	0.000
95%CI（L，U）	–	（−3.676，−1.529）	（−2.034，−0.931）	（−0.636，−0.094）

注：* 与高血压组比较，Hotelling T^2 = 0.533，$P<0.001$。

三、练习题

【习题 15-3】某中医院为研究某中药方剂对肾功能的影响，随机抽取某病住院患者 60 人，采用随机数字表进行随机分组，中药组 30 例用某中药方剂，对照组 30 例用某常规西药，以一个月为一个疗程，观察患者治疗前后血清尿素氮（BUN）、血清肌酐（SCre）的降低量来评价肾功能改善程度，结果见表 15-7。试分析该中药方剂与常规西药的疗效是否相同？

表 15-7　两组治疗前后 BUN 和 SCre 的降低量

中药组	BUN（mmol/L）	SCre（μmol/L）	对照组	BUN（mmol/L）	SCre（μmol/L）
1	1.3	39	1	1.7	44
2	1.8	57	2	2.3	66
3	1.2	45	3	2.1	75
4	1.3	38	4	1.7	83

续　表

中药组	BUN（mmol/L）	SCre（μmol/L）	对照组	BUN（mmol/L）	SCre（μmol/L）
5	1.6	46	5	1.1	64
6	1.4	42	6	1.9	55
7	1.2	49	7	2.2	86
8	1.6	35	8	2.0	53
9	1.1	31	9	1.7	45
10	1.8	26	10	1.2	62
11	1.8	27	11	2.8	38
12	1.0	26	12	1.9	63
13	1.8	24	13	1.3	64
14	1.6	29	14	1.9	82
15	1.1	28	15	2.3	71
16	1.6	45	16	2.6	58
17	1.5	45	17	2.4	63
18	1.2	38	18	1.7	71
19	1.9	39	19	3.9	74
20	1.5	33	20	1.9	56
21	1.2	45	21	2.2	77
22	1.5	37	22	1.9	73
23	1.4	42	23	1.8	81
24	1.3	39	24	2.3	64
25	1.8	57	25	3.5	92
26	1.2	45	26	3.9	98
27	1.5	37	27	2.5	73
28	1.4	43	28	1.8	22
29	1.0	39	29	1.9	31
30	1.8	59	30	1.2	26

第三节　多组资料的多变量方差分析

多组均向量间比较的多元方差分析方法，是单变量方差分析和 Hotelling T^2 检验的拓展。常用的统计量有 Wilks λ、Pillai 迹、Hotelling-Lawley 迹和 Roy 的最大特征根等，其推断结论往往是一致的，故在此仅介绍最常用的 Wilks λ 检验。

一、多样本单因素多变量方差分析

（一）应用条件

多样本单因素多变量方差分析的基本条件：①多组样本、处理因素为单因素、多个效应指标，各样本为多元正态分布中随机抽取的独立样本；②多重比较：多元协方差矩阵相等时可选用最小显著差异法 LSD（Least Significant Difference），多元协方差矩阵不相等时可选用 Tamhane's T_2 法。

（二）应用实例

【例 15-3】某中医院拟对 A、B、C 三种中药治疗某种疾病进行成本效应分析，采用整群随机抽样方法，在疗效相同或相近的条件下，各抽取最近出院的病历 40 份进行分析，其中的住院时间（天）和药费（元）资料统计见表 15-8，试对 A、B、C 三种中药治疗某种疾病进行时间与药费的成本分析。

表 15-8　三种药物治疗某种疾病的时间与药费成本比较

A 药组	时间（天）	药费（元）	B 药组	时间（天）	药费（元）	C 药组	时间（天）	药费（元）
1	3	327	1	3	347	1	4	328
2	4	349	2	4	386	2	5	339
3	4	378	3	4	393	3	5	354
4	4	386	4	4	425	4	6	376
5	4	368	5	4	438	5	6	363
6	4	353	6	5	443	6	6	298
7	5	395	7	5	416	7	7	402
8	5	402	8	5	421	8	7	415
9	5	437	9	5	471	9	7	423
10	5	454	10	5	493	10	7	432
11	5	461	11	6	501	11	7	441
12	5	424	12	6	512	12	7	436
13	5	413	13	6	506	13	7	446
14	5	446	14	6	523	14	7	442
15	6	487	15	6	536	15	8	463
16	6	494	16	6	548	16	8	452

续　表

A 药组	时间（天）	药费（元）	B 药组	时间（天）	药费（元）	C 药组	时间（天）	药费（元）
17	6	495	17	6	552	17	8	459
18	6	526	18	6	563	18	8	466
19	6	518	19	6	574	19	8	495
20	6	512	20	6	589	20	8	486
21	6	532	21	6	596	21	8	482
22	6	533	22	6	624	22	8	481
23	6	526	23	6	613	23	8	508
24	6	558	24	6	605	24	8	518
25	6	534	25	7	631	25	8	529
26	6	522	26	7	645	26	8	516
27	6	538	27	7	658	27	8	526
28	7	554	28	7	697	28	8	533
29	7	587	29	7	715	29	8	535
30	7	591	30	7	732	30	9	558
31	7	566	31	7	725	31	9	564
32	7	276	32	8	745	32	9	561
33	7	616	33	8	761	33	9	573
34	7	623	34	8	709	34	9	583
35	8	628	35	8	718	35	9	585
36	8	613	36	8	764	36	10	607
37	8	655	37	9	786	37	10	616
38	8	633	38	9	794	38	10	615
39	8	641	39	10	812	39	11	624
40	9	656	40	10	826	40	11	636

1. 分析思路　本资料属于多组样本多个观测指标定量数据，是比较多样本均数向量相应的总体均数向量水平是否相同，如各组服从多元正态分布，可采用多样本单因素多变量方差分析，多元协方差矩阵相等时可选用 LSD 法进行多重比较，多元协方差矩阵不相等时可选用 Tamhane's T_2 法进行多重比较。

2. 建立 SPSS 数据文件　以组别（赋值 1＝A 药组、2＝B 药组、3＝C 药组）、天数和药费为变量名，建立 3 列 120 行的数据文件"例 15-3. sav"，见图 15-14。

3. 多元正态性与方差齐性检验　分析→描述统计→探索→天数和药费点入因变量

	组别	天数	药费
1	1	3	327
2	1	4	349
3	1	4	378
......			
119	3	11	624
120	3	11	636

图 15-14　数据文件例 15-3. sav

列表，组别点入固定因子→图，√直方图，√含检验的正态图，√未转换→继续→确定，结果如图 15-15 与图 15-16 所示。

Tests of Normality

	组别	Kolmogorov-Smirnov[a]			Shapiro-Wilk		
		Statistic	df	Sig.	Statistic	df	Sig.
天数	A	.168	40	.006	.952	40	.086
	B	.192	40	.001	.950	40	.075
	C	.190	40	.001	.945	40	.053
药费	A	.094	40	.200*	.959	40	.156
	B	.103	40	.200*	.964	40	.233
	C	.066	40	.200*	.977	40	.591

*. This is a lower bound of the true significance.

a. Lilliefors Significance Correction

图 15-15　多元正态性检验结果

Test of Homogeneity of Variance

		Levene Statistic	df1	df2	Sig.
天数	Based on Mean	.532	2	117	.589
	Based on Median	.235	2	117	.791
	Based on Median and with adjusted df	.235	2	112.318	.791
	Based on trimmed mean	.485	2	117	.617
药费	Based on Mean	5.973	2	117	.003
	Based on Median	5.847	2	117	.004
	Based on Median and with adjusted df	5.847	2	107.352	.004
	Based on trimmed mean	5.966	2	117	.003

图 15-16　方差齐性检验结果

4. 多样本单因素 Wilks λ 检验　分析→一般线性模型→多变量→将天数、药费点入因变量，组别点入固定因子→模型，⊙构建项（B），在构建项类型（P）下选主效应，将组别点入模型框→继续→事后比较→将组别点入事后检验（P）→√LSD、√塔姆黑尼 T_2→继续→选项，√描述统计，√参数估算值，√齐性检验→继续→确定，结果如图 15-17~图 15-21 所示。

Descriptive Statistics

	组别	Mean	Std. Deviation	N
天数	A	5.98	1.368	40
	B	6.37	1.612	40
	C	7.85	1.511	40
	Total	6.73	1.694	120
药费	A	507.66	94.070	40
	B	594.84	134.093	40
	C	486.63	87.733	40
	Total	529.71	116.313	120

图 15-17　描述统计结果

Box's Test of Equality of Covariance Matrices [a]

Box's M	37.886
F	6.158
df1	6
df2	341172.000
Sig.	.000

Tests the null hypothesis that the observed covariance matrices of the dependent variables are equal across groups.

a. Design: Intercept + 组别

图 15-18　多元协方差矩阵相等性检验结果

Multivariate Tests [a]

Effect		Value	F	Hypothesis df	Error df	Sig.
Intercept	Pillai's Trace	.962	1464.408 [b]	2.000	116.000	.000
	Wilks' Lambda	.038	1464.408 [b]	2.000	116.000	.000
	Hotelling's Trace	25.248	1464.408 [b]	2.000	116.000	.000
	Roy's Largest Root	25.248	1464.408 [b]	2.000	116.000	.000
组别	Pillai's Trace	.921	49.955	4.000	234.000	.000
	Wilks' Lambda	.130	102.889 [b]	4.000	232.000	.000
	Hotelling's Trace	6.301	181.155	4.000	230.000	.000
	Roy's Largest Root	6.238	364.919 [c]	2.000	117.000	.000

a. Design: Intercept + 组别

b. Exact statistic

c. The statistic is an upper bound on F that yields a lower bound on the significance level.

图 15-19　Wilks λ 检验结果

Tests of Between-Subjects Effects

Source	Dependent Variable	Type III Sum of Squares	df	Mean Square	F	Sig.
Corrected Model	天数	78.017ᵃ	2	39.008	17.324	.000
	药费	263347.003ᵇ	2	131673.502	11.441	.000
Intercept	天数	5440.533	1	5440.533	2416.179	.000
	药费	33670804.27	1	33670804.27	2925.575	.000
组别	天数	78.017	2	39.008	17.324	.000
	药费	263347.004	2	131673.502	11.441	.000
Error	天数	263.450	117	2.252		
	药费	1346567.560	117	11509.124		
Total	天数	5782.000	120			
	药费	35280718.83	120			
Corrected Total	天数	341.467	119			
	药费	1609914.563	119			

a. R Squared = .228 (Adjusted R Squared = .215)

b. R Squared = .164 (Adjusted R Squared = .149)

图 15-20 组间主体效应检验结果

Multiple Comparisons

Dependent Variable		(I) 组别	(J) 组别	Mean Difference (I-J)	Std. Error	Sig.	95% Confidence Interval Lower Bound	Upper Bound
天数	LSD	A	B	-.40	.336	.236	-1.06	.26
			C	-1.87*	.336	.000	-2.54	-1.21
		B	A	.40	.336	.236	-.26	1.06
			C	-1.47*	.336	.000	-2.14	-.81
		C	A	1.87*	.336	.000	1.21	2.54
			B	1.47*	.336	.000	.81	2.14
	Tamhane	A	B	-.40	.334	.553	-1.22	.42
			C	-1.87*	.322	.000	-2.66	-1.09
		B	A	.40	.334	.553	-.42	1.22
			C	-1.47*	.349	.000	-2.33	-.62
		C	A	1.87*	.322	.000	1.09	2.66
			B	1.47*	.349	.000	.62	2.33
药费	LSD	A	B	-87.17*	23.989	.000	-134.68	-39.66
			C	21.04	23.989	.382	-26.47	68.55
		B	A	87.17*	23.989	.000	39.66	134.68
			C	108.21*	23.989	.000	60.70	155.72
		C	A	-21.04	23.989	.382	-68.55	26.47
			B	-108.21*	23.989	.000	-155.72	-60.70
	Tamhane	A	B	-87.17*	25.899	.004	-150.53	-23.82
			C	21.04	20.339	.663	-28.60	70.67
		B	A	87.17*	25.899	.004	23.82	150.53
			C	108.21*	25.337	.000	46.17	170.25
		C	A	-21.04	20.339	.663	-70.67	28.60
			B	-108.21*	25.337	.000	-170.25	-46.17

Based on observed means.
The error term is Mean Square(Error) = 11509.124.
*. The mean difference is significant at the .05 level.

图 15-21 多重比较与参数估计结果

5. 结果解释与呈现 图 15-15 结果表明，三组各指标正态性检验的 $P>0.05$，服从多元正态分布，图 15-16 方差齐性检验结果表明，天数的 $P=0.589>0.05$（基于均值），方差齐性；药费的 $P=0.003<0.05$（基于均值），方差不齐。图 15-17 为统计描述，说

明各组各指标的均值与标准差的大小，图 15-18 为多元协方差矩阵相等性检验结果，P<0.001，多元协方差矩阵不相等，可选用 Tamhane's T_2 法进行多重比较。图15-19 为 Wilks λ 检验结果，Wilks λ=0.130，P<0.001，按照 α=0.05 的检验水准，认为三组间均数向量差别有统计学意义，即 A、B、C 三种中药治疗某种疾病的时间、药费成本总体均数水平不完全相同。图 15-20 为组间主体效应检验结果，组别间天数、药费的均数向量差别的 P<0.001，有统计学意义，可认为各组天数、药费的总体水平均有差别。图 15-21 为多重比较与参数估计结果，从 Tamhane's T_2 检验可知，A 与 B 中药的住院时间（天）总体均数水平差别无统计学意义（P=0.553），均较 C 中药的住院时间短（P<0.001）；A 与 C 中药的药费（元）总体均数水平差别无统计学意义（P=0.663），均较 B 中药低（P=0.004）。因此，本资料统计分析结果表明，A、B、C 三种中药治疗某种疾病进行时间与药费的成本总体均数水平不完全相同，其中以 C 中药治疗的住院时间最长，B 中药治疗的药费最高。结果呈现见表 15-9。

表 15-9　三种药物治疗某种疾病的时间与药费成本比较（$\bar{x}\pm s$）*

组别	n	时间（天）	药费（元）
A 药	40	5.98±1.37**	507.66±94.07#
B 药	40	6.37±1.61**	594.84±134.09
C 药	40	7.85±1.51	486.63±87.73#

注：* 三组比较，Wilks λ=0.130，P<0.001；** 与 C 组比较，P<0.05；# 与 B 组比较，P<0.05。

二、多样本多因素多变量方差分析

当从多个正态分布总体中随机抽取 g 个独立样本时，如果每组又有多个处理因素、同时观测多个效应指标时，所得资料适于进行多样本多因素多变量方差分析（Multifactor Multivariate Analysis of Variance）。

（一）应用条件

多样本多因素多变量方差分析的基本条件：①多组样本、处理因素为多因素、多个效应指标，各样本为多元正态分布总体中随机抽取的独立样本；②多元协方差矩阵相等；③可选用 LSD 法进行多重比较。

（二）应用实例

【例 15-4】某中医院为同时研究 A、B、C 三种中药、患者性别和年龄等因素对治疗某种疾病的时间与药费成本的影响，搜集最近出院的病历 120 份进行分析，以住院时间（天）和药费（元）为评价指标，资料统计如表 15-10 所示，其中组别的 1、2、3 分别代表 A、B、C 三种药物，性别的 1、2 分别代表男性、女性患者，年龄的 1、2、3、4 分别代表 40 岁~、50 岁~、60 岁~、70 岁~四个年龄段的患者。试分析不同中药、患者性别和年龄等因素对治疗某种疾病的时间与费用成本是否有影响？

表 15-10　三种因素对治疗某种疾病的时间与药费成本的影响

A 药	性别	年龄	时间（天）	药费（元）	B 药	性别	年龄	时间（天）	药费（元）	C 药	性别	年龄	时间（天）	药费（元）
1	2	1	3	327	1	1	1	3	347	1	1	2	4	328
2	1	1	4	349	2	1	2	4	386	2	1	1	5	339
3	2	3	4	378	3	1	1	4	393	3	2	2	5	354
4	2	2	4	386	4	2	1	4	425	4	2	1	6	376
5	1	2	4	368	5	2	3	4	438	5	2	1	6	363
6	2	1	4	353	6	2	2	5	443	6	1	2	6	298
7	2	2	5	395	7	1	1	5	416	7	1	3	7	402
8	1	3	5	402	8	1	3	5	421	8	2	3	7	415
9	1	2	5	437	9	1	2	5	471	9	2	4	7	423
10	1	1	5	454	10	1	2	5	493	10	1	3	7	432
11	2	2	5	461	11	1	4	6	501	11	2	1	7	441
12	2	1	5	424	12	2	3	6	512	12	2	2	7	436
13	1	2	5	413	13	2	3	6	506	13	1	2	7	446
14	2	2	5	446	14	2	4	6	523	14	1	3	7	442
15	1	2	6	487	15	1	3	6	536	15	2	2	8	463
16	1	2	6	494	16	1	3	6	548	16	2	1	8	452
17	2	3	6	495	17	2	3	6	552	17	2	3	8	459
18	1	4	6	526	18	2	2	6	563	18	1	3	8	466
19	2	3	6	518	19	1	4	6	574	19	1	4	8	495
20	2	2	6	512	20	2	3	6	589	20	1	3	8	486
21	1	3	6	532	21	2	4	6	596	21	2	4	8	482
22	1	3	6	533	22	1	3	6	624	22	2	2	8	481
23	2	3	6	526	23	1	2	6	613	23	1	3	8	508
24	2	4	6	558	24	1	3	6	605	24	2	3	8	518
25	1	3	6	534	25	2	3	7	631	25	1	4	8	529
26	2	3	6	522	26	2	4	7	645	26	1	3	8	516
27	2	3	6	538	27	1	4	7	658	27	1	4	8	526

续 表

A药	性别	年龄	时间（天）	药费（元）	B药	性别	年龄	时间（天）	药费（元）	C药	性别	年龄	时间（天）	药费（元）
28	1	3	7	554	28	1	3	7	697	28	2	4	8	533
29	1	2	7	587	29	2	3	7	715	29	2	2	8	535
30	2	3	7	591	30	2	3	7	732	30	2	3	9	558
31	2	2	7	566	31	1	3	7	725	31	2	4	9	564
32	1	3	7	276	32	1	4	8	745	32	1	4	9	561
33	2	3	7	616	33	2	4	8	761	33	1	3	9	573
34	2	3	7	623	34	2	4	8	709	34	2	4	9	583
35	1	4	8	628	35	1	4	8	718	35	2	4	9	585
36	1	2	8	613	36	1	3	8	764	36	1	4	10	607
37	2	3	8	655	37	1	3	9	786	37	2	4	10	616
38	2	3	8	633	38	2	4	9	794	38	1	3	10	615
39	1	3	8	641	39	2	3	10	812	39	1	4	11	624
40	1	4	9	656	40	1	4	10	826	40	2	4	11	636

1. 分析思路 本资料属于多组样本多个观测指标定量数据，每组又有多个处理因素、同时观测多个效应指标时，比较多样本均数向量相应的总体均数向量水平是否相同，如各组服从多元正态分布，可采用多样本多因素多变量方差分析，多元协方差矩阵相等时可选用 LSD 法进行多重比较。

2. 建立 SPSS 数据文件 以组别（赋值 1＝A 药组、2＝B 药组、3＝C 药组）、性别（1＝男性、2＝女性）、年龄（1＝40 岁~、2＝50 岁~、3＝60 岁~、4＝70 岁~）、天数和药费为变量名，建立 5 列 120 行的数据文件"例 15－4. sav"，如图 15－22 所示。

	组别	性别	年龄	天数	药费
1	1	2	1	3	327
2	1	1	1	4	349
3	1	2	3	4	378
......					
119	3	1	4	11	624
120	3	2	4	11	636

图 15－22 数据文件例 15－4. sav

3. 多元正态性与方差齐性检验 分析→描述统计→探索→将天数和药费点入因变量列表，组别、性别、年龄点入固定因子→图，√直方图，√含检验的正态图，√未转换→继续→确定，结果如图 15-23 ~ 图 15-25 所示。

Tests of Normality

	组别	Kolmogorov-Smirnov[a]			Shapiro-Wilk		
		Statistic	df	Sig.	Statistic	df	Sig.
天数	A[c]	.168	40	.006	.952	40	.086
	B	.192	40	.001	.950	40	.075
	C	.190	40	.001	.945	40	.053
药费	A[c]	.094	40	.200*	.959	40	.156
	B	.103	40	.200*	.964	40	.233
	C	.066	40	.200*	.977	40	.591

*. This is a lower bound of the true significance.

a. Lilliefors Significance Correction

c. 脚注

Test of Homogeneity of Variance

		Levene Statistic	df1	df2	Sig.
天数	Based on Mean	.532	2	117	.589
	Based on Median	.235	2	117	.791
	Based on Median and with adjusted df	.235	2	112.318	.791
	Based on trimmed mean	.485	2	117	.617
药费	Based on Mean	5.973	2	117	.003
	Based on Median	5.847	2	117	.004
	Based on Median and with adjusted df	5.847	2	107.352	.004
	Based on trimmed mean	5.966	2	117	.003

图 15-23　组别的多元正态性与方差齐性检验结果

Tests of Normality

	性别	Kolmogorov-Smirnov[a]			Shapiro-Wilk		
		Statistic	df	Sig.	Statistic	df	Sig.
天数	男	.143	61	.003	.964	61	.071
	女	.140	59	.005	.964	59	.077
药费	男	.060	61	.200*	.986	61	.689
	女	.072	59	.200*	.972	59	.196

*. This is a lower bound of the true significance.

a. Lilliefors Significance Correction

Test of Homogeneity of Variance

		Levene Statistic	df1	df2	Sig.
天数	Based on Mean	.713	1	118	.400
	Based on Median	.675	1	118	.413
	Based on Median and with adjusted df	.675	1	117.940	.413
	Based on trimmed mean	.719	1	118	.398
药费	Based on Mean	.252	1	118	.617
	Based on Median	.269	1	118	.605
	Based on Median and with adjusted df	.269	1	117.797	.605
	Based on trimmed mean	.268	1	118	.606

图 15-24　性别的多元正态性与方差齐性检验结果

Tests of Normality

	年龄	Kolmogorov-Smirnov[a]			Shapiro-Wilk		
		Statistic	df	Sig.	Statistic	df	Sig.
天数	40岁~	.194	14	.158	.929	14	.297
	50岁~	.216	27	.002	.897	27	.011
	60岁~	.169	49	.001	.933	49	.008
	70岁~	.173	30	.023	.921	30	.028
药费	40岁~	.155	14	.200[*]	.913	14	.173
	50岁~	.091	27	.200[*]	.979	27	.837
	60岁~	.102	49	.200[*]	.967	49	.186
	70岁~	.095	30	.200[*]	.967	30	.463

*. This is a lower bound of the true significance.

a. Lilliefors Significance Correction

Test of Homogeneity of Variance

		Levene Statistic	df1	df2	Sig.
天数	Based on Mean	.172	3	116	.915
	Based on Median	.148	3	116	.931
	Based on Median and with adjusted df	.148	3	112.174	.931
	Based on trimmed mean	.149	3	116	.930
药费	Based on Mean	2.295	3	116	.082
	Based on Median	1.858	3	116	.141
	Based on Median and with adjusted df	1.858	3	100.117	.142
	Based on trimmed mean	2.185	3	116	.094

图 15-25　年龄别的多元正态性与方差齐性检验结果

4. 多样本多因素 Wilks λ 检验　分析→一般线性模型→多变量→将天数、药费点入因变量，组别、性别、年龄点入固定因子→模型，⊙构建项（B），在构建项类型（P）下选主效应，将组别、性别、年龄点入模型框→继续→事后比较→将组别点入事后检验（P）→√LSD、√塔姆黑尼 T_2→继续→选项，√描述统计，√参数估算值，√齐性检验→继续→确定，结果如图 15-26~图 15-31 所示。

Box's Test of Equality of Covariance Matrices[a]

Box's M	85.098
F	1.227
df1	54
df2	2498.100
Sig.	.126

Tests the null hypothesis that the observed covariance matrices of the dependent variables are equal across groups.

　　a. Design:
　　　Intercept +
　　　组别 + 性别
　　　+ 年龄

图 15-26　多元协方差矩阵相等性检验结果

Multivariate Tests[a]

Effect		Value	F	Hypothesis df	Error df	Sig.
Intercept	Pillai's Trace	.970	1804.498[b]	2.000	112.000	.000
	Wilks' Lambda	.030	1804.498[b]	2.000	112.000	.000
	Hotelling's Trace	32.223	1804.498[b]	2.000	112.000	.000
	Roy's Largest Root	32.223	1804.498[b]	2.000	112.000	.000
组别	Pillai's Trace	.886	44.935	4.000	226.000	.000
	Wilks' Lambda	.136	96.093[b]	4.000	224.000	.000
	Hotelling's Trace	6.217	172.534	4.000	222.000	.000
	Roy's Largest Root	6.192	349.834[c]	2.000	113.000	.000
性别	Pillai's Trace	.008	.448[b]	2.000	112.000	.640
	Wilks' Lambda	.992	.448[b]	2.000	112.000	.640
	Hotelling's Trace	.008	.448[b]	2.000	112.000	.640
	Roy's Largest Root	.008	.448[b]	2.000	112.000	.640
年龄	Pillai's Trace	.440	10.634	6.000	226.000	.000
	Wilks' Lambda	.565	12.320[b]	6.000	224.000	.000
	Hotelling's Trace	.759	14.040	6.000	222.000	.000
	Roy's Largest Root	.746	28.081[c]	3.000	113.000	.000

a. Design: Intercept + 组别 + 性别 + 年龄
b. Exact statistic
c. The statistic is an upper bound on F that yields a lower bound on the significance level.

图 15-27　Wilks λ 检验结果

Tests of Between-Subjects Effects

Source	Dependent Variable	Type III Sum of Squares	df	Mean Square	F	Sig.
Corrected Model	天数	186.439[a]	6	31.073	22.649	.000
	药费	827032.945[b]	6	137838.824	19.895	.000
Intercept	天数	4062.059	1	4062.059	2960.853	.000
	药费	25226795.19	1	25226795.19	3641.199	.000
组别	天数	60.339	2	30.170	21.991	.000
	药费	209386.973	2	104693.487	15.111	.000
性别	天数	.000	1	.000	.000	.987
	药费	1078.144	1	1078.144	.156	.694
年龄	天数	108.257	3	36.086	26.303	.000
	药费	563664.249	3	187888.083	27.119	.000
Error	天数	155.027	113	1.372		
	药费	782881.618	113	6928.156		
Total	天数	5782.000	120			
	药费	35280718.83	120			
Corrected Total	天数	341.467	119			
	药费	1609914.563	119			

a. R Squared = .546 (Adjusted R Squared = .522)
b. R Squared = .514 (Adjusted R Squared = .488)

图 15-28　组间主体效应检验结果

Parameter Estimates

Dependent Variable	Parameter	B	Std. Error	t	Sig.	95% Confidence Interval Lower Bound	Upper Bound
天数	Intercept	8.917	.272	32.744	.000	8.377	9.456
	[组别=1]	-1.511	.270	-5.592	.000	-2.046	-.976
	[组别=2]	-1.542	.264	-5.852	.000	-2.064	-1.020
	[组别=3]	0ª	.	.	.	.	.
	[性别=1]	.003	.215	.016	.987	-.422	.429
	[性别=2]	0ª	.	.	.	.	.
	[年龄=1]	-3.009	.383	-7.851	.000	-3.769	-2.250
	[年龄=2]	-2.033	.321	-6.328	.000	-2.670	-1.397
	[年龄=3]	-.878	.278	-3.160	.002	-1.429	-.328
	[年龄=4]	0ª	.	.	.	.	.
药费	Intercept	562.132	19.351	29.049	.000	523.794	600.471
	[组别=1]	45.232	19.202	2.356	.020	7.190	83.274
	[组别=2]	102.707	18.729	5.484	.000	65.602	139.812
	[组别=3]	0ª	.	.	.	.	.
	[性别=1]	-6.018	15.254	-.394	.694	-36.239	24.204
	[性别=2]	0ª	.	.	.	.	.
	[年龄=1]	-215.153	27.237	-7.899	.000	-269.114	-161.191
	[年龄=2]	-141.544	22.834	-6.199	.000	-186.782	-96.306
	[年龄=3]	-53.217	19.755	-2.694	.008	-92.355	-14.080
	[年龄=4]	0ª	.	.	.	.	.

a. This parameter is set to zero because it is redundant.

图 15-29 参数估计结果

Multiple Comparisons

LSD

Dependent Variable	(I) 组别	(J) 组别	Mean Difference (I-J)	Std. Error	Sig.	95% Confidence Interval Lower Bound	Upper Bound
天数	A	B	-.40	.262	.129	-.92	.12
		C	-1.87*	.262	.000	-2.39	-1.36
	B	A	.40	.262	.129	-.12	.92
		C	-1.47*	.262	.000	-1.99	-.96
	C	A	1.87*	.262	.000	1.36	2.39
		B	1.47*	.262	.000	.96	1.99
药费	A	B	-87.17*	18.612	.000	-124.05	-50.30
		C	21.04	18.612	.261	-15.84	57.91
	B	A	87.17*	18.612	.000	50.30	124.05
		C	108.21*	18.612	.000	71.34	145.08
	C	A	-21.04	18.612	.261	-57.91	15.84
		B	-108.21*	18.612	.000	-145.08	-71.34

Based on observed means.
The error term is Mean Square(Error) = 6928.156.

*. The mean difference is significant at the .05 level.

图 15-30 组别的多重比较与参数估计结果

Multiple Comparisons

LSD

Dependent Variable	(I) 年龄	(J) 年龄	Mean Difference (I-J)	Std. Error	Sig.	95% Confidence Interval	
						Lower Bound	Upper Bound
天数	40岁~	50岁~	-.89*	.386	.023	-1.65	-.12
		60岁~	-1.99*	.355	.000	-2.69	-1.29
		70岁~	-3.17*	.379	.000	-3.92	-2.42
	50岁~	40岁~	.89*	.386	.023	.12	1.65
		60岁~	-1.10*	.281	.000	-1.66	-.55
		70岁~	-2.29*	.311	.000	-2.90	-1.67
	60岁~	40岁~	1.99*	.355	.000	1.29	2.69
		50岁~	1.10*	.281	.000	.55	1.66
		70岁~	-1.18*	.272	.000	-1.72	-.64
	70岁~	40岁~	3.17*	.379	.000	2.42	3.92
		50岁~	2.29*	.311	.000	1.67	2.90
		60岁~	1.18*	.272	.000	.64	1.72
药费	40岁~	50岁~	-72.17*	27.413	.010	-126.48	-17.86
		60岁~	-170.29*	25.224	.000	-220.26	-120.32
		70岁~	-216.14*	26.941	.000	-269.51	-162.76
	50岁~	40岁~	72.17*	27.413	.010	17.86	126.48
		60岁~	-98.12*	19.950	.000	-137.64	-58.60
		70岁~	-143.97*	22.080	.000	-187.71	-100.22
	60岁~	40岁~	170.29*	25.224	.000	120.32	220.26
		50岁~	98.12*	19.950	.000	58.60	137.64
		70岁~	-45.85*	19.296	.019	-84.08	-7.62
	70岁~	40岁~	216.14*	26.941	.000	162.76	269.51
		50岁~	143.97*	22.080	.000	100.22	187.71
		60岁~	45.85*	19.296	.019	7.62	84.08

图 15-31 年龄别的多重比较与参数估计结果

5. 结果解释与呈现 图 15-23 为组别的多元正态性与方差齐性检验结果，说明各指标各组满足多元正态性，各组"天数"方差齐性，"药费"方差不齐。图 15-24 为性别的多元正态性与方差齐性检验结果，均满足多元正态性与方差齐性。图 15-25 为年龄别的多元正态性与方差齐性检验结果，40 岁组的"天数"满足正态性，各年龄别的"药费"满足多元正态性，各年龄别的"天数"和"药费"均满足方差齐性。图15-26 可知，协方差矩阵齐性检验 $P = 0.126$，可认为各组的协方差矩阵齐性，多重比较时宜采用 LSD 检验。从图 15-27 输出结果可知，组别 Wilks' $\lambda = 0.136$，$P < 0.001$，差别有统计学意义，性别 Wilks' $\lambda = 0.992$，$P = 0.640$，差别无统计学意义，年龄 Wilks' $\lambda = 0.565$，$P < 0.001$，差别有统计学意义，说明不同中药组、年龄组治疗的时间、药费成本不全相同。图 15-28 为组间主体效应检验结果，组别、年龄别的"天数""药费"的总体均数水平差别均有统计学意义（$P < 0.001$），可认为不同中药物、年龄组治疗的时间、药费成本均不同，性别的"天数""药费"的总体均数水平差别均无统计学意义，不能认为不同性别的"天数""药费"的总体均数水平有差别。图 15-29 显示天数、药费的组别、性别、年龄别的差别有无统计学意义及 95% CI；从图 15-30 组别的多重比较结果可知，A 与 B 中药的"天数"总体均数水平差别无统计学意义（$P = 0.129$），均较 C 中

药的住院时间短（$P<0.001$），A、B、C 三种中药的"药费"总体均数水平不全相同（$P<0.05$），依次为 B>A 与 C；从图 15-31 年龄的多重比较结果可知，各年龄段的"天数""药费"总体均数水平各不相同（$P<0.05$），均为 40 岁~组<50 岁~组<60 岁~组<70 岁~组。因此，本资料统计分析结果表明，不同中药和年龄因素对治疗的时间、药费成本有影响，其中住院时间以 C 中药的最长，A 与 B 中药相同，随年龄增高而增长；药费成本以 B 中药的最高、A 中药其次、C 中药最低，随年龄增高而增长。结果呈现见表 15-11。

表 15-11 三种药物治疗某种疾病的时间与药费成本比较（$\bar{x}\pm s$）

组别	性别	年龄	n	时间（天）	药费（元）
A 药*	男**	40 岁~#	2	4.50±0.71	401.25±74.60
		50 岁~	7	5.86±1.34	485.57±89.49
		60 岁~	7	6.43±0.98	538.86±71.74
		70 岁~	3	7.67±1.53	603.33±68.42
	女	40 岁~	3	4.00±1.00	368.00±50.21
		50 岁~	6	5.33±1.03	461.00±69.04
		60 岁~	11	6.45±1.13	554.09±80.14
		70 岁~	1	6.00±0.00	558.00±0.00
B 药	男	40 岁~	3	4.00±1.00	385.37±34.88
		50 岁~	4	5.00±0.82	490.88±93.77
		60 岁~	9	6.67±1.22	634.01±120.17
		70 岁~	6	7.50±1.52	670.32±102.83
	女	40 岁~	1	4.00±0.00	425.00±0.00
		50 岁~	2	5.50±0.71	503.05±84.92
		60 岁~	9	6.56±1.59	609.63±122.98
		70 岁~	6	7.42±1.31	671.33±102.84
C 药	男	40 岁~	1	5.00±0.00	339.00±0.00
		50 岁~	3	5.67±1.53	357.33±78.24
		60 岁~	9	8.00±1.00	493.32±68.37
		70 岁~	7	9.14±1.22	565.29±50.89
	女	40 岁~	4	6.75±0.96	408.00±45.00
		50 岁~	5	7.20±1.30	453.86±66.60
		60 岁~	4	8.00±0.82	487.40±63.02
		70 岁~	7	8.71±1.25	543.74±71.52

注：* 组别 Wilks' $\lambda=0.136$，$P<0.001$，** 性别 Wilks' $\lambda=0.992$，$P=0.640$，# 年龄别 Wilks' $\lambda=0.565$，$P<0.001$。

三、练习题

【习题 15-4】某医院为探讨针刺治疗单纯性肥胖的疗效，同时以某中药、西药为对照，随机抽取年龄为 50 岁的女性单纯性肥胖患者 90 例，采用随机数字表法随机分配到 3 组中，每组 30 例，以治疗 3 个月后体重指数 BMI（kg/m²）、总胆固醇（mmol/L）的降低量为疗效评价指标，结果见表 15-12，试分析三组疗效是否相同？

表 15-12 三种疗法的 BMI 与总胆固醇降低量

针刺	BMI（kg/m²）	总胆固醇（mmol/L）	中药	BMI（kg/m²）	总胆固醇（mmol/L）	西药	BMI（kg/m²）	总胆固醇（mmol/L）
1	5.8	5.1	1	3.4	2.0	1	2.9	1.8
2	6.4	5.2	2	4.0	2.1	2	3.5	1.9
3	4.7	4.7	3	2.3	1.6	3	1.8	1.4
4	7.2	5.6	4	4.8	2.5	4	4.3	2.3
5	7.8	5.7	5	5.4	2.6	5	4.9	2.4
6	4.1	4.7	6	1.7	1.6	6	1.2	1.4
7	7.6	5.9	7	5.2	2.8	7	4.7	2.6
8	4.9	4.6	8	2.5	1.5	8	1.2	1.3
9	4.3	4.4	9	1.9	1.3	9	1.4	1.1
10	6.6	5.1	10	4.2	2.3	10	3.7	1.8
11	5.1	4.3	11	2.7	1.2	11	2.2	2.1
12	5.2	4.5	12	2.8	1.4	12	2.3	1.2
13	4.7	4.6	13	2.3	1.5	13	1.8	1.3
14	5.6	4.7	14	3.2	1.6	14	2.7	1.4
15	5.7	4.2	15	3.3	1.1	15	2.8	0.9
16	4.7	4.9	16	2.3	1.8	16	1.8	1.6
17	5.9	5.0	17	3.5	1.9	17	1.3	1.7
18	4.6	4.8	18	2.2	1.7	18	1.7	1.5
19	4.4	5.3	19	2.5	2.2	19	1.5	1.2
20	5.1	5.1	20	2.7	2.1	20	2.2	1.8
21	5.2	4.6	21	2.8	1.5	21	2.3	1.3
22	3.9	4.3	22	1.5	1.2	22	2.1	2.1
23	6.7	4.9	23	4.3	1.8	23	3.8	1.6
24	4.8	4.6	24	2.4	1.5	24	1.9	1.3
25	6.7	5.3	25	4.3	2.2	25	3.8	1.2

针刺	BMI（kg/m²）	总胆固醇（mmol/L）	中药	BMI（kg/m²）	总胆固醇（mmol/L）	西药	BMI（kg/m²）	总胆固醇（mmol/L）
26	6.9	5.7	26	4.5	2.6	26	3.4	2.4
27	6.9	5.9	27	4.5	2.8	27	2.4	2.6
28	7.3	6.2	28	4.9	3.1	28	4.4	2.9
29	6.8	4.9	29	4.4	1.8	29	3.9	1.6
30	6.3	4.7	30	3.9	1.6	30	3.4	1.4

【习题 15-5】 某中医院为同时研究 A、B、C 三种中药治疗某种疾病的时间与药费成本，同时考虑到患者年龄等因素的影响，搜集最近出院的病历 120 份进行分析，以住院时间（天）和药费（元）为评价指标，资料统计见表 15-13。试分析在控制年龄因素的影响后，不同中药治疗的时间与费用成本是否相同？

表 15-13 三种中药治疗某种疾病的时间与药费成本比较

A 药	年龄	时间（天）	药费（元）	B 药	年龄	时间（天）	药费（元）	C 药	年龄	时间（天）	药费（元）
1	48	3	327	1	43	3	347	1	52	4	328
2	46	4	349	2	52	4	386	2	43	5	339
3	63	4	378	3	41	4	393	3	55	5	354
4	52	4	386	4	47	4	425	4	41	6	376
5	55	4	368	5	63	4	438	5	42	6	363
6	41	4	353	6	55	5	443	6	51	6	298
7	56	5	395	7	48	5	416	7	60	7	402
8	66	5	402	8	61	5	421	8	62	7	415
9	54	5	437	9	58	5	471	9	71	7	423
10	49	5	454	10	59	5	493	10	72	7	432
11	57	5	461	11	71	6	501	11	44	7	441
12	47	5	424	12	63	6	512	12	56	7	436
13	53	5	413	13	64	6	506	13	57	7	446
14	55	5	446	14	71	6	523	14	55	7	442
15	59	6	487	15	62	6	536	15	56	8	463
16	58	6	494	16	66	6	548	16	49	8	452
17	64	6	495	17	68	6	552	17	62	8	459
18	73	6	526	18	59	6	563	18	66	8	466

A 药	年龄	时间（天）	药费（元）	B 药	年龄	时间（天）	药费（元）	C 药	年龄	时间（天）	药费（元）
19	67	6	518	19	73	6	574	19	71	8	495
20	53	6	512	20	69	6	589	20	68	8	486
21	66	6	532	21	72	6	596	21	74	8	482
22	68	6	533	22	68	6	624	22	52	8	481
23	68	6	526	23	59	6	613	23	63	8	508
24	71	6	558	24	65	6	605	24	63	8	518
25	63	6	534	25	69	7	631	25	71	8	529
26	62	6	522	26	74	7	645	26	63	8	516
27	64	6	538	27	78	7	658	27	74	8	526
28	68	7	554	28	79	7	697	28	74	8	533
29	59	7	587	29	69	7	715	29	52	8	535
30	58	7	591	30	69	7	732	30	68	9	558
31	56	7	566	31	68	7	725	31	72	9	564
32	62	7	276	32	68	8	745	32	74	9	561
33	63	7	616	33	76	8	761	33	68	9	573
34	66	7	623	34	74	8	709	34	78	9	583
35	77	8	628	35	76	8	718	35	77	9	585
36	58	8	613	36	69	8	764	36	79	10	607
37	66	8	655	37	69	9	786	37	79	10	616
38	68	8	633	38	78	9	794	38	69	10	615
39	69	8	641	39	69	10	812	39	72	11	624
40	71	9	656	40	78	10	826	40	75	11	636

第四节　重复测量资料的多变量方差分析

重复测量资料是指每个受试对象的同一个或多个效应指标在不同时间重复测量而获得的资料，其分析目的是为了观察效应指标在不同时间上的变化情况，如患者经过某种治疗后 1 周、2 周、3 周等时间点上某项或多项指标的变化等。重复测量资料若比较单项观测指标的变化，可以采用第七章第六节的分析方法，若有多个变量要进行均数比较时，则采用重复测量资料的多变量方差分析方法。

一、应用条件

重复测量资料的多变量方差分析的基本条件：①各处理组满足多元正态性、方差齐性；②各时间点组成的协方差阵满足球形性特征，即主对角线元素（方差）相等，次对角线元素（协方差）为 0，可进行一元方差分析；③不满足 H 型协方差矩阵对称性时，应采用 Green-Geisser、Huynh-Feldt、Lower-bound 等方法对 F 界值的自由度进行校正。

二、应用实例

【例 15-5】为比较 A 中药和 B 中药的减肥作用，以志愿参加的身高 160cm、年龄 40~45 岁的女性单纯性肥胖患者为研究对象，采用完全随机设计的方法分成 2 组，每组 50 人，以体重 W（kg）和腰围 L（cm）为测量指标，分别于服药前、服药 3 个月和 6 个月的各观测 1 次，如表 15-14 所示。试比较 A、B 两种中药的减肥作用有无差别？

表 15-14　两种中药的减肥作用比较（W：kg，L：cm）

A 药	W_0	W_3	W_6	L_0	L_3	L_6	B 药	W_0	W_3	W_6	L_0	L_3	L_6
1	65	65	56	87	86	79	1	64	66	64	89	87	82
2	66	65	57	89	87	80	2	67	66	64	89	87	82
3	67	66	57	89	87	80	3	67	66	65	90	87	83
4	67	66	57	89	87	80	4	68	67	65	90	88	83
5	67	66	57	89	87	80	5	68	67	65	90	88	84
6	67	66	58	90	88	81	6	69	67	66	90	88	84
7	67	66	59	90	88	81	7	69	67	66	90	89	85
8	68	66	59	90	88	81	8	69	68	66	90	89	85
9	68	66	59	90	88	81	9	69	68	66	90	89	85
10	68	66	59	90	88	82	10	70	68	66	91	89	85
11	69	67	59	91	88	82	11	70	68	66	91	89	85
12	69	67	59	91	88	82	12	70	68	66	91	89	85
13	69	67	59	91	88	82	13	70	68	66	91	89	86
14	69	67	60	91	88	82	14	70	69	66	91	89	86
15	69	67	60	92	89	82	15	70	69	67	91	89	86
16	69	67	60	92	89	82	16	70	69	67	92	90	86
17	70	67	60	92	89	82	17	70	69	67	92	90	86
18	70	67	60	92	89	83	18	70	69	67	92	90	86
19	70	67	60	92	89	83	19	71	69	67	92	90	86

A 药	W_0	W_3	W_6	L_0	L_3	L_6	B 药	W_0	W_3	W_6	L_0	L_3	L_6
20	70	67	61	92	89	83	20	71	69	67	92	90	86
21	70	68	61	92	89	83	21	71	69	67	92	90	86
22	70	68	61	92	89	84	22	71	69	68	92	90	86
23	70	68	61	92	89	84	23	71	69	68	92	90	86
24	70	68	61	92	89	84	24	71	69	68	92	90	87
25	71	68	61	92	89	84	25	72	69	68	93	90	87
26	71	68	61	92	89	84	26	72	70	68	93	90	87
27	71	68	61	92	89	84	27	72	70	68	93	91	87
28	71	68	62	92	90	84	28	72	70	68	93	91	87
29	71	68	62	92	90	84	29	72	70	69	93	91	87
30	72	68	62	92	90	84	30	72	70	69	93	91	87
31	72	68	62	93	90	84	31	72	70	69	93	92	87
32	73	69	63	93	90	84	32	72	70	69	94	92	87
33	73	69	63	93	90	84	33	73	70	69	94	92	87
34	73	69	63	93	90	84	34	73	70	69	94	92	88
35	73	69	63	93	90	84	35	73	70	69	94	92	88
36	73	69	63	93	90	84	36	73	71	69	94	92	88
37	73	69	63	93	90	84	37	73	71	69	94	92	88
38	73	69	64	93	90	84	38	73	71	70	94	92	88
39	74	69	64	94	90	85	39	73	71	70	95	92	88
40	74	69	64	94	91	85	40	73	71	70	95	93	88
41	74	69	64	94	91	85	41	74	71	70	95	93	88
42	74	70	64	94	91	85	42	74	72	71	95	93	88
43	75	70	64	94	91	85	43	74	72	71	95	93	89
44	75	70	64	94	91	85	44	74	72	71	95	93	89
45	75	70	64	95	91	86	45	75	72	71	95	93	89
46	75	70	64	95	91	86	46	75	73	72	95	93	90
47	76	70	66	95	91	86	47	75	73	72	96	94	90
48	77	71	66	95	92	87	48	77	73	72	97	94	90
49	78	71	66	96	92	87	49	77	73	72	97	94	91
50	78	72	67	96	93	88	50	78	73	73	98	95	91

（一）分析思路

本资料属于不同药物的多个观测指标多个疗程的疗效比较，可采用重复测量资料的多变量方差分析。

（二）操作步骤

1. 建立 SPSS 数据文件 以组别（赋值 1＝A 药、2＝B 药）、W_0、W_3、W_6、L_0、L_3、L_6 为变量名，建立 7 列 100 行的数据文件"例 15-5.sav"，如图 15-32 所示。

	组别	W0	W3	W6	L0	L3	L6
1	1	65	65	56	87	86	79
2	1	66	65	57	89	87	80
3	1	67	66	57	89	87	80
4	1	67	66	57	89	87	80
5	1	67	66	57	89	87	80

图 15-32 数据文件例 15-5.sav

2. 多元正态性与方差齐性检验 分析→描述统计→探索→将 W_0、W_3、W_6、L_0、L_3、L_6 点入因变量列表，组别点入固定因子→图，√直方图，√含检验的正态图，√未转换→继续→确定，结果如图 15-33 与图 15-34 所示。

Tests of Normality

	组别	Kolmogorov-Smirnov[a] Statistic	df	Sig.	Shapiro-Wilk Statistic	df	Sig.
W0	A药	.126	50	.046	.972	50	.286
	B药	.098	50	.200*	.977	50	.447
W3	A药	.132	50	.030	.959	50	.078
	B药	.127	50	.043	.954	50	.052
W6	A药	.107	50	.200*	.969	50	.203
	B药	.116	50	.090	.963	50	.122
L0	A药	.183	50	.000	.960	50	.093
	B药	.120	50	.067	.962	50	.110
L3	A药	.137	50	.020	.962	50	.108
	B药	.160	50	.003	.958	50	.072
L6	A药	.202	50	.000	.957	50	.069
	B药	.128	50	.040	.967	50	.178

*. This is a lower bound of the true significance.

a. Lilliefors Significance Correction

图 15-33 组别的多元正态性检验结果

3. 重复测量资料的多变量方差分析 分析→一般线性模型→重复测量→在主体内因子名框中将因子改名为时间，在级别数框中键入重复次数 3→添加→在测量名称框中键入 W→添加→再键入 L→添加→定义→将 W_0、W_3、W_6、L_0、L_3、L_6 依次点入主体内变量（时间）→组别点入主体间因子→模型，设定，⊙构建项（B），将时间点入主体内模型，将组别点入主体间模型框→继续→事后比较→将组别点入主体间模型框→继

续→两两比较→将组别点入两两比较检验（P）→√LSD、√塔姆黑尼 T2 → 继续→选
项，将时间、组别点入显示均值框，√比较主效应，选择 LSD，√描述统计，√参数估
计，√齐性检验→继续→确定，结果如图 15-35 ~ 图 15-42 所示。

Test of Homogeneity of Variance

		Levene Statistic	df1	df2	Sig.
W0	Based on Mean	2.445	1	98	.121
	Based on Median	2.172	1	98	.144
	Based on Median and with adjusted df	2.172	1	97.943	.144
	Based on trimmed mean	2.319	1	98	.131
W3	Based on Mean	1.544	1	98	.217
	Based on Median	1.534	1	98	.219
	Based on Median and with adjusted df	1.534	1	95.936	.219
	Based on trimmed mean	1.477	1	98	.227
W6	Based on Mean	1.494	1	98	.225
	Based on Median	1.245	1	98	.267
	Based on Median and with adjusted df	1.245	1	94.967	.267
	Based on trimmed mean	1.498	1	98	.224
L0	Based on Mean	1.949	1	98	.166
	Based on Median	2.344	1	98	.129
	Based on Median and with adjusted df	2.344	1	97.315	.129
	Based on trimmed mean	2.025	1	98	.158
L3	Based on Mean	7.620	1	98	.007
	Based on Median	5.192	1	98	.025
	Based on Median and with adjusted df	5.192	1	89.955	.025
	Based on trimmed mean	7.647	1	98	.007
L6	Based on Mean	.000	1	98	.984
	Based on Median	.082	1	98	.775
	Based on Median and with adjusted df	.082	1	97.714	.775
	Based on trimmed mean	.000	1	98	.997

图 15-34　组别的方差齐性检验结果

Descriptive Statistics

	组别	Mean	Std. Deviation	N
W0	A药	71.18	3.154	50
	B药	71.58	2.681	50
	Total	71.38	2.919	100
W3	A药	68.00	1.616	50
	B药	69.62	1.915	50
	Total	68.81	1.942	100
W6	A药	61.40	2.650	50
	B药	68.16	2.262	50
	Total	64.78	4.189	100
L0	A药	92.18	1.935	50
	B药	92.78	2.169	50
	Total	92.48	2.067	100
L3	A药	89.36	1.467	50
	B药	90.72	2.011	50
	Total	90.04	1.880	100
L6	A药	83.38	1.989	50
	B药	86.70	2.073	50
	Total	85.04	2.621	100

图 15-35　描述统计结果

Box's Test of Equality of Covariance Matrices	
Box's M	127.917
F	5.693
df1	21
df2	35323.496
Sig.	.000

图 15-36　多元协方差矩阵相等性检验结果

Mauchly's Test of Sphericity

Within Subjects Effect	Measure	Mauchly's W	Approx. Chi-Square	df	Sig.	Greenhouse-Geisser	Huynh-Feldt	Lower-bound
时间	W	.562	55.904	2	.000	.695	.709	.500
	L	.961	3.868	2	.145	.962	.991	.500

Tests the null hypothesis that the error covariance matrix of the orthonormalized transformed dependent variables is proportional to an identity matrix.

图 15-37　球形度检验结果

Multivariate Tests

Effect			Value	F	Hypothesis df	Error df	Sig.
Between Subjects	Intercept	Pillai's Trace	1.000	456492.474[b]	2.000	97.000	.000
		Wilks' Lambda	.000	456492.474[b]	2.000	97.000	.000
		Hotelling's Trace	9412.216	456492.474[b]	2.000	97.000	.000
		Roy's Largest Root	9412.216	456492.474[b]	2.000	97.000	.000
	组别	Pillai's Trace	.498	48.082[b]	2.000	97.000	.000
		Wilks' Lambda	.502	48.082[b]	2.000	97.000	.000
		Hotelling's Trace	.991	48.082[b]	2.000	97.000	.000
		Roy's Largest Root	.991	48.082[b]	2.000	97.000	.000
Within Subjects	时间	Pillai's Trace	.997	7206.296[b]	4.000	95.000	.000
		Wilks' Lambda	.003	7206.296[b]	4.000	95.000	.000
		Hotelling's Trace	303.423	7206.296[b]	4.000	95.000	.000
		Roy's Largest Root	303.423	7206.296[b]	4.000	95.000	.000
	时间 * 组别	Pillai's Trace	.975	943.934[b]	4.000	95.000	.000
		Wilks' Lambda	.025	943.934[b]	4.000	95.000	.000
		Hotelling's Trace	39.745	943.934[b]	4.000	95.000	.000
		Roy's Largest Root	39.745	943.934[b]	4.000	95.000	.000

a. Design: Intercept + 组别
   Within Subjects Design: 时间

b. Exact statistic

图 15-38　多变量检验结果

Univariate Tests

Source	Measure		Type III Sum of Squares	df	Mean Square	F	Sig.
时间	W	Sphericity Assumed	2213.527	2	1106.763	2043.384	.000
		Greenhouse-Geisser	2213.527	1.391	1591.574	2043.384	.000
		Huynh-Feldt	2213.527	1.419	1560.041	2043.384	.000
		Lower-bound	2213.527	1.000	2213.527	2043.384	.000
	L	Sphericity Assumed	2876.907	2	1438.453	7991.407	.000
		Greenhouse-Geisser	2876.907	1.925	1494.688	7991.407	.000
		Huynh-Feldt	2876.907	1.983	1451.103	7991.407	.000
		Lower-bound	2876.907	1.000	2876.907	7991.407	.000
时间 * 组别	W	Sphericity Assumed	569.647	2	284.823	525.861	.000
		Greenhouse-Geisser	569.647	1.391	409.588	525.861	.000
		Huynh-Feldt	569.647	1.419	401.473	525.861	.000
		Lower-bound	569.647	1.000	569.647	525.861	.000
	L	Sphericity Assumed	98.480	2	49.240	273.556	.000
		Greenhouse-Geisser	98.480	1.925	51.165	273.556	.000
		Huynh-Feldt	98.480	1.983	49.673	273.556	.000
		Lower-bound	98.480	1.000	98.480	273.556	.000
Error(时间)	W	Sphericity Assumed	106.160	196	.542		
		Greenhouse-Geisser	106.160	136.296	.779		
		Huynh-Feldt	106.160	139.051	.763		
		Lower-bound	106.160	98.000	1.083		
	L	Sphericity Assumed	35.280	196	.180		
		Greenhouse-Geisser	35.280	188.626	.187		
		Huynh-Feldt	35.280	194.291	.182		
		Lower-bound	35.280	98.000	.360		

图 15-39　单变量检验结果

Tests of Within-Subjects Contrasts

Source	Measure	时间	Type III Sum of Squares	df	Mean Square	F	Sig.
时间	W	Linear	2178.000	1	2178.000	7025.806	.000
		Quadratic	35.527	1	35.527	45.944	.000
	L	Linear	2767.680	1	2767.680	16106.451	.000
		Quadratic	109.227	1	109.227	580.489	.000
时间 * 组别	W	Linear	505.620	1	505.620	1631.032	.000
		Quadratic	64.027	1	64.027	82.800	.000
	L	Linear	92.480	1	92.480	538.185	.000
		Quadratic	6.000	1	6.000	31.887	.000
Error(时间)	W	Linear	30.380	98	.310		
		Quadratic	75.780	98	.773		
	L	Linear	16.840	98	.172		
		Quadratic	18.440	98	.188		

图 15-40　组内主体效应检验结果

Tests of Between-Subjects Effects

Transformed Variable:　Average

Source	Measure	Type III Sum of Squares	df	Mean Square	F	Sig.
Intercept	W	1400423.363	1	1400423.363	83893.569	.000
	L	2386278.453	1	2386278.453	215225.380	.000
组别	W	642.403	1	642.403	38.484	.000
	L	232.320	1	232.320	20.954	.000
Error	W	1635.900	98	16.693		
	L	1086.560	98	11.087		

图 15-41　组间主体效应检验结果

Parameter Estimates

Dependent Variable	Parameter	B	Std. Error	t	Sig.	95% Confidence Interval	
						Lower Bound	Upper Bound
W0	Intercept	71.580	.414	172.927	.000	70.759	72.401
	[组别=1]	-.400	.585	-.683	.496	-1.562	.762
	[组别=2]	0ᵃ	.	.	.	.	.
W3	Intercept	69.620	.251	277.787	.000	69.123	70.117
	[组别=1]	-1.620	.354	-4.571	.000	-2.323	-.917
	[组别=2]	0ᵃ	.	.	.	.	.
W6	Intercept	68.160	.348	195.646	.000	67.469	68.851
	[组别=1]	-6.760	.493	-13.721	.000	-7.738	-5.782
	[组别=2]	0ᵃ	.	.	.	.	.
L0	Intercept	92.780	.291	319.208	.000	92.203	93.357
	[组别=1]	-.600	.411	-1.460	.148	-1.416	.216
	[组别=2]	0ᵃ	.	.	.	.	.
L3	Intercept	90.720	.249	364.460	.000	90.226	91.214
	[组别=1]	-1.360	.352	-3.863	.000	-2.059	-.661
	[组别=2]	0ᵃ	.	.	.	.	.
L6	Intercept	86.700	.287	301.839	.000	86.130	87.270
	[组别=1]	-3.320	.406	-8.173	.000	-4.126	-2.514
	[组别=2]	0ᵃ	.	.	.	.	.

a. This parameter is set to zero because it is redundant.

图 15-42　多重比较与参数估计结果

4. 结果解释与呈现　图 15-33 结果表明，各指标正态性检验的 $P>0.05$，服从多元正态分布，图 15-34 方差齐性检验结果表明，各指标的 $P>0.05$（基于均值），方差齐性。图 15-35 为统计描述，说明各组各指标的均值与标准差的大小。图 15-36 为多元协方差矩阵相等性检验结果，$P<0.001$，多元协方差矩阵不相等，图 15-37 的球形度检验结果显示，W 的 $P<0.001$，可认为体重数据不满足球对称性，进行单变量检验时应校正自由度，L 的 $P=0.145$，可认为腰围数据满足球对称性。图 15-38 为多变量检验结果，组别 $P<0.001$，可认为两组间均数向量差别有统计学意义，即两种中药的减肥作用有差别；时间的 $P<0.001$，差别有统计学意义，即不同时间的减肥作用有差别；时间 * 组别的 $P<0.001$，可认为时间与组别有交互作用，即不同组间的各次重复测量结果有差别。图 15-39 的单变量检验结果表明，不同时间、不同组别，其 W 和 L 的水平均不同，$P<0.001$，差别有统计学意义。图 15-42 的组间主体效应检验结果表明，两组 W0、L0 均为 $P>0.05$，差别无统计学意义，说明治疗前均衡可比；服药后 3 个月、6 个月的体重、腰围的平均水平，均为 A 中药低于 B 中药，$P<0.001$，可认为 A 中药对于体重、腰围的减肥作用强于 B 中药。因此，本资料结果表明，A 中药和 B 中药对于年龄 40~45 岁女性单纯性肥胖患者均具有减肥作用，服药后 3 个月体重、腰围的平均水平较服药前下降，服药后 6 个月体重、腰围的平均水平较服药后 3 个月又进一步下降，A 中药减肥作用强于 B 中药。结果呈现见表 15-15。

表 15-15　两种中药的减肥作用比较（$\bar{x}\pm s$）

组别	n	W0	W3	W6	L0	L3	L6
A 药	50	71.2±3.2	68.0±1.6*#	61.4±2.6*#	92.2±1.9	89.4±1.5*#	83.4±2.0*#
B 药	50	716±2.7	69.6±1.9#	68.2±2.3#	92.8±2.2	90.7±2.0#	86.7±2.1#

注：* 与 B 药比较，$P<0.05$；# 与组内治疗前比较，$P<0.05$。

三、练习题

【习题 15-6】某中医院为比较某中药和针灸治疗原发性高血压的疗效，采用完全随机的方法，将 30 例原发性高血压患者随机分配到 2 组中，每组 15 例，分别于治疗前、治疗 1 个月、治疗 2 个月后均测定收缩压（SBP）和舒张压（DBP），分别用 0、1、2 代表 3 次测量时间，结果见表 15-16。试分析两种疗法对原发性高血压的疗效是否相同？疗程长短对疗效有无影响？

表 15-16　两种疗法对原发性高血压的疗效比较（mmHg）

中药	SBP0	SBP1	SBP2	DBP0	DBP1	DBP2	针灸	SBP0	SBP1	SBP2	DBP0	DBP1	DBP2
1	168	146	130	100	95	90	1	178	150	140	108	101	96
2	170	157	145	105	96	91	2	173	144	134	103	99	94
3	165	140	130	106	99	90	3	160	146	136	103	99	97
4	164	146	136	104	92	86	4	170	145	135	106	105	95
5	174	144	134	104	88	84	5	168	150	140	107	104	94
6	168	144	134	108	99	94	6	174	146	126	104	100	96
7	160	149	139	103	95	85	7	164	144	134	104	98	94
8	162	150	140	106	98	90	8	168	144	134	108	94	94
9	172	155	145	102	97	90	9	160	149	139	109	106	99
10	174	140	130	104	98	91	10	172	150	130	102	99	93
11	170	145	135	109	95	85	11	152	145	135	106	99	95
12	172	130	120	102	96	90	12	164	150	130	104	101	96
13	169	145	130	100	95	90	13	170	155	135	108	105	85
14	162	136	125	102	95	85	14	168	150	140	108	104	102
15	170	147	125	107	96	86	15	163	154	144	103	97	94

第十六章 诊断试验评价 ▷▷▷

第一节 诊断试验评价指标

一、诊断试验常用评价指标

诊断试验是指临床上用于鉴别患者与非患者的实验室检查、影像学检查等手段的统称。金标准是指学术界公认的、能正确区分患者与非患者的方法，包括基因诊断、病理学检查、特殊的影像诊断、手术探查等方法。与金标准相比，诊断试验真实性的评价指标主要有：灵敏度（真阳性率）、特异度（真阴性率）、误诊率（假阳性率）、漏诊率（假阴性率）、阳性预测值（阳性者确为患者的概率）、阴性预测值（阴性者确为非患者的概率）、正确率（总符合率）和 Youden 指数（灵敏度+特异度−1）。诊断试验可靠性的评价指标主要有：变异系数、符合率、*Kappa* 值。可靠性的指标计算可参见其他章节，本章主要给大家讲解真实性的指标计算。

二、应用实例

【例 16-1】 为研究血清磷酸激酶（CPK）对急性心肌梗死的诊断价值，现有疑似心肌梗死患者 300 例，在经冠脉造影（金标准）确诊的基础上，同时检测患者的 CPK，设异常界值为≥80IU/L，请对 CPK 的诊断价值做评价。

表 16-1　CPK 对急性心肌梗死的诊断价值

CPK（IU/L）	金标准		合　计
	是	否	
异常（≥80）	175	12	187
正常（<80）	20	93	113
合计	195	105	300

（一）分析思路

诊断试验真实性的评价指标的计算可以通过"交叉表"实现的运算功能来实现。

（二）操作步骤

1. 建立数据文件 点击变量视图，在"名称"列下输入"CPK""金标准""人数"三个变量，设置分类变量"CPK""金标准"的"值"，在每个变量行中点击"小数", 将小数位数调整为"0", 如图 16-1 所示; 点击"数据视图", 录入全部数据, 如图 16-2 所示。

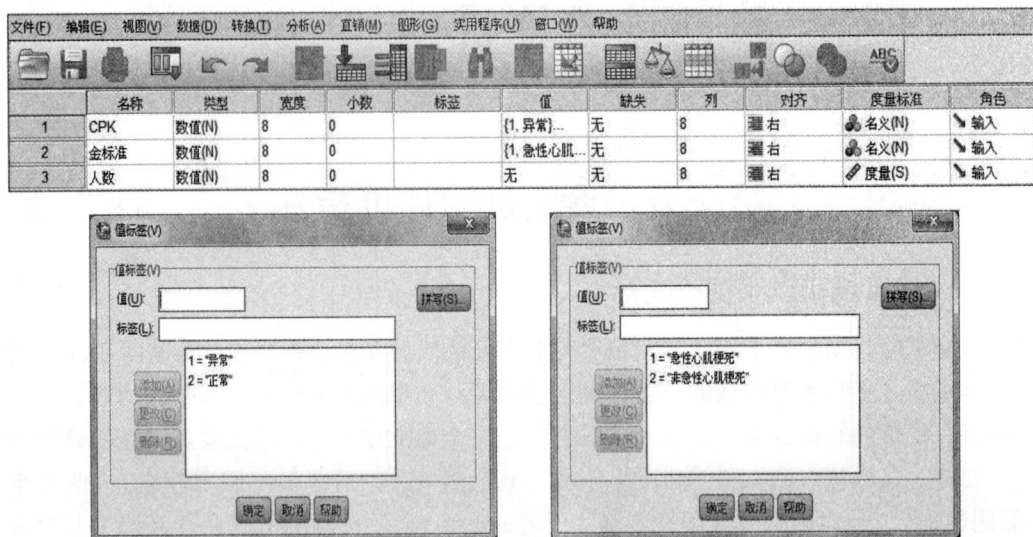

	名称	类型	宽度	小数	标签	值	缺失	列	对齐	度量标准	角色
1	CPK	数值(N)	8	0		{1,异常}...	无	8	灑右	名义(N)	输入
2	金标准	数值(N)	8	0		{1,急性心肌...	无	8	灑右	名义(N)	输入
3	人数	数值(N)	8	0		无	无	8	灑右	度量(S)	输入

图 16-1 数据文件的建立

	CPK	金标准	人数
1	异常	急性心肌梗...	175
2	异常	非急性心肌...	12
3	正常	急性心肌梗...	20
4	正常	非急性心肌...	93

图 16-2 数据的录入

2. 数据加权 单击主菜单"数据", 在下拉菜单中点击"加权个案", 打开"加权个案"对话框, 激活"加权个案"选项; 从左边源变量名称框中选择频数变量"人数"作为权变量, 将其选入"频率变量"框中; 单击"确定"按钮, 执行加权命令, 如图 16-3 所示。

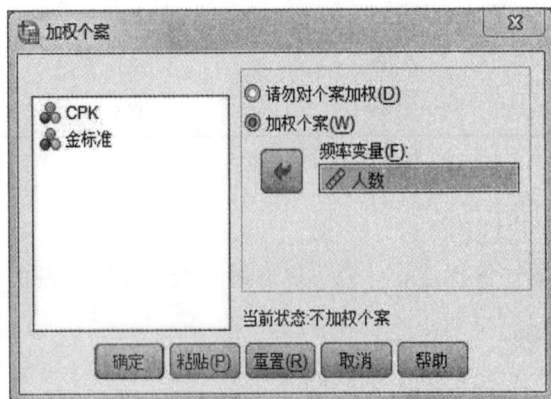

图 16-3 数据加权

3. 指标计算　单击主菜单"分析"，在下拉菜单中点击"描述统计"，继续在下拉菜单中点击"交叉表"，打开"交叉表"对话框；将左边源变量名称框中"CPK"作为行变量调入"行"下的矩形框；"金标准"作为列变量调入"列"下的矩形框。点击"交叉表"对话框中的"单元格"选项，在"交叉表：单元格"对话框中，分别选择"计数"下面的"观察值"选项和"百分比"下面的"行""列"选项，如图 16-4 所示。单击"继续"按钮，回到"交叉表"对话框，单击"确定"按钮，输出结果，如图 16-5 所示。

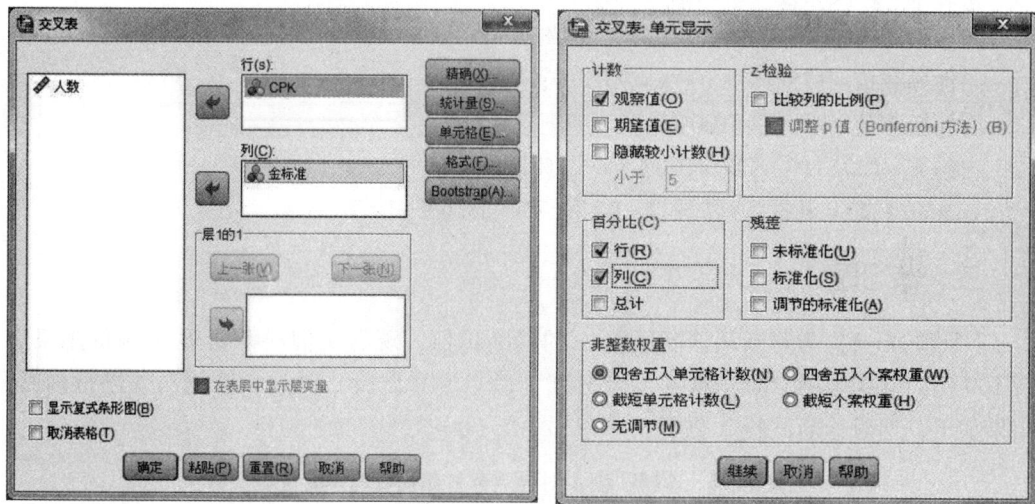

图 16-4　指标计算

CPK* 金标准 交叉制表					
			金标准		
			急性心肌梗死	非急性心肌梗死	合计
CPK	异常	计数	175	12	187
		CPK 中的 %	93.6%	6.4%	100.0%
		金标准 中的 %	89.7%	11.4%	62.3%
	正常	计数	20	93	113
		CPK 中的 %	17.7%	82.3%	100.0%
		金标准 中的 %	10.3%	88.6%	37.7%
合计		计数	195	105	300
		CPK 中的 %	65.0%	35.0%	100.0%
		金标准 中的 %	100.0%	100.0%	100.0%

图 16-5　软件输出结果

（三）结果解释与呈现

1. 结果解释　从图 16-5 中可以看到：由 CPK 和金标准进行诊断的 300 人中，175 人为金标准诊断为急性心肌梗死且 CPK 异常，12 人为金标准诊断为非急性心肌梗死但 CPK 异常，20 人为金标准诊断为急性心肌梗死但 CPK 正常，93 人为金标准诊断为非极性心肌梗死且 CPK 正常。除了准确的人数之外，每个格子还计算出来了人数分别在 CPK 诊断结果和金标准诊断结果中所占的百分比，分别用"%withinCPK"和"%within 金标准"来表示，我们对 CPK 的诊断价值的评价也在这几个百分比中得以体现。

2. 结果呈现　灵敏度＝175/195×100%＝89.7%；

特异度＝93/105×100%＝88.6%；

误诊率＝1-灵敏度＝1-89.7%＝10.3%；

漏诊率＝1-特异度＝1-88.6%＝11.4%；

阳性预测值＝175/187×100%＝93.6%；

阴性预测值＝93/113×100%＝82.3%；

正确率＝（175+93）/300×100%＝89.3%；

Youden 指数＝灵敏度+特异度-1＝89.7%+88.6%-1＝78.3%。

三、练习题

【习题 16-1】为判断某诊断试验 A 的诊断价值，现有疑似科萨奇 B 组病毒感染患者 100 例，分别采用诊断试验 A 与金标准（微量中和试验）对这 100 例对象进行诊断，结果如下，请对诊断试验 A 做评价。

表 16-2　诊断试验 A 对科萨奇 B 组病毒的诊断价值

诊断试验	金标准		合　计
	是	否	
阳性	65	5	70
阴性	10	20	30
合　计	75	25	100

第二节　ROC 曲线分析

一、ROC 曲线应用条件

ROC 曲线又称受试者工作特征曲线，横轴为（1-特异度）即假阳性率，纵轴为灵敏度（真阳性率），以曲线下面积来评价诊断试验的效果，曲线下面积越大，说明试验的诊断价值越大。当面积接近 0.5 时，即 ROC 曲线接近对角线，则该诊断试验就失去临床意义，曲线下面积小于 0.70 表示诊断准确度较低，在 0.70~0.90 表示诊断准确度为中等，0.90 以上表示诊断准确度较高。

ROC 曲线适用于诊断试验结果指标类型为连续型变量，主要用于：①相比单个评价指标，ROC 曲线同时融合了灵敏度与特异度两个指标，研究人员可以在 ROC 曲线上找出指标的各个取值对应的灵敏度与特异度的情况；②ROC 曲线可以帮助研究人员确定诊断试验指标的最佳诊断界值，一般认为 ROC 曲线中最靠近左上角的点对应的指标值是最佳诊断界值，用此界值对研究对象做诊断，其诊断结果的假阳性率和假阴性率最低；③ROC 曲线还可以通过计算不同诊断试验曲线下面积的大小来比较诊断试验的优劣，曲线下面积越大，诊断试验效果越好。

二、原始变量值资料分析

【例 16-2】为评价凝血酶原时间（s）对某病的诊断价值，以 70 例可疑为有某病的患者作为诊断对象。将金标准确诊的 24 例作为病例组，其余 46 例作为对照组。然后对每组的每一例测量其凝血酶原时间，其测量值列于下表，请评价凝血酶原时间的诊断价值。

表 16-3 凝血酶原时间（s）

金标准	凝血酶原时间
正常组	13.2 13.1 13.0 13.2 13.4 13.5 12.9 12.8 12.5 12.7 8.9 12.0 13.0 13.4 13.0 13.7 13.1 14.0 12.8 13.4 14.1 12.5 13.6 13.5 12.9 13.2 13.8 12.5 12.5 14.0 11.5 10.9 12.7 11.8 11.2 12.4 13.5 13.0 12.7 11.5 14.5 13.2 14.3 11.2 12.5 13.6
异常组	18.9 13.0 13.7 13.1 15.4 18.6 17.6 20.0 25.0 24.7 24.5 23.9 19.6 22.2 30.0 18.8 27.9 18.9 26.5 23.9 12.9 12.8 12.5 12.7

（一）分析思路

诊断试验凝血酶原时间的诊断价值可以采用 ROC 曲线进行分析。

（二）操作步骤

1. 建立数据文件 点击变量视图，在"名称"列下输入"凝血酶原时间""分组"两个变量，设置分类变量"分组"的"值"：异常组 = 1，正常组 = 2；在每个变量行中点击"小数位数"，将"凝血酶原时间"调整为"1"，"分组"调整为"0"，如图 16-6 所示。再点击"数据视图"，录入全部数据。

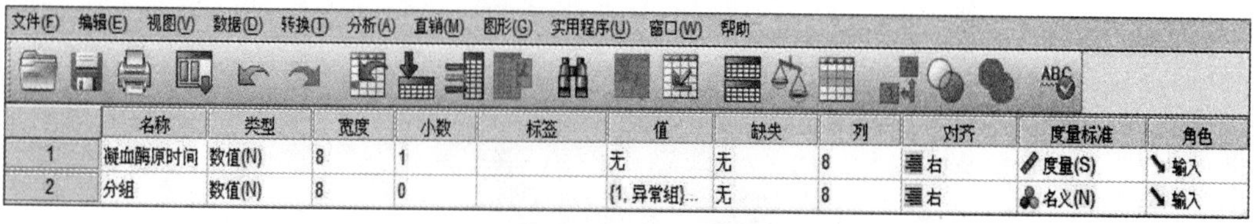

图 16-6 数据文件的建立

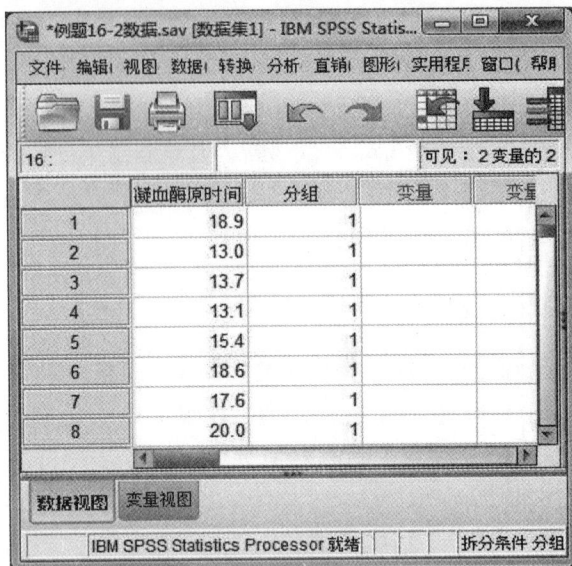

图 16-7　数据的录入

2. ROC 曲线分析　单击主菜单"分析",在下拉菜单中点击"ROC 曲线图…",弹出小菜单,出现"ROC 曲线"对话框。在该对话框中将变量"凝血酶原时间"选入"检验变量"方框,将"分组"选入"状态变量"方框,并在"状态变量的值"(选择金标准变量的阳性结果取值)方框中输入"1"。选中"输出"下方的"ROC 曲线""带对角参考线"和"标准误和置信区间"(曲线面积的标准误及其置信区间)以及"ROC 曲线的坐标点"。再单击右上角的"选项"菜单,勾选下图中的选项,如图 16-8 所示。单击"继续"按钮,单击"确定"按钮,输出结果,如图16-9~图 16-11 所示。

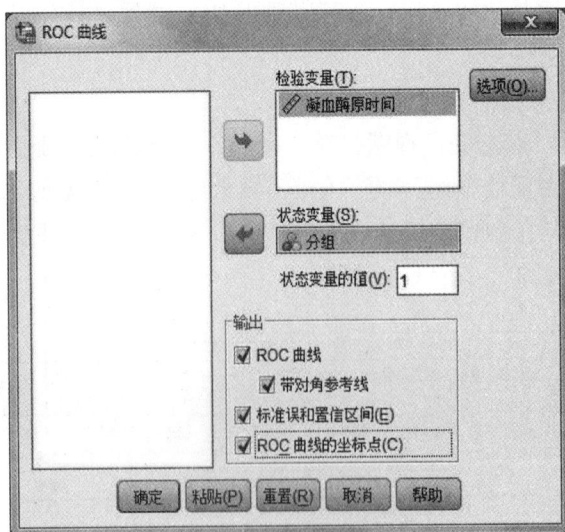

图 16-8　ROC 曲线指标计算

ROC曲线

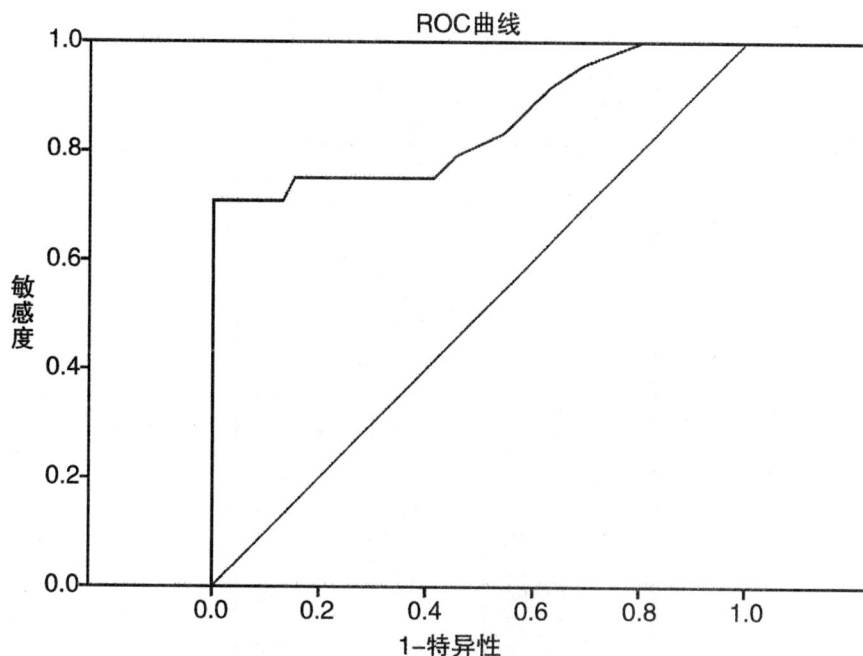

图 16-9　"凝血酶原时间"的 ROC 曲线

曲线下的面积

检验结果变量：凝血酶原时间

面积	标准误[a]	渐进 Sig.[b]	渐近 95% 置信区间	
			下限	上限
.847	.056	.000	.738	.956

检验结果变量：凝血酶原时间 在正的和负的实际状态组之间至少有一个结。统计量可能会出现偏差。

a. 在非参数假设下

b. 零假设：实面积 = 0.5

图 16-10　"凝血酶原时间"的 ROC 曲线下的面积

（三）结果解释与呈现

1. 结果解释　图 16-9 为"凝血酶原时间"的 ROC 曲线，图中有两条线，直线为对角参考线，此时对角参考线下的面积约为 0.5，折线即为凝血酶原时间的 ROC 曲线。

图 16-10 为凝血酶原时间的 ROC 曲线下的面积，由此可得知曲线下面积为 0.847，此面积与无效面积 0.5 相比差异具有统计学意义（$P = 0.000 < 0.05$），曲线下面积的 95% CI（0.738，0.956）。

图 16-11 为凝血酶原时间取不同截断值时的灵敏度与特异度，此图能帮助研究人员确定凝血酶原时间在诊断疾病时的最佳截断值，最佳截断值对应的灵敏度与特异度之和应该最大。在图中我们发现灵敏度与特异度之和最大为：灵敏度 = 0.708，特异度 =

曲线的坐标		
检验结果变量: 凝血酶原时间		
如果大于或等于则为正[a]	敏感度	1 - 特异性
7.900	1.000	1.000
9.900	1.000	.978
11.050	1.000	.957
11.350	1.000	.913
11.650	1.000	.870
11.900	1.000	.848
12.200	1.000	.826
12.450	1.000	.804
12.600	.958	.696
12.750	.917	.630
12.850	.875	.587
12.950	.833	.543
13.050	.792	.457
13.150	.750	.413
13.300	.750	.326
13.450	.750	.261
13.550	.750	.196
13.650	.750	.152
13.750	.708	.130
13.900	.708	.109
14.050	.708	.065
14.200	.708	.043
14.400	.708	.022
14.950	.708	.000
16.500	.667	.000
18.100	.625	.000
18.700	.583	.000
18.850	.542	.000
19.250	.458	.000
19.800	.417	.000
21.100	.375	.000
23.050	.333	.000
24.200	.250	.000
24.600	.208	.000
24.850	.167	.000
25.750	.125	.000
27.200	.083	.000
28.950	.042	.000
31.000	.000	.000

图 16-11 "凝血酶原时间"取不同截断值时的灵敏度和（1-特异度）

1.000，此时对应的凝血酶原时间截断值为 14.950。最终可决定当诊断对象的凝血酶原时间≥14.950，可诊断为患有某疾病，当诊断对象的凝血酶原时间<14.950，可认为不患有某疾病。

值得注意的是：在图 16-8 中，"检验方向"中有两个选项，其中"较大的结果表示更明确的检验（L）"意思是若某指标测量值越大越表示结果异常，而"较小的结果表示更明确的检验（S）"则表示若某指标越小越表示结果异常。本例题凝血酶原时间长表示结果异常，故点击"较大的结果表示更明确的检验（L）"。

2. 结果呈现　“凝血酶原时间”的 ROC 曲线下的面积为 0. 847（$P=0.000<0.05$），该指标有诊断价值，截断值取 14. 950 为宜。

三、频数分布表资料分析

【例 16-3】在【例 16-2】中，为评价凝血酶原时间（s）对某病的诊断价值，以 70 例可疑为有某病的患者作为诊断对象。若没有测量每一例对象的凝血酶原时间，而是得到以下凝血酶原时间的频数分布表，请评价凝血酶原时间的诊断价值。

表 16-4　某病凝血酶原时间频数分布组段

凝血酶原时间的组段	异常组	正常组
8. 9~	0	1
10. 9~	3	18
12. 9~	4	27
14. 9~	1	0
16. 9~	3	0
18. 9~	4	0
20. 9~	1	0
22. 9~	5	0
24. 9~	1	0
26. 9~	1	0
28. 9~30. 0	1	0

（一）分析思路

诊断试验凝血酶原时间的诊断价值可以采用 ROC 曲线进行分析。

（二）操作步骤

1. 建立数据文件　点击变量视图，在“名称”列下输入“组段”“分组”“人数”三个变量，设置分类变量“分组”的“值”：异常组 = 1，正常组 = 2；在每个变量行中点击“小数位数”，将“组段”调整为“1”，“分组”和“人数”调整为“0”，如图 16-12 所示。再点击“数据视图”，录入全部数据，如图 16-13 所示。

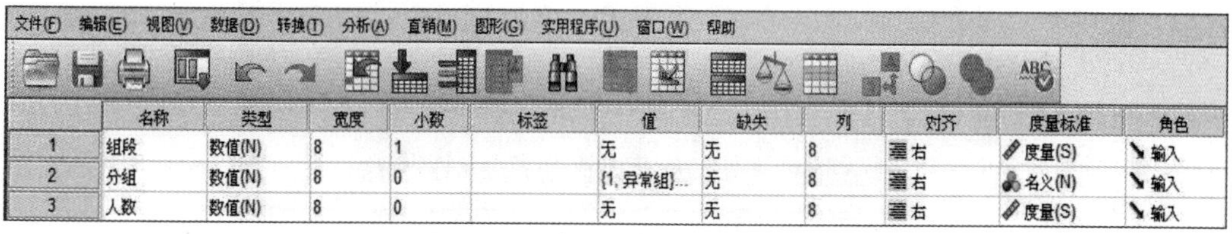

	名称	类型	宽度	小数	标签	值	缺失	列	对齐	度量标准	角色
1	组段	数值(N)	8	1		无	无	8	右	度量(S)	输入
2	分组	数值(N)	8	0		{1, 异常组}...	无	8	右	名义(N)	输入
3	人数	数值(N)	8	0		无	无	8	右	度量(S)	输入

图 16-12　数据文件的建立

图 16-13　数据的录入

2. 加权　单击主菜单"数据"，在下拉菜单中点击"加权个案"，弹出加权对话框，将"人数"选入"频率变量（F）"框内，单击左下角"确定"，如图 16-14 所示。

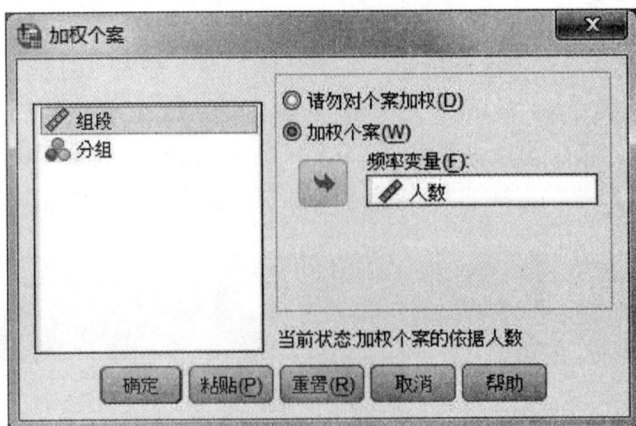

图 16-14　数据加权

3. ROC 曲线 单击主菜单"分析",在下拉菜单中点击"ROC 曲线图…",弹出小菜单,出现"ROC 曲线"对话框。在该对话框中将变量"组段"选入"检验变量"方框,将"分组"选入"状态变量"方框,并在"状态变量的值"(选择金标准变量的阳性结果取值)方框中输入"1"。选中"输出"下方的"ROC 曲线""带对角参考线"和"标准误和置信区间"(曲线面积的标准误及其置信区间)以及"ROC 曲线的坐标点"。再单击右上角的"选项"菜单,勾选下图中的选项,如图 16-15 所示。单击"继续"按钮,单击"确定"按钮,输出结果,见图 16-16 ~ 图 16-18,结果解释同【例 16-2】。

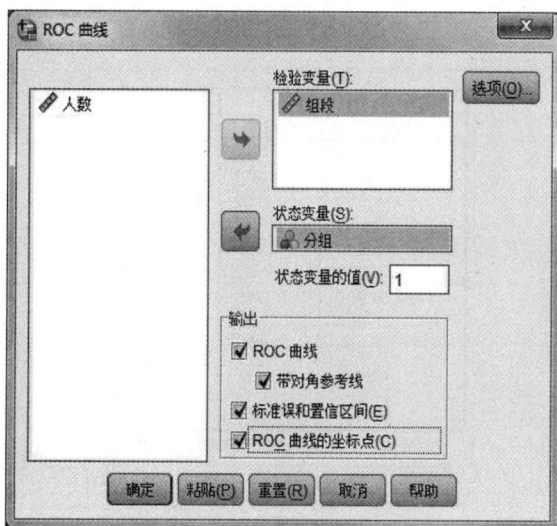

图 16-15 ROC 曲线指标计算

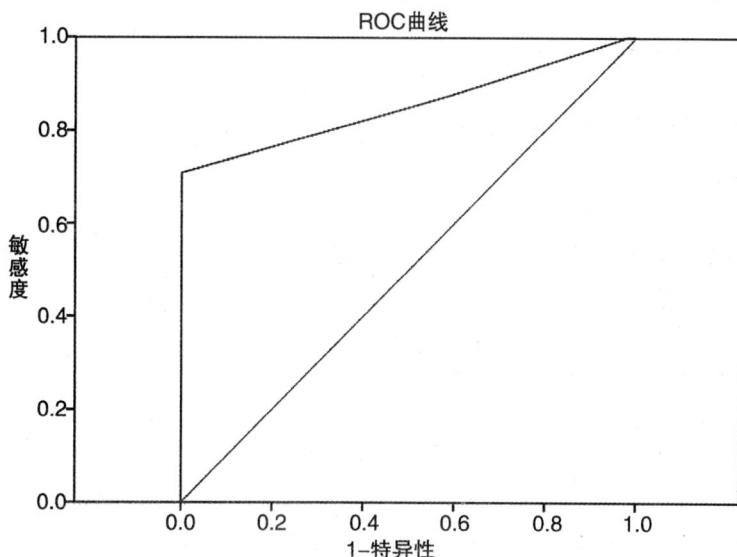

图 16-16 "凝血酶原时间"的 ROC 曲线

曲线下的面积

检验结果变量： 组段

面积	标准误[a]	渐进 Sig.[b]	渐近 95% 置信区间	
			下限	上限
.853	.058	.000	.740	.967

检验结果变量:组段 在正的和负的实际状态组之间至少有一个结；统计量可能会出现偏差。

a. 在非参数假设下

b. 零假设：实面积 = 0.5

图 16-17 "凝血酶原时间"的 ROC 曲线下的面积

曲线的坐标

检验结果变量： 组段

如果大于或等于则为正[a]	敏感度	1 - 特异性
7.900	1.000	1.000
9.900	1.000	.978
11.900	.875	.587
13.900	.708	.000
15.900	.667	.000
17.900	.542	.000
19.900	.375	.000
21.900	.333	.000
23.900	.125	.000
25.900	.083	.000
27.900	.042	.000
29.900	.000	.000

检验结果变量:组段 在正的和负的实际状态组之间至少有一个结。

a. 最小界限值是最小观测检验值减 1，最大界限值是最大观测检验值加 1；所有其它的界限值都是两个邻近的观测检验值的平均值。

图 16-18 "凝血酶原时间"取不同组段时的灵敏度和（1-特异度）

（三） 结果解释与呈现

结果解释与呈现见【例 16-2】。

四、练习题

【习题 16-2】对糖尿病患者 20 人和非糖尿病患者 30 人检测 HbA1c 含量，检测结果如下，请用 ROC 曲线对此数据做分析。

表 16-5 糖尿病和非糖尿病患者的 HbA1c 含量

金标准	HbA1c 含量
糖尿病组	4.0 3.8 4.1 4.8 5.6 6.1 6.0 5.2 6.4 6.8 5.5 4.3 4.0 5.8 6.4 7.0 5.8 4.4 4.9 5.3
非糖尿病组	5.1 5.6 7.8 7.2 7.7 8.7 8.8 8.1 6.5 9.2 8.9 8.5 7.9 6.6 6.5 7.8 4.8 4.2 4.9 5.3 5.7 7.5 8.6 8.4 12.5 6.9 7.8 9.0 10.3 11.5

第十七章 信度与效度分析 ▷▷▷▷

在调查研究中，让研究对象填写调查问卷是主要的资料收集手段，调查问卷通常由研究人员自行编制，调查问卷质量的高低对调查结果的真实性及适用性有决定性的作用。为了保证调查结果的质量，在问卷定稿之前，应进行问卷的信度和效度分析，根据预调查与信度效度分析结果对问卷进行修订完善，形成最终的问卷。只有信度和效度在可以接受的研究范围之内时，调查问卷的统计分析结果才是可靠和准确的。

第一节 信度分析

一、信度分析常用指标

信度（reliability）主要评价量表的准确性、稳定性和一致性，即测量过程中随机误差造成的测定值的变异程度的大小。

信度分析通过研究测量数值和组成研究项目的特性，剔除无效的或者对研究对象作用较小的项目，从而提高数据的可靠性。信度可分为内在信度和外在信度两类。

（一）内在信度

指调查表中的一组问题是否测量的是同一个概念。如果内在信度系数在 0.8 以上，则可以认为调查表有较高的内在一致性。常用的内在信度系数为 Cronbach α 系数和分半信度。

Cronbach α 系数用于判断量表的内部一致性。Cronbach α 系数可被看作相关系数，即该量表与所有含有其他可能项目数的量表之间的相关系数。其大小可以反映量表受随机误差影响的程度，反映测试的可靠程度。系数值越大，则量表受随机误差的影响较小。

分半信度是将调查的项目按前后分成两等份或按奇偶题号分成两部分，然后计算两部分各自的信度以及它们之间的相关性，来衡量整个量表的信度，相关性高则表示信度好，相应的信度指标即为分半信度。如果分半信度很高，则说明调查结果信度高。

（二）外在信度

指在不同时间进行测量时调查表结果的一致性程度。外在信度指标是重测信度，即用同一问卷在不同时间对同一对象进行重复测量得分的简单相关系数 r。一般认为，信度系数如果在 0.9 以上，则信度较好；信度系数在 0.8~0.9 是可接受的；在 0.7~0.8，则该量表应进行较大修订；如果低于 0.7，则需要重新设计了。

二、应用实例

【例 17-1】某小组设计了一份有关肺癌患者术后生活质量的调查问卷，问卷初步设计完成后进行了 30 人的小范围的预调查，研究对象进行了两次调查问卷的填写，调查结果见下表（Q1~Q10 为第一次填写调查问卷时 10 个问题的得分，T1、T2 为第一次与第二次填写调查问卷的总得分）。试用此资料对该问卷的信度进行评估。

表 17-1 肺癌患者术后生活质量调查结果

Q1	Q2	Q3	Q4	Q5	Q6	Q7	Q8	Q9	Q10	T1	T2
3	4	1	3	4	3	3	3	3	2	29	27
2	3	4	3	3	1	1	4	4	4	29	30
3	3	1	2	2	1	2	2	4	2	22	25
3	4	2	1	4	2	1	2	2	2	23	20
3	4	2	2	4	3	3	3	3	2	29	26
2	1	2	1	2	2	2	1	1	2	16	20
3	4	1	4	2	1	1	2	4	2	24	25
4	3	4	4	3	4	4	2	4	3	35	40
2	3	2	2	2	3	1	3	2	3	23	20
4	3	4	4	3	3	3	2	2	2	30	24
4	3	3	3	3	2	2	4	4	4	32	32
3	3	1	2	2	2	3	4	3	2	25	25
2	4	3	3	2	3	1	2	2	4	26	25
4	4	1	3	4	2	1	2	1	4	26	20
4	4	4	4	4	1	1	3	1	2	28	22
3	4	4	4	2	3	3	2	4	3	32	30
4	4	2	3	4	4	5	3	3	2	34	38
2	4	1	1	1	1	2	2	2	2	18	22
2	4	4	3	4	2	2	1	3	3	28	29
3	4	4	2	3	6	4	4	4	3	37	37

续　表

Q1	Q2	Q3	Q4	Q5	Q6	Q7	Q8	Q9	Q10	T1	T2
4	2	3	4	4	2	2	4	4	4	33	35
2	4	2	2	4	4	2	2	2	1	25	30
4	4	4	4	4	4	3	4	3	4	38	30
3	4	2	3	4	4	3	2	2	3	30	34
4	4	2	1	4	1	1	1	2	2	22	19
1	4	2	3	4	5	4	1	2	2	28	24
2	4	3	3	4	3	3	2	2	2	28	30
4	4	4	4	4	3	4	2	1	1	31	31
3	3	2	3	4	5	3	4	3	2	32	28
4	4	4	4	4	3	2	1	4	4	34	29

（一）　分析思路

问卷的信度分析常用指标包括外在信度与内在信度，具体的指标为 Cronbach α 系数、分半信度和重测相关系数，对问卷两次调查的总分 T1 和 T2 做相关分析即为重测信度。

（二）　操作步骤

1. 建立数据文件　①点击"变量视图"，在"名称"列下输入"Q1～Q10""T1""T2"十二个变量的名称，在每个变量行中点击"小数"，将小数位数调整为"0"，如图 17-1 所示；②点击"数据视图"，录入全部数据，如图 17-2 所示。

	名称	类型	宽度	小数	标签	值	缺失	列	对齐	度量标准	角色
1	Q1	数值(N)	8	0		无	无	8	灌右	度量(S)	输入
2	Q2	数值(N)	8	0		无	无	8	灌右	度量(S)	输入
3	Q3	数值(N)	8	0		无	无	8	灌右	度量(S)	输入
4	Q4	数值(N)	8	0		无	无	8	灌右	度量(S)	输入
5	Q5	数值(N)	8	0		无	无	8	灌右	度量(S)	输入
6	Q6	数值(N)	8	0		无	无	8	灌右	度量(S)	输入
7	Q7	数值(N)	8	0		无	无	8	灌右	度量(S)	输入
8	Q8	数值(N)	8	0		无	无	8	灌右	度量(S)	输入
9	Q9	数值(N)	8	0		无	无	8	灌右	度量(S)	输入
10	Q10	数值(N)	8	0		无	无	8	灌右	度量(S)	输入
11	T1	数值(N)	8	0		无	无	8	灌右	度量(S)	输入
12	T2	数值(N)	8	0		无	无	8	灌右	度量(S)	输入

图 17-1　数据文件的建立

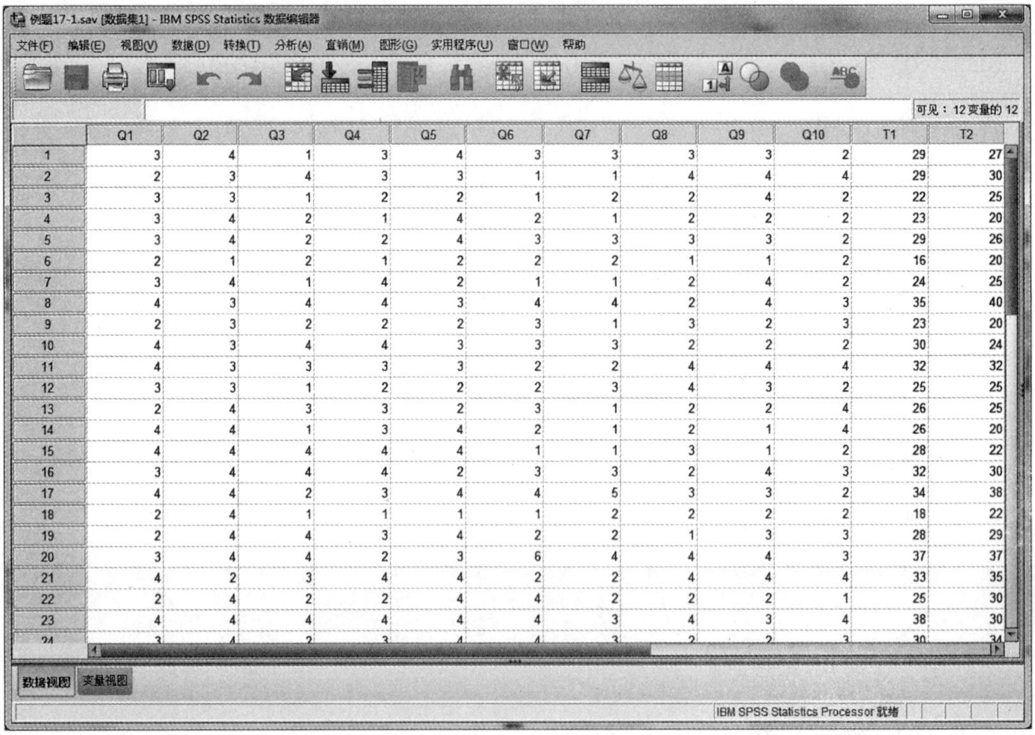

图 17-2 数据的录入

2. 内在信度指标计算 单击主菜单"分析"→"度量"→"可靠性分析",将左边源变量名称框中"Q1~Q10"调入对话框右侧"项目"框→左下角"模型"选项,可以看到下拉选项中有以下五种:α、半分、Guttman、平行、严格平行。其中"α"即为最常用的 Cronbach α 系数,"半分"为分半信度,本例分别选择"α"与"半分"进行两次分析,计算结果如图 17-3、图 17-4 所示。

可靠性统计量

Cronbach's Alpha	项数
.680	10

图 17-3 Cronbach α 系数计算结果

可靠性统计量

Cronbach's Alpha	部分 1	值	.641
		项数	5[a]
	部分 2	值	.561
		项数	5[b]
	总项数		10
表格之间的相关性			.345
Spearman-Brown 系数	等长		.513
	不等长		.513
Guttman Split-Half 系数			.512

a. 这些项为: Q1, Q2, Q3, Q4, Q5.
b. 这些项为: Q6, Q7, Q8, Q9, Q10.

图 17-4 分半信度计算结果

3. 外在信度指标计算　单击主菜单"分析"→"相关"→"双变量"，将左边源变量名称框中"T1""T2"调入对话框右侧"变量"框→"确定"，计算结果如图 17-5 所示。

相关性

		T1	T2
T1	Pearson 相关性	1	.775**
	显著性（双测）		.000
	N	30	30
T2	Pearson 相关性	.775**	1
	显著性（双测）	.000	
	N	30	30

**. 在 .01 水平（双测）上显著相关。

图 17-5　外在信度计算结果

（三）　结果解释与呈现

1. 结果解释　图 17-3 为 Cronbach α 系数的计算结果，为 0.680。通常在探索性研究中要求 Cronbach α 系数至少达到 0.6，量表 Cronbach α 系数达到 0.7 或更高即认为一致性信度可，达到 0.8 或更高即认为一致性信度很好。

图 17-4 为分半信度计算结果，分半信度会将调查问卷的 10 个问题分成两个部分，在表格的下方说明了两个部分内分别包含的问题序号：Q1～Q5 为第一部分、Q6～Q10 为第二部分，计算 Spearman-Brown 系数的大小。两个部分问题数量都是 5 个，看等长的 Spearman-Brown 系数，若两部分问题数量不相同，则看不等长的 Spearman-Brown 系数，本例 Spearman-Brown 系数为 0.513。Spearman-Brown 系数的大小反映了问卷两个部分之间的内部一致性程度，即两个部分测量相同内容或特质的程度，若 Spearman-Brown 系数较小，则需要修改两个部分的具体条目内容，重新进行指标计算。

图 17-5 为外在信度的计算结果，即两次调查的总分的简单相关系数 r 以及针对 r 所做的假设检验的 P 值，$P \leq 0.05$ 时认为两次调查总分的相关有统计学意义，本例 $r = 0.775$，$P = 0.000$。

2. 结果呈现　①此问卷的 Cronbach α 系数为 0.680，Spearman-Brown 系数为 0.513，内在信度一般；②此问卷的重测相关系数 $r = 0.775$（$P = 0.000 < 0.05$），外在信度一般。

三、练习题

【习题 17-1】某小组自行编制了一份有关大学生考试焦虑的调查问卷，问卷共 10 题，每题 4 个选项，先后两次施测于 12 名学生，每名学生总得分如下表所示，请分析该问卷的外在信度。

表 17-2　有关考试焦虑调查问卷的两次调查结果

编号	1	2	3	4	5	6	7	8	9	10	11	12
第一次调查	35	32	27	32	36	26	33	35	32	33	28	34
第二次调查	35	40	22	35	38	28	30	35	33	38	24	37

第二节　效度分析

一、效度分析常用指标

效度（validity）主要评价量表的准确性、有效性和正确性，即测定值与目标真实值的偏差大小。效度反映某测量工具是否有效到了它所打算测定的内容。常用的指标有：内容效度、标准效度、结构效度。

（一）内容效度

指调查问卷所采用的题项能否代表所反映的内容或主题。通常是用单个问题的得分与总得分的相关系数来反映，如果相关系数不显著，表示该题的鉴别力低，就不应该再将该题纳入调查问卷。

（二）标准效度

是先根据已经掌握的理论，选择一个与调查问卷直接相关的量表（标效），然后再分析问卷调查结果与该标效调查结果的关系。如果问卷调查结果与标效调查结果有很强的相关性，则说明调查问卷是有效的。

（三）结构效度

指测量结果体现出来的某种结构与测值之间的对应程度。结构效度采用的方法是因子分析。为了检验问卷中的属于相同理论概念的不同问题是否能落在同一因子上，如果能够做到符合理论，即属于相同概念的题都归为同一因子，则说明问卷有着很好的结构效度。

二、应用实例

【例 17-2】某小组设计了一份有关肺癌患者术后生活质量的调查问卷，问卷初步设计完成后进行了 30 人的小范围的预调查，且以 SF-36 生活质量量表作为标准，研究对象同时进行生活质量问卷与 SF-36 生活质量量表的填写，调查结果见下表（Q1~Q10 为填写调查问卷时 10 个问题的得分，T1 为调查问卷的总分，T2 为 SF-36 生活质量量表的总分）。试用此资料对该问卷的效度进行评估。

表 17-3　肺癌患者术后生活质量调查结果

Q1	Q2	Q3	Q4	Q5	Q6	Q7	Q8	Q9	Q10	T1	T2
3	4	1	3	4	3	3	3	3	2	29	108
2	3	4	3	3	1	1	4	4	4	29	89
3	3	1	2	2	1	2	2	4	2	22	112
3	4	2	1	4	2	1	2	2	2	23	90
3	4	2	2	4	3	3	3	3	2	29	86

续 表

Q1	Q2	Q3	Q4	Q5	Q6	Q7	Q8	Q9	Q10	T1	T2
2	1	2	1	2	2	2	1	1	2	16	45
3	4	1	4	2	1	1	2	4	2	24	58
4	3	4	4	3	4	4	2	4	3	35	98
2	3	2	2	2	3	1	3	2	3	23	77
4	3	4	4	3	3	3	2	2	2	30	76
4	3	3	3	3	2	2	4	4	4	32	80
3	3	1	2	2	2	3	4	3	2	25	120
2	4	3	3	2	3	1	2	2	4	26	115
4	4	1	3	4	2	1	2	1	4	26	99
4	4	4	4	4	1	1	3	1	2	28	55
3	4	4	4	2	3	3	2	4	3	32	94
4	4	2	3	4	4	5	3	3	2	34	108
2	4	1	1	1	1	2	2	2	2	18	69
2	4	4	3	4	2	2	1	3	3	28	78
3	4	4	2	3	6	4	4	4	3	37	126
4	2	3	4	4	2	2	4	4	4	33	110
2	4	2	2	4	4	2	2	2	1	25	58
4	4	4	4	4	4	3	4	3	4	38	77
3	4	2	3	4	4	3	2	2	3	30	135
4	4	2	1	4	1	1	1	2	2	22	45
1	4	2	3	4	5	4	1	2	2	28	59
2	4	3	3	4	3	3	2	2	2	28	87
4	4	4	4	4	3	4	2	1	1	31	82
3	3	2	3	4	5	3	4	3	2	32	100
4	4	4	4	4	3	2	1	4	4	34	96

（一）分析思路

效度分析主要包括内容效度、标准效度和结构效度三个方面。内容效度主要是单个问题得分与总分 T1 分别做相关分析；标准效度是问卷总分 T1 与量表（标效）总分 T2 做相关分析；结构效度是探索性因子分析。

（二）操作步骤

1. 建立数据文件 ①点击"变量视图"，在"名称"列下输入"Q1～Q10""T1""T2"十二个变量名称，在每个变量行中点击"小数"，将小数位数调整为"0"，如图

17-6 所示;②点击"数据视图",录入全部数据,如图 17-7 所示。

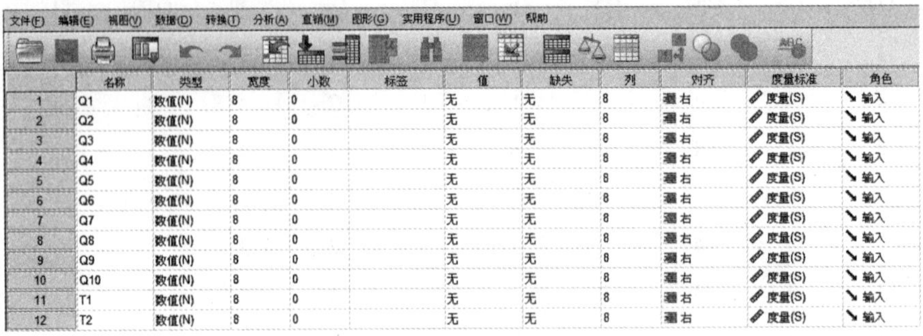

图 17-6 数据文件的建立

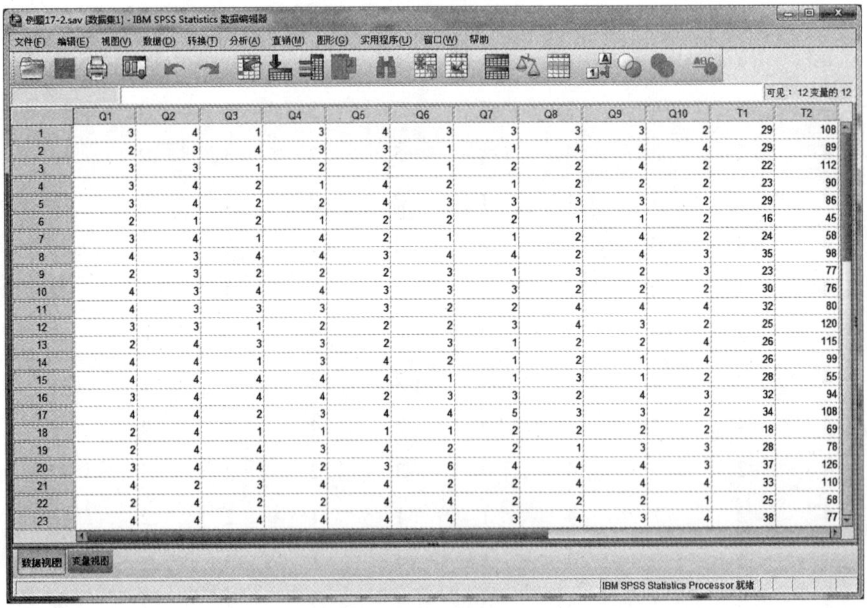

图 17-7 数据的录入

2. 内容效度指标计算 单击主菜单"分析"→"相关"→"双变量",将左边源变量名称框中"Q1""T1"调入对话框右侧"变量"框→"确定",计算结果如图17-8所示。问卷中每个问题的得分与总得分都可以计算相关系数,若单个问题得分与总得分不相关,说明这个问题可以被剔除。剩下的 Q2~Q10 与 T1 的相关系数的计算请同学们自行完成。

相关性

		T1	Q1
T1	Pearson 相关性	1	.485**
	显著性(双侧)		.007
	N	30	30
Q1	Pearson 相关性	.485**	1
	显著性(双侧)	.007	
	N	30	30

**. 在 .01 水平(双侧)上显著相关。

图 17-8 内容效度计算结果

3. 标准效度指标计算　单击主菜单"分析"→"相关"→"双变量"，将左边源变量名称框中"T1""T2"调入对话框右侧"变量"框→"确定"，计算结果如图17-9所示。

相关性

		T1	T2
T1	Pearson 相关性	1	.444*
	显著性（双侧）		.014
	N	30	30
T2	Pearson 相关性	.444*	1
	显著性（双侧）	.014	
	N	30	30

*. 在 0.05 水平（双侧）上显著相关。

图 17-9　标准效度计算结果

4. 结构效度指标计算　单击主菜单"分析"→"降维"→"因子分析"，出现对话框，将左边源变量名称框中"Q1～Q10"调入对话框右侧"变量"框→右上角"描述"→√"KMO 和 Bartlett 的球形度检验（K）"→"继续"→右上角"旋转"→√"最大方差法"→"继续"→右上角"选项"→√按大小排序→"继续"→"确定"，计算结果如图17-10～图17-12所示。

KMO 和 Bartlett 的检验

取样足够度的 Kaiser-Meyer-Olkin 度量。		.545
Bartlett 的球形度检验	近似卡方	74.155
	df	45
	Sig.	.004

图 17-10　结构效度计算结果（1）

解释的总方差

成份	初始特征值			提取平方和载入			旋转平方和载入		
	合计	方差的 %	累积 %	合计	方差的 %	累积 %	合计	方差的 %	累积 %
1	2.681	26.808	26.808	2.681	26.808	26.808	2.310	23.096	23.096
2	1.952	19.524	46.332	1.952	19.524	46.332	1.960	19.603	42.698
3	1.397	13.971	60.304	1.397	13.971	60.304	1.761	17.605	60.304
4	.979	9.787	70.091						
5	.844	8.442	78.533						
6	.733	7.331	85.865						
7	.477	4.773	90.638						
8	.400	4.000	94.638						
9	.379	3.785	98.423						
10	.158	1.577	100.000						

提取方法：主成份分析。

图 17-11　结构效度计算结果（2）

旋转成份矩阵ª

	成份		
	1	2	3
Q4	.799	.159	.076
Q3	.705	.144	.078
Q1	.670	-.039	.024
Q10	.541	-.295	.491
Q5	.503	.324	-.501
Q7	.063	.913	.039
Q6	.090	.889	.008
Q9	.274	.131	.713
Q8	.189	.215	.649
Q2	.239	.185	-.570

提取方法：主成份。

旋转法：具有 Kaiser 标准化的正交旋转法。

a. 旋转在 5 次迭代后收敛。

图 17-12　结构效度计算结果（3）

（三）　结果解释与呈现

1. 结果解释　图 17-8 为内容效度的计算结果。内容效度是指单个题目的得分与总得分之间的相关性分析，若相关性存在则说明题目与主题相关，该题可以保留在调查问卷中，否则应该删除该题。例题中计算了 Q1 与总得分 T1 的相关性，从结果中可以看出相关性 $P<0.05$，说明 Q1 的得分与总分 T1 之间存在相关性，Q1 可以保留在调查问卷中。

图 17-9 为标准效度计算结果。标准效度是以调查问卷与某标准的相关性来反映的，一般来说会以一个与调查问卷主题相似的量表为标准。从结果中可以看出问卷的总得分 T1 与量表的总得分 T2 的存在相关性，$P<0.05$，说明该问卷具有一定的标准效度，但 $r=0.444$ 说明相关度不高。若想进一步提高该问卷的内容效度与标准效度，可以对问卷的相关问题进行删除或修改补充。

图 17-10～图 17-12 均为结构效度的计算结果。图 17-10 计算了该调查问卷的 KMO 值，一般认为 KMO 值大于 0.7 说明问卷的结构效度良好，适合继续做因子分析，如果 KMO<0.5，不适合做因子分析。该问卷的 KMO 值为 0.545，说明结构效度一般，但也可以继续进行因子分析；Bartlett 的球形度检验用于检验各个变量是否各自独立，图中 Bartlett 的球形度检验 $P=0.004<0.05$，说明各个变量不独立。图 17-11 说明该问卷可以抽取三个因子，这三个因子可以解释总变异的 60.304%，图 17-12 中的数据为"因子载荷系数"的计算结果，说明了问卷中各题分别与三个因子的关系，若某题与某因子的"因子载荷系数"绝对值大于 0.4，则该题与某因子有着对应关系，可以归入到此因子中，若某题与两个以上的因子的"因子载荷系数"绝对值大于 0.4，则根据题目的具体内容决定该题目被归入到哪个因子，若某题与所有因子的"因子载荷系数"绝对值均

小于 0.4，则考虑删除此或修改此题内容，三个因子根据所包含的问题的内容进行命名。

2. 结果呈现　①条目 Q1 的得分与总分相关（$r = 0.485$，$P = 0.007 < 0.05$），可以继续保留在调查问卷中（Q2~Q10 的结果请自行计算后补充）；②问卷的总得分与 SF-36 生活质量量表的总得分相关（$r = 0.444$，$P = 0.014 < 0.05$）；③此问卷可以抽取三个因子，这三个因子解释总变异的 60.304%，因子 1 包含的问卷条目为：Q1、Q3、Q4、Q5、Q10（其中 Q5、Q10 因与两个因子的"因子载荷系数"绝对值大于 0.4，可根据具体问卷的内容进行调整）；因子 2 包含的问卷条目为：Q6、Q7；因子 3 包含的问卷条目：Q2、Q8、Q9。

三、效度和信度的关系

效度比信度有更高的要求，信度是效度的必要条件，有效度必定有信度，效度高信度必定也高。信度是为效度服务的，因而效度是信度的目的；效度不能脱离信度单独存在，所以信度是效度的基础。信度和效度是一项科学研究的活动和结果具有科学价值和意义的保证。研究的信度是研究的效度的一个必要的前提，没有信度，效度不可能单独存在。

四、练习题

【习题 17-2】某小组设计了一份有关抑郁的调查问卷，共 15 道题（Q1~Q15），每题均为 5 个选项，T 为问卷总得分，先用 30 人进行一次预调查，调查结果如下，请对该问卷的内容效度进行分析。

表 17-4　抑郁问卷调查结果

Q1	Q2	Q3	Q4	Q5	Q6	Q7	Q8	Q9	Q10	Q11	Q12	Q13	Q14	Q15	T
2	3	3	1	0	2	3	0	3	1	1	3	1	3	1	27
2	2	3	1	0	1	1	1	1	1	0	2	2	1	4	22
4	3	3	2	2	1	4	1	4	4	4	1	3	3	3	42
3	3	0	1	3	0	2	1	0	3	2	2	4	2	0	29
2	1	0	0	0	0	0	2	4	1	1	3	1	1	2	18
4	4	4	3	2	3	4	3	3	3	2	4	2	4	2	47
3	2	2	3	0	1	2	1	1	3	4	2	0	4	2	30
3	4	4	0	4	3	2	4	3	3	3	3	2	2	2	43
2	3	0	0	3	0	4	4	4	0	0	3	1	0	1	25
4	4	3	2	4	3	2	3	4	3	4	3	2	3	3	47
0	2	0	0	1	2	3	0	0	1	3	0	1	2	3	18
2	3	4	3	2	4	2	2	3	3	3	4	3	2	2	42

Q1	Q2	Q3	Q4	Q5	Q6	Q7	Q8	Q9	Q10	Q11	Q12	Q13	Q14	Q15	T
1	2	1	3	1	3	2	2	1	4	3	2	2	1	0	28
3	2	2	3	1	0	1	2	1	2	1	3	0	1	0	22
3	4	2	4	3	3	2	3	2	1	3	3	3	2	2	40
4	4	2	3	3	3	2	3	3	2	2	4	3	2	3	43
4	4	3	2	3	3	4	4	1	4	3	4	3	4	3	49
4	3	2	4	4	2	4	4	4	3	3	2	2	2	4	47
0	0	4	0	0	2	3	1	4	0	2	1	2	1	3	23
2	3	2	2	3	4	2	2	3	4	3	0	2	3	3	38
0	1	2	1	2	2	0	3	0	3	3	1	2	0	3	23
4	3	3	2	4	2	4	3	3	3	4	2	3	2	4	46
3	1	2	3	1	2	1	4	2	3	3	3	0	1	3	32
3	2	3	3	4	2	4	2	2	3	4	3	3	3	2	43
3	4	1	1	3	3	2	3	1	3	2	3	2	2	1	34
4	2	3	1	3	1	3	4	3	2	4	4	2	3	4	43
4	3	1	2	2	3	2	2	4	3	4	3	3	2	4	42
3	4	0	1	0	3	2	0	4	3	1	3	1	0	2	27
0	1	0	0	2	0	1	4	1	2	1	4	0	1	0	17
2	3	3	3	4	3	2	1	2	3	3	2	3	4	3	41

第十八章　统计图 ▷▷▷▷

....

统计图是用"点、线、面、体"等几何图形来形象地表达资料的数量特征、数量关系或动态变化。统计图主要用于揭示各种现象间的数量差别和相互关系，说明研究对象的内部构成和动态变化等，具有形象直观、易于理解等优点。统计图种类繁多，常用的主要有直方图、直条图、箱式图、圆图、线图、散点图、Q-Q图、P-P图、蜘蛛网图（雷达图、极区图、网图、星形图、星图）、误差条图、热图、火山图、树状图、森林图、冰柱图、碎石图、统计地图等。

第一节　直方图

一、应用条件

直方图用于描述计量资料的频数分布。直方图的横轴表示数值变量的组段，纵轴表示各组段的频数、频率或频率密度（频率/组距）。

二、绘制方法

【例18-1】2012年抽样调查某地120名健康成年人血清铜含量（μmol/L），数据见表18-1，试绘制直方图。

表18-1　2012年某地120名健康成人血清铜含量（μmol/L）

13.84	12.53	13.70	14.89	17.53	13.19	17.28	10.15	14.56	11.23
14.73	17.44	13.90	14.10	12.29	12.61	14.78	14.40	9.93	15.18
14.59	14.71	18.62	19.04	10.95	13.81	10.53	18.06	16.18	15.60
13.56	11.48	13.07	16.88	17.04	17.98	12.67	10.62	16.43	14.26
11.03	9.23	15.04	14.09	15.90	11.48	14.64	17.24	15.43	13.37
13.64	14.39	15.74	13.99	11.31	17.61	16.26	11.32	17.88	16.78
13.53	11.68	13.25	11.88	14.21	15.21	15.29	16.63	12.87	15.93
13.70	14.45	11.23	19.84	13.11	15.15	11.70	15.37	12.35	14.51
14.09	18.22	14.34	15.48	11.98	16.54	12.95	12.06	16.67	17.09
16.85	13.20	16.48	12.29	12.09	18.82	15.66	14.50	16.43	15.57
12.81	12.89	17.34	16.04	13.41	14.83	12.32	9.29	18.62	14.17
14.35	16.19	15.73	13.74	14.94	17.13	15.19	11.92	15.47	15.33

1. 建立数据文件 ①点击变量视图，在"名称"列下输入变量名"血清铜含量"，如图 18-1 所示；②点击"数据视图"，录入全部数据，如图 18-2 所示。

	名称	类型	宽度	小数	标签	值	缺失	列	对齐	测量	角色
1	血清铜含量	数值	8	2		无	无	10	璮 右	✎ 度量	↘ 输入

图 18-1　数据文件的建立

血清铜含量
13.84
14.73
14.59
13.56
11.03
13.64
13.53
13.70
14.09
16.85

图 18-2　数据的录入

2. 绘图步骤 ①定义新变量"组段"：转换→重新编码为不同变量：在"重新编码为其他变量"视窗中，将变量"血清铜含量"选中，从左侧源变量框中移至中间框中，在右侧名称框中键入"组段"，单击"更改"按钮。单击中间框下的"旧值和新值"按钮，进入"重新编码到其他变量：旧值和新值"视窗，选中"旧值"栏内的"范围"选项，在框中输入"9.00"，在"到"框中输入"10.00"；在"新值"栏内，选中"值"，在其框内输入"9.00"，单击"添加"按钮，同理设置其他组段，直到"19.00到20.00→19.00"为止，单击"继续"→确定。在原始数据集中生成新变量"组段"，见图 3-12 第二列；②绘制直方图：图形→旧对话框→直方图：从该对话框左侧的源变量框中将"组段"变量放入"变量"下的空白框→确定。③双击输出的直方图，或右键单击直方图→编辑内容→在单独窗口中，打开图形编辑器，在图形编辑器中需要修改或美化的地方进行双击，打开"属性"对话框，按需要对图形大小、填充、颜色、图例等进行修改。修改后的直方图，如图 18-3 所示。

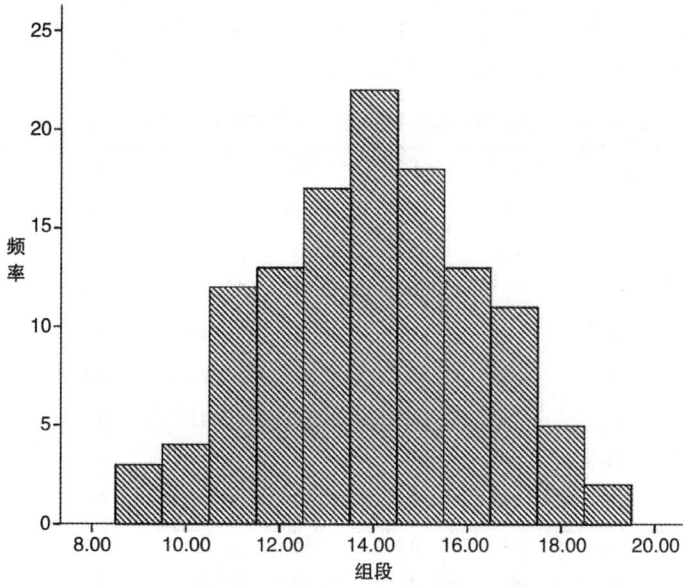

图 18-3　某地 120 名健康成人血清铜含量频数分布

三、练习题

【习题 18-1】某地在进行职业性有害因素调查中随机抽查了 200 名正常成人的血铅含量（μg/100g），其血铅结果见表 18-2，请绘制直方图对数据进行描述。

表 18-2　某地 200 名正常成人的血铅含量（μg/100g）

3	6	8	10	13	15	17	20	24	32
4	6	8	10	13	15	17	21	25	32
4	6	8	10	13	15	18	21	25	32
4	7	8	11	13	16	18	21	26	32
4	7	8	11	13	16	18	21	26	32
4	7	8	11	13	16	18	21	26	32
5	7	8	11	14	16	18	22	26	33
5	7	9	11	14	16	19	22	26	33
5	7	9	12	14	16	19	22	27	36
5	7	9	12	14	17	19	22	27	38
5	7	9	12	14	17	19	22	28	38
5	7	9	12	14	17	19	22	28	39
5	7	9	12	14	17	19	23	29	40
5	7	9	12	14	17	20	23	29	41
5	7	10	12	14	17	20	23	30	41
5	7	10	13	14	17	20	24	30	43
6	8	10	13	14	17	20	24	31	47
6	8	10	13	15	17	20	24	31	50
6	8	10	13	15	17	20	24	31	53
6	8	10	13	15	17	20	24	31	60

【习题 18-2】某地在进行职业性有害因素调查中随机抽查了 200 名正常成人的血铅含量，其调查对象年龄见表 18-3，请绘制直方图对数据进行描述。

表 18-3　某地 200 名职业性有害因素调查对象年龄（岁）

55	53	46	47	55	50	44	38	51	26
59	41	52	55	54	51	53	55	53	48
25	48	52	54	49	50	44	47	43	57
38	53	40	37	53	55	48	60	42	45
51	51	61	48	38	31	49	57	51	52
57	60	58	64	50	44	53	49	46	38
31	51	44	35	53	51	42	54	44	41
38	43	48	50	51	20	55	46	57	43
53	38	52	44	44	40	51	51	31	58
64	42	55	44	52	45	52	46	61	57
44	58	53	44	41	40	38	36	42	51
44	54	42	52	60	45	52	43	51	54
31	50	38	36	50	39	51	36	41	52
41	50	58	44	26	51	50	44	43	54
55	38	57	54	40	59	58	20	52	41
39	50	53	57	43	50	59	51	37	43
55	25	24	60	51	36	53	38	52	55
41	58	61	49	57	52	24	45	43	59
46	58	53	48	57	57	36	49	42	42
58	36	61	42	44	41	35	54	46	49

第二节　直条图

一、应用条件

直条图是用相同宽度的直条长短表示相互独立的事物之间的数量对比关系，适用于离散型数值变量和分类变量。常用的有单式和复式两种：

1. 单式条图　研究对象按照一个层次分组，横轴上只有一个分组变量，此时图中有多少个等宽直条，就代表该分组变量有多少个水平。

2. 复式条图　研究对象按照两个（或多个）层次分组，横轴上有两个（或多个）分组变量。此时图中有多少个直条组合，就代表这些分组变量有多少种水平组合。

二、绘制方法

【例 18-2】某市 2002 年国民身高监测结果见表 18-4，试将该资料绘制成统计图。

表 18-4　2002 年某市国民身高监测结果（cm）

年龄组	男	女
幼儿组	92.1	94.8
成年组	169.7	158.6
老年组	167.1	156.9

1. 建立数据文件　①点击变量视图，在"名称"列下输入"年龄组""性别"和"身高"三个变量，在"年龄组"变量行中点击"值"，在"值"输入"1"，"值标签"输入"幼儿组"，点击"添加"，在"值"输入"2"，"值标签"输入"成年组"，点击"添加"，在"值"输入"3"，"值标签"输入"老年组"，点击"添加""确定"，同样，在"性别"变量行中点击"值"，在"值"输入"1"，"值标签"输入"男"，点击"添加"，在"值"输入"2"，"值标签"输入"女"，点击"添加""确定"，如图 18-4 所示；②点击"数据视图"，录入全部数据，如图 18-5 所示。

	名称	类型	宽度	小数	标签	值	缺失	列	对齐	测量	角色
1	年龄组	数值	8	0		{1, 幼儿组}…	无	8	右	名义(N)	输入
2	性别	数值	8	0		{1, 男}…	无	8	右	名义(N)	输入
3	身高	数值	8	1		无	无	8	右	度量	输入

图 18-4　数据文件的建立

年龄组	性别	身高
1	1	92.1
2	1	169.7
3	1	167.1
1	2	94.8
2	2	158.6
3	2	156.9

图 18-5　数据的录入

2. 绘图步骤　①点击图形→旧对话框→条形图，选择"集群条形图"，点击"定义"；②条的表征→√其他统计（例如平均值），把"身高"选入"变量"；③把"年龄组"选入"类别轴（X）"，把"性别"选入"定义聚类（B）"，点击"确定"；④双击输出的条形图，或右键单击条形图→编辑内容→在单独窗口中，打开图形编辑器，在图形编辑器中需要修改或美化的地方进行双击，打开"属性"对话框，按需要对图形大小、填充、颜色、图例等进行修改。修改后的条形图，如图 18-6 所示。

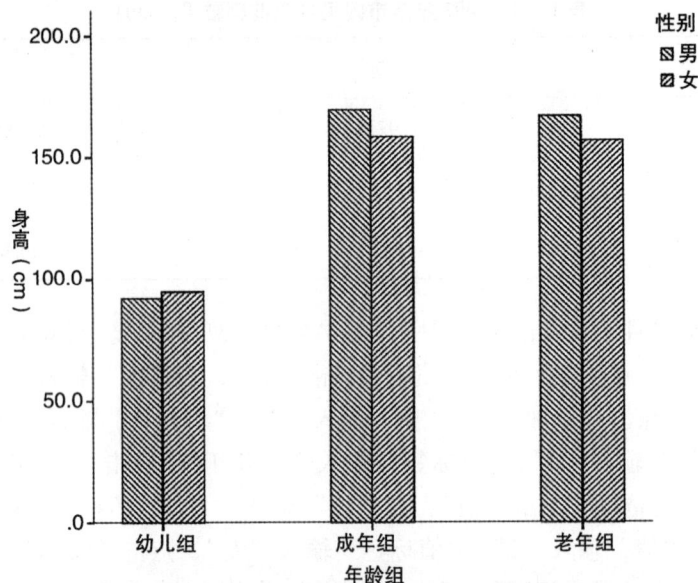

图 18-6　2002 年某市国民身高监测结果

三、练习题

【习题 18-3】某商场对 200 名会员进行四类主要商品的满意度调查，结果见表 18-5 所示，试将该资料绘制成合适的统计图。

表 18-5　某商场会员对商品的满意度比较（人）

商品	满意	不满意	合计
食品	172	28	200
日用品	188	12	200
电器	156	44	200
服装	118	82	200
合计	634	166	800

【习题 18-4】某妇幼保健院对 2013 年住院分娩的 100 名产妇调查了产前检查次数，数据如下，见表 18-6，试将该资料绘制成合适的统计图。

表 18-6　2013 年某妇幼保健院 100 名产妇产前检查次数

5	7	3	2	7	6	4	3	7	8
8	0	7	6	3	2	1	4	7	6
1	1	2	3	5	4	7	6	5	9
7	4	8	10	3	4	6	8	9	8
5	5	7	8	4	7	10	9	8	5
2	6	6	7	5	9	6	10	9	3

								续 表	
0	2	8	8	9	4	5	7	8	1
6	6	7	8	10	5	6	8	7	0
6	4	10	4	7	9	8	9	5	10
7	5	3	2	6	7	9	6	3	7

第三节 圆 图

一、应用条件

圆图又称为饼图，用圆形的总面积作为 100%，以圆内各扇形的面积表示事物内部各部分的比重，适用于分类变量资料。

二、绘制方法

【例 18-3】2018 版中国统计年鉴给出了 2017 年北京地区村卫生室的构成情况，具体见表 18-7，试将该资料绘制成合适的统计图。

表 18-7 2017 年北京地区村卫生室构成

机构	数量（个）	百分比（%）
村办	2413	89.50
乡卫生院设点	6	0.22
联合办	3	0.11
私人办	260	9.65
其他	14	0.52
合计	2696	100.00

1. 建立数据文件 ①点击变量视图，在"名称"列下输入"机构""数量"两个变量，在"机构"变量行中点击"值"，在"值"输入"1"，"值标签"输入"村办"，点击"添加"，同样的方法定义其他机构，点击"确定"，如图 18-7 所示；②点击"数据视图"，录入全部数据，如图 18-8 所示。

文件(F) 编辑(E) 视图(V) 数据(D) 转换(T) 分析(A) 图形(G) 实用程序(U) 窗口(W) 帮助(H)

	名称	类型	宽度	小数	标签	值	缺失	列	对齐	测量	角色
1	机构	数值	8	0		{1, 村办}...	无	8	圖 右	名义(N)	输入
2	数量	数值	8	0		无	无	8	圖 右	名义(N)	输入

图 18-7 数据文件的建立

机构	数量
1	2413
2	6
3	3
4	260
5	14

图 18-8 数据的录入

2. 绘图步骤 ①点击图形→旧对话框→饼图，在弹出的对话框中选择"个案组摘要"，单击"定义"按钮；②分区的表征→√变量和，把"数量"选入"变量"；③把"机构"选入"定义分区"，点击"确定"；④双击输出的饼图，或右键单击条图→编辑内容→在单独窗口中，打开图形编辑器，在图形编辑器中需要修改或美化的地方进行双击，打开"属性"对话框，按需要对图形大小、填充、颜色、图例等进行修改。修改后的圆图，如图 18-9 所示。

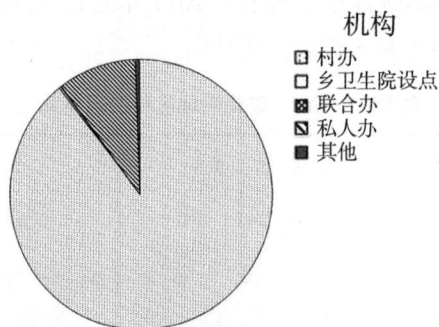

机构
▣ 村办
▢ 乡卫生院设点
▨ 联合办
◩ 私人办
■ 其他

图 18-9 北京地区村卫生室的构成

三、练习题

【习题 18-5】2018 版中国统计年鉴数据显示：截至 2017 年底，中国"0~14 岁"年龄组有 23348 万人，"15~64 岁"年龄组有 99829 万人，"65 岁以上"年龄组有 15831 万人，试将该资料绘制成合适的统计图。

【习题 18-6】2017 年农村地区人均现金支出情况见表 18-8，试将该资料绘制成合适的统计图。

表 18-8 2017 年农村地区人均现金支出情况

项目	金额（元）
食品烟酒	2921.2
衣着	610.9
居住	956.0

项目	金额（元）
生活用品及服务	624.9
交通通信	1508.1
教育文化娱乐	1170.7
医疗保健	868.2
其他用品及服务	196.3

第四节 线 图

一、应用条件

线图通过线段的升降来表示事物随时间的变化趋势，或某现象随另一现象变化的情况，适用于连续型资料。常用的有普通线图和半对数线图。

二、绘制方法

【例 18-4】 2017 年武汉和长沙降水情况见表 18-9，试将该资料绘制成合适的统计图。

表 18-9 2017 年武汉和长沙地区各月份降水情况 （mm）

城市	1	2	3	4	5	6	7	8	9	10	11	12
武汉	48.2	66.4	108.8	222.4	85.4	148.6	52.3	168.7	107.4	72.9	17.5	8.7
长沙	46.4	61.2	239.8	105.5	121.4	526.5	246.5	152.9	65.4	31.2	61.0	26.7

1. 建立数据文件 ①点击变量视图，在"名称"列下输入"城市""月份"和"降雨量"三个变量，在"城市"变量行中点击"值"，在"值"输入"1"，"值标签"输入"武汉"，点击"添加"，在"值"输入"2"，"值标签"输入"长沙"，点击"添加""确定"，如图 18-10 所示；②点击"数据视图"，录入全部数据，如图 18-11所示。

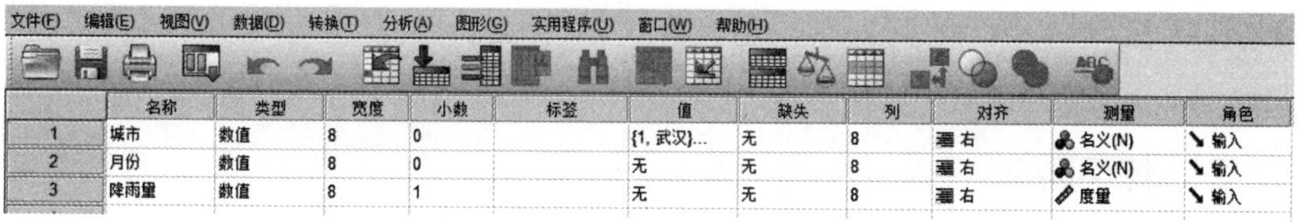

图 18-10 数据文件的建立

城市	月份	降雨量
1	,	48.2
1	2	66.4
1	3	108.8
1	4	222.4
1	5	85.4
1	6	148.6
1	7	52.3
1	8	168.7
1	9	107.4
1	10	72.9
1	11	17.5
1	12	8.7
2	1	46.4
2	2	61.2

图 18-11　数据的录入

2. 绘图步骤　①点击图形→旧对话框→折线图，选择"多线线图"，点击"定义"；②线的表征→√其他统计（例如平均值），把"降雨量"选入"变量"；③把"月份"选入"类别轴（X）"，把"城市"选入"定义线的方式"，点击"确定"；④双击输出的线图，或右键单击线图→编辑内容→在单独窗口中，打开图形编辑器，在图形编辑器中需要修改或美化的地方进行双击，打开"属性"对话框，按需要对图形大小、填充、颜色、图例等进行修改。修改后的线图，如图 18-12 所示。

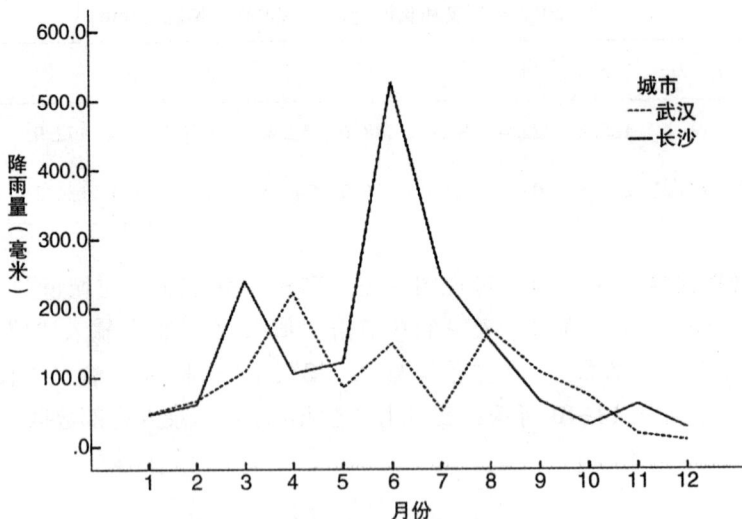

图 18-12　2017 年武汉和长沙地区降水情况

三、练习题

【习题 18-7】2013~2017 年城乡每千人口卫生技术人员数量见表 18-10，试使用统计图描述数量随时间变化情况。

表 18-10　2013~2017 年城乡每千人口卫生技术人员数量（人）

地域	2013	2014	2015	2016	2017
城市	9.18	9.70	10.21	10.79	10.87
农村	3.64	3.77	3.90	4.04	4.28

【习题 18-8】 1995~2015 年城乡居民旅游总花费增长情况见表 18-11，试使用统计图描述费用的增长速度。

表 18-11　1995~2015 年城乡居民旅游总花费（亿元）

地域	1995	2000	2005	2010	2015
城镇居民	1140.1	2235.3	3656.1	9403.8	27610.9
农村居民	235.6	940.3	1629.7	3176.0	6584.2

第五节　散点图

一、应用条件

散点图主要用于双变量资料的相关分析，以判断两变量间是否存在相关关系，以及相关的方向和密切程度。

二、绘制方法

【例 18-5】 测得某地 10 名 3 岁儿童的体重 x（kg）与体表面积 y（$10^{-1}\mathrm{m}^2$）见表 18-12 所示，试将该资料绘制成合适的统计图。

表 18-12　某地 10 名 3 岁儿童体重与体表面积数据

x（kg）	11.0	11.8	12.0	12.3	13.1	13.7	14.4	14.9	15.2	16.0
y（$10^{-1}\mathrm{m}^2$）	5.283	5.299	5.358	5.602	5.292	6.014	5.830	6.102	6.075	6.411

1. 建立数据文件　①点击变量视图，在"名称"列下输入"体重 x"和"体表面积 y"两个变量，如图 18-13 所示；②点击"数据视图"，录入 10 组数据，如图 18-14 所示。

	名称	类型	宽度	小数	标签	值	缺失	列	对齐	测量	角色
1	体重x	数值	8	1	无	无	无	8	靠右	✎ 度量	↘ 输入
2	体表面积y	数值	8	3	无	无	无	8	靠右	✎ 度量	↘ 输入

图 18-13　数据文件的建立

体重x	体表面积y
11.0	5.283
11.8	5.299
12.0	5.358
12.3	5.602
13.1	5.292
13.7	6.014
14.4	5.830
14.9	6.102
15.2	6.075
16.0	6.411

图 18-14　数据的录入

2. 绘图步骤　①点击图形→旧对话框→散点/点状，选择"简单分布"，点击"定义"；②把"体表面积 y"选入"Y 轴"，把"体重 x"选入"X 轴"，点击"确定"；③双击输出的散点图，或右键单击散点图→编辑内容→在单独窗口中，打开图形编辑器。在图形编辑器中需要修改或美化的地方进行双击，打开"属性"对话框，按需要对图形大小、填充、颜色等进行修改。修改后的散点图，见图 18-15。

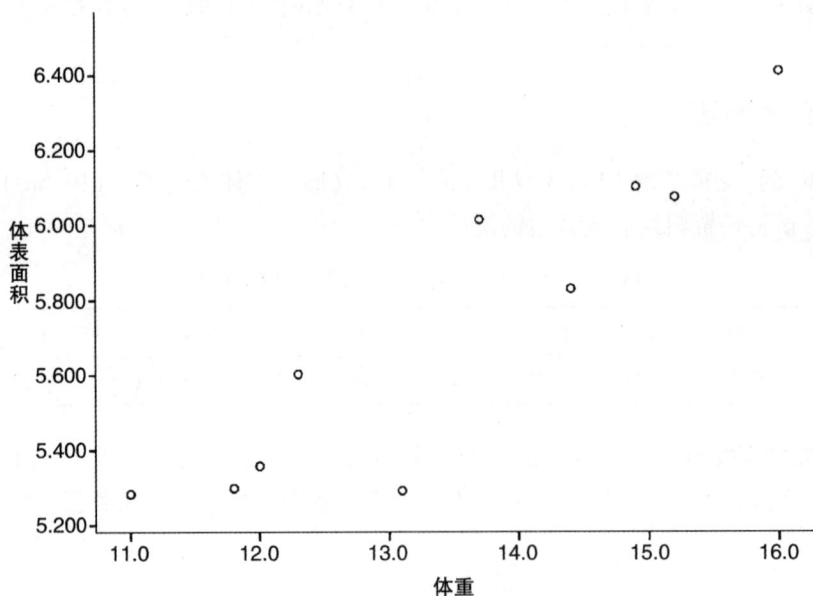

图 18-15　某地 10 名 3 岁儿童的体重与体表面积

三、练习题

【习题 18-9】测得某地 12 名 20 岁女大学生的胸围（cm）与肺活量（L）数据见表 18-13，试用散点图描述两变量之间的关系。

表 18-13 某地 12 名 20 岁女大学生的胸围（cm）与肺活量（L）数据

胸围（cm）	72.5	83.9	78.3	88.4	77.1	81.7	78.3	74.8	73.7	79.4	83.7	81.8
肺活量（L）	1.51	3.01	1.91	2.78	2.83	2.86	2.16	1.91	1.98	2.88	2.84	2.98

【习题 18-10】调查某临床医学班 44 名学生的解剖学与手术学的学习成绩，结果见表 18-14 所示，试用散点图描述两变量之间的关系。

表 18-14 某班学生手术学（y）与解剖学（x）的学习成绩数据（分）

学号	x	y	学号	x	y	学号	x	y
1	65	91	16	85	100	31	82	97
2	48	78	17	52	85	32	85	98
3	74	90	18	75	97	33	84	96
4	61	95	19	60	99	34	70	97
5	60	85	20	90	98	35	94	97
6	80	98	21	84	96	36	86	99
7	62	96	22	84	98	37	92	97
8	78	98	23	88	100	38	87	95
9	72	98	24	70	96	39	71	88
10	85	96	25	68	98	40	61	81
11	80	95	26	84	97	41	76	94
12	68	95	27	68	99	42	66	92
13	60	98	28	74	97	43	60	62
14	76	92	29	68	96	44	73	97
15	67	91	30	72	96			

第六节 误差条图

一、应用条件

误差条图可用于样本信息来描述总体，估计抽样误差的大小。特别适合比较多个样本间的差异情况。误差条图可以显示三种不同的区间：平均值的置信区间、平均值的标准误差、标准差。

二、绘制方法

【例 18-6】为考察工艺对花粉中氨基酸百分含量提取的影响，某药厂用酸处理（A）、碱处理（B）、破壁（C）和水浸后醇提取（D）四种工艺对花粉进行处理，测得氨基酸百分含量如表 18-15，绘制 4 组氨基酸百分含量均值的误差条图。

表 18-15　四种工艺提取花粉氨基酸百分含量的测定结果

分组	测量值（%）								
A	4.636	4.620	4.545	4.695	4.624	4.687	4.579	4.633	4.603	4.634
B	3.581	3.651	3.507	3.538	3.570	3.589	3.558	3.589	3.540	3.567
C	4.650	4.728	4.604	4.697	4.668	4.675	4.701	4.642	4.679	4.654
D	3.449	3.474	3.384	3.343	3.411	3.478	3.392	3.434	3.456	3.387

1. 建立数据文件　①点击变量视图，在"名称"列下输入"工艺"和"测定值"两个变量，在"工艺"变量行中点击"值"，在"值"输入"1"，"值标签"输入"A"，点击"添加"，在"值"输入"2"，"值标签"输入"B"，点击"添加"，在"值"输入"3"，"值标签"输入"C"，点击"添加"，在"值"输入"4"，"值标签"输入"D"，点击"添加""确定"，如图 18-16 所示；②点击"数据视图"，录入 4 组数据，如图 18-17 所示。

	名称	类型	宽度	小数	标签	值	缺失	列	对齐	测量	角色
1	工艺	数值	8	0		{1, A}...	无	8	疆 右	名义(N)	输入
2	测定值	数值	8	3		无	无	8	疆 右	度量	输入

图 18-16　数据文件的建立

工艺	测定值
1	4.636
1	4.620
1	4.545
1	4.695
1	4.624
1	4.687
1	4.579
1	4.633
1	4.603
1	4.634
2	3.581
2	3.651
2	3.507
2	3.538
2	3.570
2	3.589

图 18-17　数据的录入

2. 绘图方法一　①点击图形→旧对话框→误差条图，选择"简单"，点击"定义"；②把"测定值"选入"变量"，把"工艺"选入"类别轴"；③条的表征→平均值的置信区间，"度"输入"95"，点击"确定"；④双击输出的误差条图，或右键单击误差条图→编辑内容→在单独窗口中，打开图形编辑器。在图形编辑器中在需要修改或美化的地方进行双击，打开"属性"对话框，按需要对图形大小、填充、颜色等进行修改。修改后的误差条图，见图18-18（条区间代表95%的置信区间）。

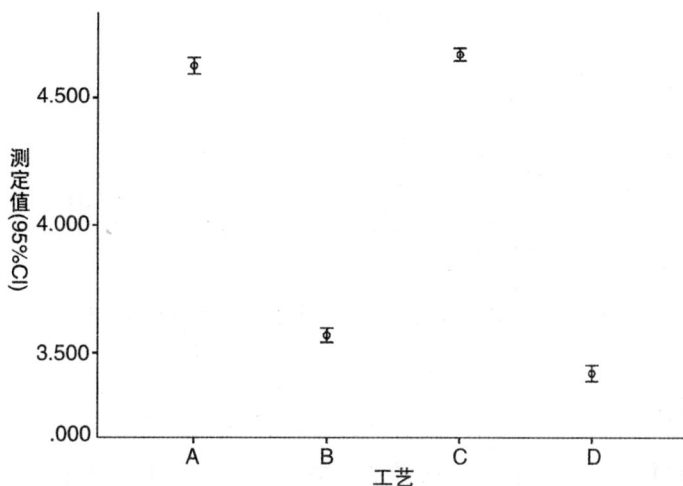

图 18-18 四种工艺提取花粉氨基酸百分含量的误差条图（直条位置表达高低）

3. 绘图方法二 ①点击图形→旧对话框→条形图，选择"简单"，点击"定义"；②条的表征→√其他统计（例如平均值），把"测定值"选入"变量"；③把"工艺"选入"类别轴（X）"；④点击"选项"，√显示误差条形图，条的表征→误差条形图的表征（"级别"输入"95"）或标准差（"乘数"输入"1"），点击"继续""确定"；⑤双击输出的条形图，或右键单击条图→编辑内容→在单独窗口中，打开图形编辑器。在图形编辑器中在需要修改或美化的地方进行双击，打开"属性"对话框，按需要对图形大小、填充、颜色、图例等进行修改。修改后的误差条图，见图18-19（条区间代表95%的置信区间）和图18-20（条区间代表+/-1标准差）。

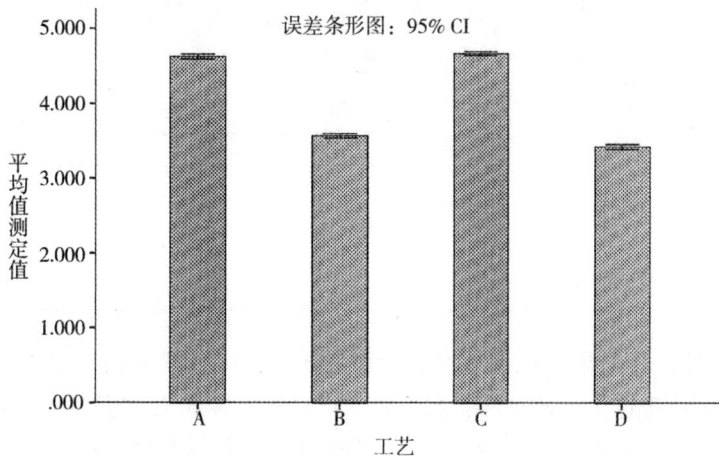

图 18-19 四种工艺提取花粉氨基酸百分含量的误差条图（直条长度表达高低）

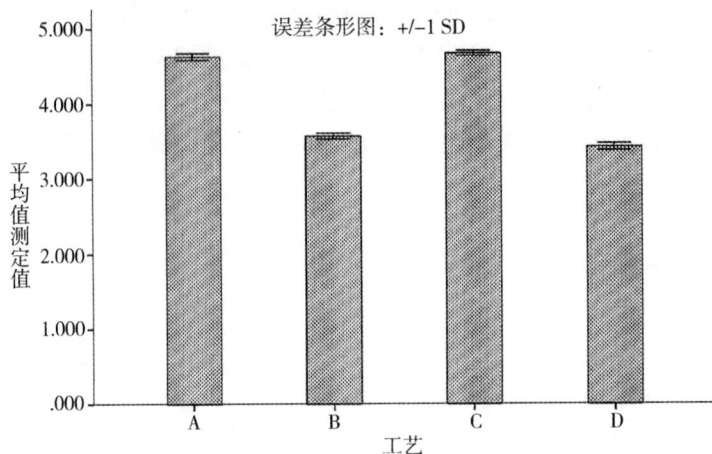

图 18-20　四种工艺提取花粉氨基酸百分含量的误差条图（±1 *SD*）

三、练习题

【习题 18-11】为了对零售业、旅游业、航空公司和家电制造业四个行业的服务质量进行评价，随机抽取分属不同行业的企业 23 家作为样本，每个行业中所抽取的这些企业，在服务对象、服务内容、企业规模等方面基本相同。其中零售业 7 家，旅游业 6 家，航空公司 5 家，家电制造业 5 家。分别汇总最近一年中消费者对这 23 家企业投诉的次数，结果见表 18-16。绘制四组投诉次数均值 95% 置信区间的误差条图。

表 18-16　消费者对四个行业的投诉次数（次）

编号	行　业			
	零售业	旅游业	航空公司	家电制造业
1	57	68	31	44
2	66	39	49	51
3	49	29	21	65
4	40	45	34	77
5	34	56	40	58
6	53	51		
7	44			

【习题 18-12】为比较 A 药和 B 药在疗程为 6 个月中持续减肥的疗效，将 10 个身高 160cm 志愿参加研究的女性肥胖者随机分成 2 组，每组各 5 人，服药前、服药 3 个月和 6 个月的体重测量值见表 18-17，绘制两组各时间点的误差条图。

表 18-17 A、B 两种减肥药服用后体重比较

分组	观察对象	体重（kg）		
		服药前	服药 3 个月	服药 6 个月
A 药	1	72	69	62
	2	71	70	66
	3	70	69	61
	4	71	69	64
	5	69	67	60
B 药	6	71	74	73
	7	69	67	66
	8	70	67	64
	9	69	68	61
	10	72	70	68

第七节　热图和火山图

一、应用条件

热图，本质上是一个数值矩阵，图上每一个小方格都是一个数值，按一条预设好的色彩变化尺（称为色键，Color Key）来给每个数值分配颜色，形成红绿相间且色彩变化丰富的图，用颜色变化来反映表格中的数据信息，直观地将数据值的大小以定义的颜色深浅表示出来。可以通过 SPSS、Excel、R 语言等软件实现。

火山图是一类特殊的散点图，横坐标表示某一个基因在两样品中表达水平比值（Fold Change，FC）的对数值，即 $\log_2(FC)$。横坐标绝对值越大，说明表达量在两样品间的表达量倍数差异越大。纵坐标表示 p 值的负对数值，即 $-\log_{10}(p)$。纵坐标值越大，表明差异表达越显著，筛选得到的差异表达基因越可靠。常用来展示差异表达的基因，常常出现在芯片、测序等组学检测技术结果中，与热图等常一起出现。无法使用 SPSS 绘制，可以通过 R 语言、Graphpad、Excel 等软件实现。

二、绘制方法

【例 18-7】调查某地 60 岁以下人群"收入水平""工作年限"和"购买车辆价格"等信息，共收集 5845 条数据（见数据文件），为考察"收入水平"与"工作年限"对购买车辆价格的影响，请绘制热图进行描述。

1. 打开数据文件 ①点击"变量视图"，各变量设置如图 18-21 所示；②点击"数据视图"，原始数据如图 18-22 所示。

名称	类型	宽度	小数	标签	值	缺失	列	对齐	测量	角色
年龄	数值	4	0		无	无	8	疆 右	✎ 度量	➘ 输入
收入水平	数值	8	0		{1, 小于3万}...	无	8	疆 右	⊿ 有序(O)	➘ 输入
车辆价格	数值	8	2	车辆价格(万元)	无	无	8	疆 右	✎ 度量	➘ 输入
工作年限	数值	4	0		{1, 少于5年}...	无	8	疆 右	⊿ 有序(O)	➘ 输入

图 18-21　数据文件的建立

年龄	收入水平	车辆价格	工作年限
55	3	36.20	3
56	4	76.90	3
28	2	13.70	1
24	2	12.50	1
25	1	11.30	2
45	4	37.20	2
42	2	19.80	2
35	3	28.20	1
46	1	12.20	2
34	4	46.10	2
55	3	35.50	1
28	1	11.80	1
31	2	21.30	1
42	4	68.90	1
35	3	34.10	2
52	4	78.90	3
21	2	18.60	1
32	2	13.70	1
42	4	54.70	3
40	4	58.30	3

图 18-22　数据文件的部分原始数据

2. 绘图步骤　①点击图形→图形画板模板选择程序，点击"详细"，可视化类型选择"热图"；②"行"选入"收入水平"，"列"选入"工作时间"，"色彩"选入"车辆价格"；点击"确定"；③双击输出的热图，或右键单击误差条图→编辑内容→在单独窗口中，打开图形编辑器，按需要对图形进行修改。修改后的热图，如图 18-23 所示。

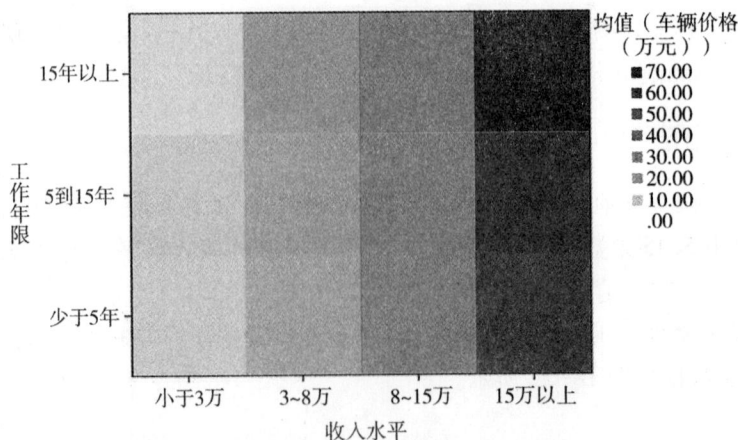

图 18-23　某地 60 岁以下人群购买车辆价格的热图

【例18-8】某研究将两个实验组之间的若干个基因的差异倍数进行比较，数据见"L18-7.txt"，请绘制火山图进行描述。

1. 绘图步骤　由于 SPSS 无法绘制火山图，因此使用 R 语言进行绘制，结果见图 18-24。

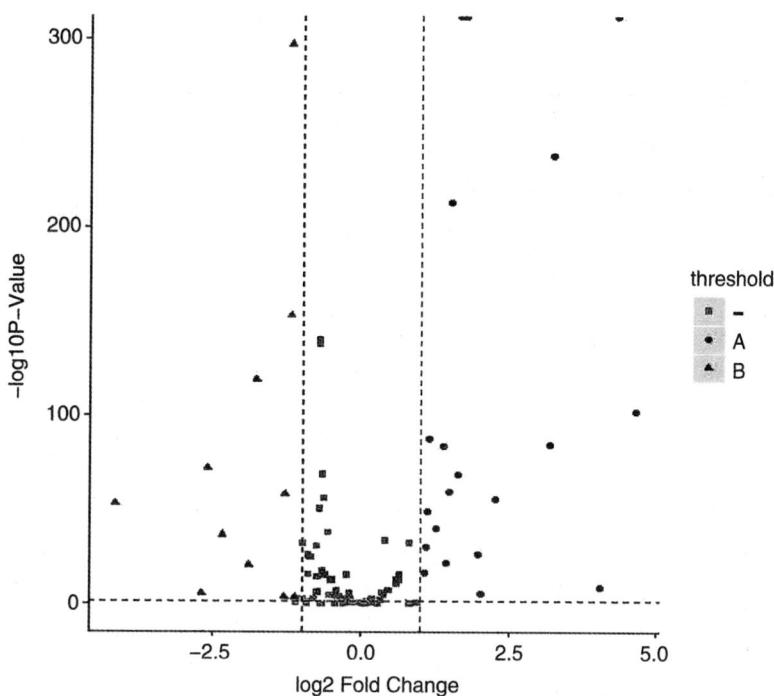

图 18-24　某研究组间若干个基因的差异倍数比较的火山图

2. 图形解释　在这个图中，横轴是 $\log_2(FC)$，纵轴是 $-\log_{10}(p)$，每个点代表一个基因，平行于 Y 轴的两条线分别是 X=1 和 X=-1，在 X=-1 左侧的点（B）是下调 2 倍以上的基因，在 X=1 右侧的点（A）是上调 2 倍以上的基因，同时，平行于 X 轴有一条虚线 Y=$-\log_{10}(0.05)$，在虚线以下的点表示没有统计学意义。

三、练习题

【习题 18-13】调查某市各区 18~60 岁住院患者单次住院花费，共收集 1820 条数据，详见数据文件"XT18-13.sav"，请绘制热图进行描述。

附录1 希腊字母表 ▷▷▷▷

希腊字母		英文拼音
大写	小写	
A	α	alpha
B	β	beta
Γ	γ	gamma
Δ	δ	delta
E	ε	epsilon
Z	ζ	zeta
H	η	eta
Θ	θ	theta
I	ι	iota
K	κ	kappa
Λ	λ	lambda
M	μ	mu
N	ν	nu
Ξ	ξ	xi
O	ο	omicron
Π	π	pi
P	ρ	rho
Σ	σ	sigma
T	τ	tau
Υ	υ	upsilon
Φ	φ	phi
X	χ^2	chi
Ψ	ψ	psi
Ω	ω	omega

附录2 随机数字表 ▷▷▷▷

3	47	43	73	86	36	96	47	36	61	46	98	63	71	62	33	26	16	80	45	60	11	14	10	95
97	74	24	67	62	42	81	14	57	20	42	53	32	37	32	27	7	36	7	51	24	51	79	89	73
16	76	62	27	66	56	52	26	71	7	32	90	79	78	53	13	55	38	58	59	88	97	54	14	10
12	56	85	99	26	96	96	68	27	31	5	3	72	93	15	57	12	10	14	21	88	26	49	81	76
55	59	56	35	64	38	54	82	46	22	31	62	43	9	90	6	18	44	32	53	23	83	1	30	30
16	22	77	94	39	49	54	43	54	82	17	37	93	23	78	87	35	20	96	43	84	26	34	91	64
84	42	17	53	31	57	24	55	6	88	77	4	74	47	67	21	76	33	50	25	83	92	12	6	76
63	1	63	78	59	16	95	55	67	19	98	15	50	71	75	12	86	73	58	7	44	39	52	38	79
33	21	12	34	29	78	64	56	7	82	52	42	7	44	38	15	51	0	13	42	99	66	2	79	54
57	60	86	32	44	99	47	27	96	54	49	17	46	9	62	90	52	84	77	27	8	2	73	43	28
18	18	7	92	45	44	17	16	58	9	79	83	86	19	62	6	76	50	3	10	55	23	64	5	5
26	62	38	97	75	84	16	7	44	99	83	11	46	32	24	20	14	85	88	45	10	93	72	88	71
23	42	40	64	74	82	97	77	77	81	7	45	32	14	8	32	98	94	7	72	93	85	79	10	75
52	36	28	19	95	50	92	26	11	97	0	56	76	31	38	80	22	2	53	53	86	60	42	4	53
37	85	94	35	12	83	39	50	8	30	42	34	7	96	88	54	42	6	87	98	35	85	29	48	39
70	29	17	12	13	43	33	20	38	26	13	89	51	3	74	17	76	37	13	4	7	74	21	19	30
56	62	18	37	35	96	83	58	87	75	97	12	25	93	47	70	33	24	3	54	97	77	46	44	80
99	49	57	22	77	88	42	95	45	72	16	64	36	16	0	4	43	18	66	79	94	77	24	21	90
16	8	15	4	72	33	27	14	34	9	45	59	34	68	49	12	72	7	34	45	99	27	72	95	14
31	16	93	32	43	50	27	89	87	19	20	15	37	0	49	52	85	66	60	44	38	68	88	11	80
68	34	30	13	70	55	74	30	77	40	44	22	78	84	26	4	33	46	9	52	68	7	97	6	57
74	57	25	65	76	59	29	97	68	60	71	91	38	67	54	13	58	18	24	76	15	54	55	95	52
27	42	37	86	53	48	55	90	65	72	96	57	69	36	10	96	46	92	42	45	97	60	49	4	91
0	39	68	29	61	66	37	32	20	30	77	84	57	3	29	10	45	65	4	26	11	4	96	67	24
29	94	98	94	24	68	49	69	10	82	53	75	91	93	30	34	25	20	57	27	40	48	73	51	92

附录3 随机排列表（$n=20$） ▷▷▷

编号	1	2	3	4	5	6	7	8	9	10	11	12	13	14	15	16	17	18	19	20	r_k
1	8	6	19	13	5	18	12	1	4	3	9	2	17	14	11	7	16	15	10	0	-0.0632
2	8	19	7	6	11	14	2	13	5	17	9	12	0	16	15	1	4	10	18	3	-0.0632
3	18	1	10	13	17	2	0	3	8	15	7	4	19	12	5	14	9	11	6	16	0.1053
4	6	19	1	5	18	12	4	0	13	10	16	17	7	14	11	15	8	3	9	2	-0.0842
5	1	2	7	4	18	0	15	13	5	12	19	10	9	14	16	8	6	11	3	17	0.2000
6	11	19	2	15	14	10	8	12	1	17	4	3	0	9	16	6	13	7	18	5	-0.1053
7	14	3	16	7	9	2	15	12	11	4	13	19	8	1	18	6	0	5	17	10	-0.0526
8	3	2	16	6	1	13	17	19	8	14	0	15	9	18	11	5	4	10	7	12	0.0526
9	16	9	10	3	15	0	11	2	1	5	18	8	19	13	6	12	17	4	7	14	0.0947
10	4	11	18	6	0	8	12	16	17	3	2	9	5	7	19	10	15	13	14	1	0.0947
11	5	15	18	13	7	3	10	14	16	1	8	2	17	6	9	4	0	12	19	11	-0.0526
12	0	18	10	15	11	12	3	13	14	1	17	2	6	9	16	4	7	8	19	5	-0.0105
13	10	9	14	18	12	17	15	3	5	2	11	19	8	0	1	4	7	13	6	16	-0.1579
14	11	9	13	0	14	12	18	7	2	10	4	17	19	6	5	8	3	15	1	16	-0.0526
15	17	1	0	16	9	12	2	4	5	18	14	15	7	19	6	8	11	3	10	13	0.1053
16	17	1	5	2	8	12	15	13	19	14	7	16	6	3	9	10	4	11	0	18	0.0105
17	5	16	15	7	18	10	12	9	11	6	13	17	14	1	0	4	3	2	19	8	-0.2000
18	16	19	0	8	6	10	3	17	4	3	15	18	11	1	12	9	5	7	2	14	-0.1368
19	13	9	17	12	15	4	3	1	16	2	10	18	8	6	7	19	14	11	0	5	-0.1263
20	11	12	8	16	3	19	14	17	9	7	4	1	10	0	18	15	6	5	13	2	-0.2105

附录4　多组样本含量估计 Ψ 表 ▷▷▷▷

df_2	df_1															
	1	2	3	4	5	6	7	8	9	10	15	20	30	40	60	120
2	6.80	6.71	6.68	6.67	6.66	6.65	6.65	6.65	6.64	6.64	6.64	6.63	6.63	6.63	6.63	6.63
3	5.01	4.63	4.47	4.39	4.34	4.30	4.27	4.25	4.23	4.22	4.18	4.16	4.14	4.13	4.12	4.11
4	4.40	3.90	3.69	3.58	3.50	3.45	3.41	3.38	3.36	3.34	3.28	3.25	3.22	3.20	3.19	3.17
5	4.09	3.54	3.30	3.17	3.08	3.02	2.97	2.94	2.91	2.89	2.81	2.78	2.74	2.72	2.70	2.66
6	3.91	3.32	3.07	2.92	2.83	2.76	2.71	2.67	2.64	2.61	2.53	2.49	2.44	2.42	2.40	2.37
7	3.80	3.28	2.91	2.76	2.66	2.58	2.53	2.49	2.45	2.42	2.33	2.29	2.24	2.21	2.19	2.16
8	3.71	3.08	2.81	2.64	2.54	2.46	2.40	2.35	2.32	2.29	2.19	2.14	2.09	2.06	2.03	2.00
9	3.65	3.01	2.72	2.56	2.44	2.36	2.30	2.26	2.22	2.19	2.09	2.03	1.97	1.94	1.91	1.88
10	3.60	2.95	2.66	2.49	2.37	2.29	2.23	2.18	2.14	2.11	2.00	1.94	1.88	1.85	1.82	1.78
11	3.57	2.91	2.61	2.44	2.32	2.23	2.17	2.12	2.08	2.04	1.93	1.87	1.81	1.78	1.74	1.70
12	3.54	2.87	2.57	2.39	2.27	2.19	2.12	2.07	2.02	1.99	1.88	1.81	1.75	1.71	1.68	1.64
13	3.51	2.84	2.54	2.36	2.23	2.15	2.08	2.02	1.98	1.95	1.83	1.76	1.69	1.66	1.62	1.58
14	3.49	2.81	2.51	2.33	2.20	2.11	2.04	1.99	1.94	1.91	1.79	1.72	1.65	1.61	1.57	1.53
15	3.47	2.79	2.48	2.30	2.17	2.08	2.01	1.96	1.91	1.87	1.75	1.68	1.61	1.57	1.53	1.49
16	3.46	2.77	2.46	2.28	2.15	2.06	1.99	1.93	1.88	1.85	1.72	1.65	1.58	1.54	1.49	1.45
17	3.44	2.76	2.44	2.26	2.13	2.04	1.96	1.91	1.86	1.82	1.69	1.62	1.55	1.50	1.46	1.41
18	3.43	2.74	2.43	2.24	2.11	2.02	1.94	1.89	1.84	1.80	1.67	1.60	1.52	1.48	1.43	1.38
19	3.42	2.73	2.41	2.22	2.09	2.00	1.93	1.87	1.82	1.78	1.65	1.58	1.49	1.45	1.40	1.35
20	3.41	2.72	2.40	2.21	2.08	1.98	1.91	1.85	1.80	1.76	1.63	1.55	1.47	1.43	1.38	1.33
21	3.40	2.71	2.39	2.20	2.07	1.97	1.90	1.84	1.79	1.75	1.61	1.54	1.45	1.41	1.36	1.30
22	3.39	2.70	2.38	2.19	2.05	1.96	1.88	1.82	1.77	1.73	1.60	1.52	1.43	1.39	1.34	1.28
23	3.39	2.69	2.37	2.18	2.04	1.95	1.87	1.81	1.76	1.72	1.58	1.50	1.42	1.37	1.32	1.26
24	3.38	2.68	2.36	2.17	2.03	1.94	1.86	1.80	1.75	1.71	1.57	1.49	1.40	1.35	1.30	1.24
25	3.37	2.68	2.35	2.16	2.02	1.93	1.85	1.79	1.74	1.70	1.56	1.48	1.39	1.34	1.28	1.23
∞	3.24	2.52	2.17	1.96	1.81	1.70	1.62	1.54	1.48	1.43	1.25	1.14	1.01	0.92	0.82	0.65

附录 5　总体均数 μ 置信区间

c	1-α			
	0.95		0.99	
1	0.025	5.570	0.005	7.430
2	0.242	7.220	0.103	9.270
3	0.619	8.770	0.338	10.98
4	1.090	10.24	0.672	12.59
5	1.620	11.67	1.080	14.15
6	2.200	13.06	1.540	15.66
7	2.810	14.42	2.040	17.13
8	3.450	15.76	2.570	18.58
9	4.120	17.08	3.130	20.00
10	4.800	18.39	3.720	21.40

c	1-α			
	0.95		0.99	
11	5.490	19.68	4.320	22.78
12	6.200	20.96	4.940	24.14
13	6.920	22.23	5.580	25.00
14	7.650	23.49	6.230	26.84
15	8.400	24.74	6.890	28.16
16	9.150	25.98	7.570	29.48
17	9.900	27.22	8.250	30.79
18	10.67	28.45	8.940	32.00
19	11.44	29.67	9.640	33.38
20	13.00	32.10	11.07	35.95

c	1-α			
	0.95		0.99	
21	13.79	33.31	11.79	37.22
22	12.22	30.89	10.35	34.67
23	14.58	34.51	12.52	38.48
24	15.38	35.71	13.25	39.74
25	16.18	36.90	14.00	41.00
26	16.98	38.10	14.74	42.25
27	17.79	39.28	15.49	43.50
28	18.61	40.47	16.24	44.74
29	19.42	41.65	17.00	45.98
30	20.24	42.83	17.77	47.21

附录6 总体率 π 置信区间 ◁◁◁

m	n−m	1	2	3	4	5	6	7	8	9	10	12	14	16	18	20	1−α
1		0.013	0.008	0.006	0.005	0.004	0.004	0.003	0.003	0.003	0.002	0.002	0.002	0.001	0.001	0.001	0.950
		0.987	0.906	0.806	0.716	0.641	0.579	0.527	0.483	0.445	0.413	0.360	0.319	0.287	0.260	0.238	
		0.003	0.002	0.001	0.001	0.001	0.001	0.001	0.001	0.001	0.000	0.000	0.000	0.000	0.000	0.000	0.990
		0.997	0.959	0.889	0.815	0.746	0.685	0.632	0.585	0.544	0.509	0.449	0.402	0.363	0.331	0.304	
2		0.094	0.068	0.053	0.043	0.037	0.032	0.028	0.025	0.023	0.021	0.018	0.016	0.014	0.012	0.011	0.950
		0.992	0.932	0.853	0.777	0.710	0.651	0.600	0.556	0.518	0.484	0.428	0.383	0.347	0.317	0.292	
		0.041	0.029	0.023	0.019	0.016	0.014	0.012	0.011	0.010	0.009	0.008	0.007	0.006	0.005	0.005	0.990
		0.998	0.971	0.917	0.856	0.797	0.742	0.693	0.648	0.608	0.573	0.512	0.463	0.422	0.387	0.358	
3		0.194	0.147	0.118	0.099	0.085	0.075	0.067	0.060	0.055	0.050	0.043	0.038	0.034	0.030	0.028	0.950
		0.994	0.947	0.882	0.816	0.755	0.701	0.652	0.610	0.572	0.538	0.481	0.434	0.396	0.363	0.336	
		0.111	0.088	0.066	0.055	0.047	0.042	0.037	0.033	0.030	0.028	0.024	0.021	0.019	0.017	0.015	0.990
		0.999	0.977	0.934	0.882	0.830	0.781	0.735	0.693	0.655	0.621	0.561	0.510	0.468	0.432	0.401	
4		0.284	0.223	0.184	0.157	0.137	0.122	0.109	0.099	0.091	0.084	0.073	0.064	0.057	0.052	0.047	0.950
		0.995	0.957	0.901	0.843	0.788	0.738	0.692	0.651	0.614	0.581	0.524	0.476	0.437	0.403	0.374	
		0.185	0.144	0.118	0.100	0.087	0.077	0.069	0.062	0.057	0.053	0.045	0.040	0.036	0.032	0.029	0.990
		0.999	0.981	0.945	0.900	0.854	0.809	0.767	0.728	0.691	0.658	0.599	0.549	0.507	0.470	0.438	

续 表

m	$n-m$															$1-\alpha$
	1	2	3	4	5	6	7	8	9	10	12	14	16	18	20	
5	0.359	0.290	0.245	0.212	0.187	0.167	0.151	0.139	0.128	0.118	0.103	0.091	0.082	0.075	0.068	0.950
	0.996	0.963	0.915	0.863	0.813	0.766	0.723	0.684	0.649	0.616	0.560	0.512	0.471	0.436	0.407	
	0.254	0.203	0.170	0.146	0.128	0.114	0.103	0.094	0.087	0.080	0.070	0.062	0.055	0.050	0.046	0.990
	0.999	0.984	0.953	0.913	0.872	0.831	0.791	0.755	0.720	0.688	0.631	0.582	0.539	0.502	0.470	
6	0.421	0.349	0.299	0.262	0.234	0.211	0.192	0.177	0.163	0.152	0.133	0.119	0.107	0.098	0.090	0.950
	0.996	0.968	0.925	0.878	0.833	0.789	0.749	0.711	0.677	0.646	0.590	0.543	0.502	0.467	0.436	
	0.315	0.258	0.219	0.191	0.169	0.152	0.138	0.127	0.117	0.109	0.095	0.085	0.076	0.069	0.064	0.990
	0.999	0.986	0.958	0.923	0.886	0.848	0.811	0.777	0.744	0.714	0.658	0.610	0.567	0.531	0.498	
7	0.473	0.400	0.348	0.308	0.277	0.251	0.230	0.213	0.198	0.184	0.163	0.146	0.132	0.121	0.111	0.950
	0.997	0.972	0.933	0.891	0.849	0.808	0.770	0.734	0.701	0.671	0.616	0.570	0.529	0.494	0.463	
	0.368	0.307	0.265	0.233	0.209	0.189	0.172	0.159	0.147	0.137	0.121	0.108	0.097	0.089	0.082	0.990
	0.999	0.988	0.963	0.931	0.897	0.862	0.828	0.795	0.764	0.735	0.681	0.634	0.592	0.555	0.522	
8	0.517	0.444	0.390	0.349	0.316	0.289	0.266	0.247	0.230	0.215	0.191	0.172	0.155	0.143	0.132	0.950
	0.997	0.975	0.940	0.901	0.861	0.823	0.787	0.753	0.722	0.692	0.639	0.593	0.553	0.518	0.487	
	0.415	0.352	0.307	0.272	0.245	0.223	0.205	0.189	0.176	0.165	0.146	0.131	0.119	0.109	0.100	0.990
	0.999	0.989	0.967	0.938	0.906	0.873	0.841	0.811	0.781	0.752	0.701	0.655	0.614	0.578	0.545	

附录7 二项分布函数 F(k) 值表

n	k	p=0.01	0.02	0.04	0.06	0.08	0.1	0.2	0.3	0.4	0.5
5	0	0.950990	0.903921	0.815373	0.733904	0.659082	0.590490	0.327680	0.168070	0.077760	0.031250
	1	0.999020	0.996158	0.985242	0.968129	0.945639	0.918540	0.737280	0.528220	0.336960	0.187500
	2	0.999990	0.999922	0.999398	0.998030	0.995475	0.991440	0.942080	0.836920	0.682560	0.500000
	3	1.000000	0.999999	0.999988	0.999938	0.999808	0.999540	0.993280	0.969220	0.912960	0.812500
	4	1.000000	1.000000	1.000000	0.999999	0.999997	0.999990	0.999680	0.997570	0.989760	0.968750
10	0	0.904382	0.817073	0.664833	0.538615	0.434388	0.348678	0.107374	0.028248	0.006047	0.000977
	1	0.995734	0.983822	0.941846	0.882412	0.812118	0.736099	0.375810	0.149308	0.046357	0.010742
	2	0.999886	0.999136	0.993786	0.981162	0.959925	0.929809	0.677800	0.382783	0.167290	0.054688
	3	0.999998	0.999969	0.999557	0.997971	0.994199	0.987205	0.879126	0.649611	0.382281	0.171875
	4	1.000000	0.999999	0.999978	0.999848	0.999414	0.998365	0.967207	0.849732	0.633103	0.376953
	5	1.000000	1.000000	0.999999	0.999992	0.999959	0.999853	0.993631	0.952651	0.833761	0.623047
	6	1.000000	1.000000	1.000000	1.000000	0.999998	0.999991	0.999136	0.989408	0.945238	0.828125
	7	1.000000	1.000000	1.000000	1.000000	1.000000	1.000000	0.999922	0.998410	0.987705	0.945313
	8	1.000000	1.000000	1.000000	1.000000	1.000000	1.000000	0.999996	0.999856	0.998322	0.989258
	9	1.000000	1.000000	1.000000	1.000000	1.000000	1.000000	1.000000	0.999994	0.999895	0.999023

续 表

n	k	p 0.01	0.02	0.04	0.06	0.08	0.1	0.2	0.3	0.4	0.5
	0	0.860058	0.738569	0.542086	0.395292	0.286297	0.205891	0.035184	0.004748	0.000470	0.000031
	1	0.990370	0.964662	0.880890	0.773763	0.659729	0.549043	0.167126	0.035268	0.005172	0.000488
	2	0.999584	0.996961	0.979708	0.942867	0.887035	0.815939	0.398023	0.126828	0.027114	0.003693
	3	0.999988	0.999817	0.997550	0.989640	0.972686	0.944444	0.648162	0.296868	0.090502	0.017578
	4	1.000000	0.999992	0.999781	0.998597	0.995030	0.987280	0.835766	0.515491	0.217278	0.059235
	5	1.000000	1.000000	0.999985	0.999854	0.999305	0.997750	0.938949	0.721621	0.403216	0.150879
	6	1.000000	1.000000	0.999999	0.999988	0.999924	0.999689	0.981941	0.868857	0.609813	0.303619
	7	1.000000	1.000000	1.000000	0.999999	0.999994	0.999966	0.995760	0.949987	0.786897	0.500000
	8	1.000000	1.000000	1.000000	1.000000	1.000000	0.999997	0.999215	0.984757	0.904953	0.696381
	9	1.000000	1.000000	1.000000	1.000000	1.000000	1.000000	0.999887	0.996347	0.966167	0.849121
15	10	1.000000	1.000000	1.000000	1.000000	1.000000	1.000000	0.999988	0.999328	0.990652	0.940765
	11	1.000000	1.000000	1.000000	1.000000	1.000000	1.000000	0.999999	0.999908	0.998072	0.982422
	12	1.000000	1.000000	1.000000	1.000000	1.000000	1.000000	1.000000	0.999991	0.999721	0.996307
	13	1.000000	1.000000	1.000000	1.000000	1.000000	1.000000	1.000000	0.999999	0.999975	0.999512
	14	1.000000	1.000000	1.000000	1.000000	1.000000	1.000000	1.000000	1.000000	0.999999	0.999969

续 表

n	k	0.01	0.02	0.04	0.06	0.08	0.1	0.2	0.3	0.4	0.5
							p				
	0	0.817907	0.667608	0.442002	0.290106	0.188693	0.121577	0.011529	0.000798	0.000037	0.000001
	1	0.983141	0.940101	0.810338	0.660455	0.516856	0.391747	0.069175	0.007637	0.000524	0.000020
	2	0.998996	0.992931	0.956137	0.885028	0.787946	0.676927	0.206085	0.035483	0.003611	0.000201
	3	0.999957	0.999400	0.992587	0.971034	0.929385	0.867047	0.411449	0.107087	0.015961	0.001288
	4	0.999999	0.999961	0.999042	0.994366	0.981656	0.956826	0.629648	0.237508	0.050952	0.005909
	5	1.000000	0.999998	0.999902	0.999131	0.996201	0.988747	0.804208	0.416371	0.125599	0.020695
	6	1.000000	1.000000	0.999992	0.999892	0.999362	0.997614	0.913307	0.608010	0.250011	0.057659
	7	1.000000	1.000000	0.999999	0.999989	0.999912	0.999584	0.967857	0.772272	0.415893	0.131588
	8	1.000000	1.000000	1.000000	0.999999	0.999990	0.999940	0.990018	0.886669	0.595599	0.251722
	9	1.000000	1.000000	1.000000	1.000000	0.999999	0.999993	0.997405	0.952038	0.755337	0.411901
20	10	1.000000	1.000000	1.000000	1.000000	1.000000	0.999999	0.999437	0.982855	0.872479	0.588099
	11	1.000000	1.000000	1.000000	1.000000	1.000000	1.000000	0.999898	0.994862	0.943474	0.748278
	12	1.000000	1.000000	1.000000	1.000000	1.000000	1.000000	0.999985	0.998721	0.978971	0.868412
	13	1.000000	1.000000	1.000000	1.000000	1.000000	1.000000	0.999998	0.999739	0.993534	0.942341
	14	1.000000	1.000000	1.000000	1.000000	1.000000	1.000000	1.000000	0.999957	0.998388	0.979305
	15	1.000000	1.000000	1.000000	1.000000	1.000000	1.000000	1.000000	0.999994	0.999683	0.994091
	16	1.000000	1.000000	1.000000	1.000000	1.000000	1.000000	1.000000	0.999999	0.999953	0.998712
	17	1.000000	1.000000	1.000000	1.000000	1.000000	1.000000	1.000000	1.000000	0.999995	0.999799
	18	1.000000	1.000000	1.000000	1.000000	1.000000	1.000000	1.000000	1.000000	1.000000	0.999980
	19	1.000000	1.000000	1.000000	1.000000	1.000000	1.000000	1.000000	1.000000	1.000000	0.999999

附录 8　泊松分布函数 $F(k)$ 值表

k	λ										
	0.001	0.002	0.003	0.004	0.005	0.006	0.007	0.008	0.009	0.01	0.02
0	0.999000	0.998002	0.997004	0.996008	0.995012	0.994018	0.993024	0.992032	0.991040	0.990050	0.980199
1	1.000000	0.999998	0.999996	0.999992	0.999988	0.999982	0.999976	0.999968	0.999960	0.999950	0.999803
2		1.000000	1.000000	1.000000	1.000000	1.000000	1.000000	1.000000	1.000000	1.000000	0.999999

k	λ										
	0.03	0.04	0.05	0.06	0.07	0.08	0.09	0.1	0.11	0.12	0.13
0	0.970446	0.960789	0.951229	0.941765	0.932394	0.923116	0.913931	0.904837	0.895834	0.886920	0.878095
1	0.999559	0.999221	0.998791	0.998270	0.997661	0.996966	0.996185	0.995321	0.994376	0.993351	0.992248
2	0.999996	0.999990	0.999980	0.999966	0.999946	0.999920	0.999886	0.999845	0.999796	0.999737	0.999668
3	1.000000	1.000000	1.000000	1.000000	0.999999	0.999998	0.999997	0.999996	0.999994	0.999992	0.999989

k	λ										
	0.14	0.15	0.16	0.17	0.18	0.19	0.2	0.21	0.22	0.23	0.24
0	0.869358	0.860708	0.852144	0.843665	0.835270	0.826959	0.818731	0.810584	0.802519	0.794534	0.786628
1	0.991068	0.989814	0.988487	0.987088	0.985619	0.984081	0.982477	0.980807	0.979073	0.977276	0.975419
2	0.999588	0.999497	0.999394	0.999279	0.999150	0.999008	0.998852	0.998680	0.998494	0.998292	0.998073
3	0.999986	0.999981	0.999976	0.999970	0.999962	0.999953	0.999943	0.999931	0.999918	0.999903	0.999886
4	1.000000	0.999999	0.999999	0.999999	0.999999	0.999999	0.999998	0.999997	0.999996	0.999995	0.999995

续表

k	λ										
	0.25	0.26	0.27	0.28	0.29	0.3	0.4	0.5	0.6	0.7	0.8
0	0.778801	0.771052	0.763379	0.755784	0.748264	0.740818	0.670320	0.606531	0.548812	0.496585	0.449329
1	0.973501	0.971525	0.969492	0.967403	0.965260	0.963064	0.938448	0.909796	0.878099	0.844195	0.808792
2	0.997839	0.997587	0.997317	0.997030	0.996724	0.996401	0.992074	0.985612	0.976885	0.965858	0.952577
3	0.999867	0.999845	0.999821	0.999795	0.999766	0.999734	0.999224	0.998248	0.996642	0.994247	0.990920
4	0.999993	0.999992	0.999990	0.999989	0.999987	0.999984	0.999939	0.999828	0.999606	0.999214	0.998589
5	1.000000	1.000000	1.000000	0.999999	0.999999	0.999999	0.999996	0.999986	0.999961	0.999910	0.999816
6	1.000000	1.000000	1.000000	1.000000	1.000000	1.000000	1.000000	0.999999	0.999997	0.999991	0.999979

k	λ										
	0.9	1	1.1	1.2	1.3	1.4	1.5	1.6	1.7	1.8	1.9
0	0.406570	0.367879	0.332871	0.301194	0.272532	0.246597	0.223130	0.201897	0.182684	0.165299	0.149569
1	0.772482	0.735759	0.699029	0.662627	0.626823	0.591833	0.557825	0.524931	0.493246	0.462837	0.433749
2	0.937143	0.919699	0.900416	0.879487	0.857112	0.833498	0.808847	0.783358	0.757223	0.730621	0.703720
3	0.986541	0.981012	0.974258	0.966231	0.956905	0.946275	0.934358	0.921187	0.906811	0.891292	0.874702
4	0.997656	0.996340	0.994565	0.992254	0.989337	0.985747	0.981424	0.976318	0.970385	0.963593	0.955919
5	0.999657	0.999406	0.999032	0.998500	0.997769	0.996799	0.995544	0.993960	0.992001	0.989622	0.986781
6	0.999957	0.999917	0.999851	0.999749	0.999596	0.999378	0.999074	0.998664	0.998125	0.997431	0.996554
7	0.999995	0.999990	0.999980	0.999963	0.999936	0.999893	0.999830	0.999740	0.999612	0.999438	0.999207
8	1.000000	0.999999	0.999998	0.999995	0.999991	0.999984	0.999972	0.999955	0.999928	0.999890	0.999837

续 表

k	λ										
	2	2.1	2.2	2.3	2.4	2.5	2.6	2.7	2.8	2.9	3
0	0.135335	0.122456	0.110803	0.100259	0.090718	0.082085	0.074274	0.067206	0.060810	0.055023	0.049787
1	0.406006	0.379615	0.354570	0.330854	0.308441	0.287297	0.267385	0.248660	0.231078	0.214591	0.199148
2	0.676676	0.649631	0.622714	0.596039	0.569709	0.543813	0.518430	0.493624	0.469454	0.445963	0.423190
3	0.857123	0.838643	0.819352	0.799347	0.778723	0.757576	0.736002	0.714092	0.691937	0.669623	0.647232
4	0.947347	0.937874	0.927504	0.916249	0.904131	0.891178	0.877423	0.862908	0.847676	0.831777	0.815263
5	0.983436	0.979551	0.975090	0.970024	0.964327	0.957979	0.950963	0.943268	0.934890	0.925826	0.916082
6	0.995466	0.994138	0.992539	0.990638	0.988406	0.985813	0.982830	0.979431	0.975589	0.971283	0.966491
7	0.998903	0.998514	0.998022	0.997411	0.996661	0.995753	0.994666	0.993379	0.991869	0.990115	0.988095
8	0.999763	0.999663	0.999530	0.999358	0.999138	0.998860	0.998513	0.998086	0.997567	0.996942	0.996197
9	0.999954	0.999931	0.999899	0.999856	0.999798	0.999723	0.999624	0.999499	0.999340	0.999142	0.998898
10	0.999992	0.999987	0.999980	0.999971	0.999957	0.999938	0.999913	0.999880	0.999836	0.999780	0.999708
11	0.999999	0.999998	0.999996	0.999994	0.999992	0.999987	0.999982	0.999974	0.999963	0.999948	0.999929
12	1.000000	1.000000	0.999999	0.999999	0.999998	0.999998	0.999996	0.999995	0.999992	0.999989	0.999984

附录9 泊松分布 λ 的置信区间 ▷▷▷▷

样本计数 X	95%CI		99%CI		样本计数 X	95%CI		99%CI	
	下限	上限	下限	上限		下限	上限	下限	上限
0	0.0	3.7	0.0	5.3	–	–	–	–	–
1	0.1	5.6	0.0	7.4	26	17.0	38.0	14.7	42.2
2	02	7.2	0.1	9.3	27	17.8	39.2	15.4	43.5
3	0.6	8.8	0.3	11.0	28	18.6	40.4	16.2	44.8
4	1.0	10.2	0.6	12.6	29	19.4	41.6	17.0	46.0
5	1.6	11.7	1.0	14.1	30	20.2	42.8	17.7	47.2
6	2.2	13.1	15	15.6	31	21.0	44.0	18.5	48.4
7	2.8	14.4	2.0	17.1	32	21.8	45.1	19.3	49.6
8	3.4	15.8	2.5	18.5	33	22.7	46.3	20.0	50.8
9	4.0	17.1	3.1	20.0	34	23.5	47.5	20.8	52.1
10	4.7	18.4	3.7	21.3	35	24.3	48.7	21.6	53.3
11	5.4	19.7	4.3	22.6	36	25.1	49.8	22.4	54.5
12	6.2	21.0	4.9	24.0	37	26.0	51.0	23.2	55.7
13	6.9	22.3	5.5	25.4	38	26.8	52.2	24.0	56.9
14	7.7	23.5	6.2	26.7	39	27.7	53.3	24.8	58.1
15	8.4	24.8	6.8	28.1	40	28.6	54.5	25.6	59.3
16	9.4	26.0	7.5	29.4	41	29.4	55.6	26.4	60.5
17	9.9	27.2	8.2	30.7	42	30.3	56.8	27.2	61.7
18	10.7	28.4	8.9	32.0	43	31.1	57.9	28.0	62.9
19	11.5	29.6	9.6	33.3	44	32.0	59.0	28.8	62.9
20	12.2	30.8	10.3	34.6	45	32.8	60.2	29.6	65.3
21	13.0	32.0	11.0	35.9	46	33.6	61.3	30.4	66.5
22	13.8	33.2	11.8	37.2	47	34.5	62.5	31.2	67.7
23	14.6	34.4	12.5	38.4	48	35.3	63.6	32.0	68.9
24	15.4	35.6	13.2	39.7	49	36.1	64.8	32.8	70.1
25	16.2	36.8	14.0	41.0	50	37.0	65.9	33.6	71.3

附录 10　统计分析计划书通用格式 ▷▷▷▷

　　统计分析计划书是在研究方案确定以后，由统计学专业人员制定的具体的统计分析工作流程。包括统计分析方法的选择、主要指标、次要指标、评价方法等，并按预期的统计分析结果列出统计分析表备用。统计分析计划书在研究过程中可以修改、补充和完善，但在首次揭盲前应以文件形式予以确认。

　　统计分析计划书应根据具体的研究内容来制定，此处附一个通用格式供参考。

　　1. 研究目的

　　2. 研究设计

　　3. 研究单位和负责人

　　4. 统计单位、统计人员及完成时间

　　5. 数据管理：数据录入与修改、数据审核与锁定

　　6. 统计分析数据集、意向治疗数据集、全分析集、符合方案集、安全集

　　7. 统计分析方法：分析软件、分析指标（主要指标、次要指标）、统计描述（数值变量、分类变量）、分析方法（脱落分析、基础值的均衡性分析、依从性分析、效果分析、安全性分析）

　　8. 统计分析表格：病例特征、基础数据可比性分析、效果分析、安全性评估

　　9. 缩写与统计量（英文）说明

附录11　学术研究实施与报告和医学期刊编辑与发表的推荐规范（目录）　▷▷▷▷

　　国际医学期刊编辑委员会（International Committee of Medical Journal Editors, ICMJE）于1979年首次发表《生物医学期刊投稿的统一要求》（Uniform Requirements for Manuscripts Submitted to Biomedical Journals），之后进行过多次修订。2013年8月修订时更名为《学术研究实施与报告和医学期刊编辑与发表的推荐规范》，简称"ICMJE 推荐规范"。2013年12月、2014年12月和2015年12月，ICMJE对"ICMJE 推荐规范"又做了三次更新。

　　Ⅰ. 关于"推荐规范"　Ⅰ.A."推荐规范"的目的　Ⅰ.B."推荐规范"的使用者　Ⅰ.C."推荐规范"的历史沿革

　　Ⅱ. 作者、贡献者、审稿人、编辑、出版者以及期刊所有者的职能和责任　Ⅱ.A. 定义作者和贡献者的职能　Ⅱ.A.1. 为什么作者署名很重要　Ⅱ.A.2. 谁是作者　Ⅱ.A.3. 作者之外的贡献者　Ⅱ.B. 作者的责任——利益冲突　Ⅱ.B.1. 参与者　Ⅱ.B.1.a. 作者Ⅱ.B.1.b. 同行审稿人　Ⅱ.B.1.c. 编辑与期刊工作人员Ⅱ.B.2. 报告利益冲突　Ⅱ.C. 投稿和同行评议过程中的责任　Ⅱ.C.1. 作者　Ⅱ.C.2. 期刊　Ⅱ.C.2.a. 保密性　Ⅱ.C.2.b. 及时性　Ⅱ.C.2.c. 同行评议　Ⅱ.C.2.d. 正直性　Ⅱ.C.3. 同行审稿人　Ⅱ.D. 期刊所有者与编辑自由　Ⅱ.D.1. 期刊所有者　Ⅱ.D.2. 编辑自由　Ⅱ.E. 受试者的保护

　　Ⅲ. 与医学期刊论文发表相关的出版和编辑问题　Ⅲ.A. 更正与版本管理　Ⅲ.B. 科学不端、关注通告和撤销　Ⅲ.C. 版权　Ⅲ.D. 内容重复的发表　Ⅲ.D.1. 一稿多投Ⅲ.D.2. 重复发表和预先发表　Ⅲ.D.3. 可接受的再次发表　Ⅲ.D.4. 基于相同数据库的稿件　Ⅲ.E. 通信　Ⅲ.F. 费用　Ⅲ.G. 增刊、专刊和特刊　Ⅲ.H. 赞助与合作　Ⅲ.I. 电子出版Ⅲ.J. 广告　Ⅲ.K. 期刊与媒体　Ⅲ.L. 临床试验注册

　　Ⅳ. 稿件准备与投稿　Ⅳ.A. 为向医学期刊投稿准备稿件　Ⅳ.A.1. 一般原则　Ⅳ.A.2. 报告指南　Ⅳ.A.3. 稿件各部分　Ⅳ.A.3.a. 文题页　Ⅳ.A.3.b. 摘要　Ⅳ.A.3.c. 引言Ⅳ.A.3.d. 方法　Ⅳ.A.3.d.i. 受试者的选择与描述　Ⅳ.A.3.d.ii. 技术信息　Ⅳ.A.3.d.iii. 统计学　Ⅳ.A.3.e. 结果　Ⅳ.A.3.f. 讨论　Ⅳ.A.3.g. 参考文献　Ⅳ.A.3.g.i. 总则　Ⅳ.A.3.g.ii. 类型与格式　Ⅳ.A.3.h. 表格　Ⅳ.A.3.i. 图Ⅳ.A.3.j. 计量单位　Ⅳ.A.3.k. 缩写和符号　Ⅳ.B. 向期刊投稿

"医学统计设计与数据分析的 SPSS 应用" 教学大纲 ▷▷▷▷

一、课程说明

1. 课程编号。

2. 课程名称（中/英文）：医学统计设计与数据分析的 SPSS 应用/Application of SPSS Software in Medical Statistics、Research Design and Data Analysis。

3. 课程类别：限选课。

4. 学时/学分：48 学时/3 学分。

5. 预修课程：高等数学、基础医学、卫生统计学、医学科研方法、流行病学等。

6. 适用专业：中医学、中西医、针灸推拿、医学、护理、药学等专业。

7. 教材：魏高文，魏歆然. 医学统计设计与数据分析的 SPSS 应用［M］. 北京：中国中医药出版社，2020.

8. 教学参考书：《卫生统计学》（魏高文主编），《医学科研方法与循证医学》（魏高文、魏歆然主编），《医学统计学实战指导》（蔡晶、魏高文主编），《医学统计学实战进阶》（蔡晶、魏高文主编），《SPSS 18 及其医学应用》（虞仁和主编），等。

二、课程性质和教学目的

随着医学高等教育的发展和素质教育的实施，学生科研意识和能力的培养越来越受到重视。而医学统计学或卫生统计学是应用数理统计的原理与方法，研究居民健康状况以及卫生服务领域中数据的收集、整理和分析表达的科学。它是研究随机现象数量规律性的方法学与艺术，对于培养学生科研统计思维，做好研究设计、资料搜集、整理、分析与表达、论文阅读与写作等科研过程均具有至关重要的作用。

与此同时，随着电子计算机科学的飞速发展和普及应用，统计软件在医学科研设计和数据统计分析中的应用也越来越广泛。而 SPSS 统计分析软件是目前世界上最早、最通用、最权威、操作最简便的统计分析软件之一。

本课程以 SPSS 25.0 为操作工具，注重实践操作以实例对应用过程进行演示，分三个模块介绍其应用：SPSS（Statistical Product and Service Solution）基础、SPSS 在医学科研设计中的应用、SPSS 在医学数据统计分析中的应用。

本课程将有助于学生在较短时间内掌握 SPSS 中的方法选择、操作和输出结果的解读，掌握 SPSS 在医学中的应用，掌握统计数据分析的现代化手段，同时帮助学生更好地理解统计学的内容，开阔学生的视野，激发学生对医学科学研究的兴趣，培养和增强学生的批判精神、创新意识、创新能力、科学态度、科研能力和水平。

三、课程目标

学习本课程，旨在提高学生的统计素养、培养学生的统计思维，使学生在知识、技能和素质等三个方面得到提升。

1. 知识目标

（1）掌握变量类型与分析方法选择的基本思路，掌握数值变量统计描述和统计推断的常用方法，掌握分类变量统计描述和统计推断的常用方法；

（2）熟悉卫生统计常用的基本概念、基本理论，熟悉各种统计表和统计图的制作原则和方法；

（3）了解常用统计分析方法的基本原理、了解卫生统计技术的发展动态。

2. 技能目标

（1）按照资料性质和分析目的正确选用和绘制统计图表；

（2）正确选用统计方法，采用 SPSS 统计软件进行分析；

（3）结合专业知识对统计结果做出适当的分析和推断结论。

3. 素质目标

（1）提高科研道德素养：诚实、信任、公平、尊重、责任。

（2）培养科学精神：客观求实的理性精神、批判精神、开拓创新精神、敬业奉献精神、协作精神等。

（3）激发学习热情：将"要我学"转化为"我要学"！

（4）领悟学习技巧：将"老师教、学生学"转化为"老师教学生学"，体现学生主体、老师主导地位，实现"授人以渔"。

（5）建立统计思维：概率思维，眼见不一定为实，用数据说话。

四、教学内容、重点难点及教学设计

章节	教学内容	教学重点	教学难点	教学方案设计（含教学方法、教学手段）	统计 48学时	统计 32学时	高级统计 16学时	SPSS 应用 16学时
第一章 医学统计学与 SPSS 统计软件概述	第一节 医学统计学的基本概念 第二节 统计资料类型 第三节 SPSS 统计软件简介 第四节 SPSS 的主要窗口和对话框 第五节 SPSS 数据文件的建立 第六节 SPSS 数据文件的管理	掌握医学统计学的基本概念、主要功能，SPSS 软件对话框、窗口和对话框、数据文件的建立、数据文件的管理等基础知识；熟悉统计资料类型、SPSS 统计软件概述，SPSS 软件的基本特点	SPSS 软件的数据文件的建立、数据文件的管理	课堂讲授、案例讨论	2	2		2
第二章 SPSS 在医学科研设计中的应用	第一节 科研设计中样本量的估计 第二节 随机抽样 第三节 完全随机设计 第四节 配对设计与配伍组设计 第五节 正交设计	掌握完全随机设计的原理和 SPSS 软件操作步骤；熟悉随机抽样的基础知识和 SPSS 软件操作步骤；了解正交设计的原理和 SPSS 软件操作步骤	随机抽样的基础知识和 SPSS 软件操作步骤；完全随机设计的原理和 SPSS 软件操作步骤	课堂讲授、案例讨论、操作演示	2			
第三章 统计分析基本思路	第一节 数据分析前的准备工作 第二节 计量资料统计分析方法选择思路 第三节 计数资料统计分析方法选择思路 第四节 等级资料统计分析方法的选择思路	掌握计量资料、计数资料统计分析方法的选择基本思路；熟悉数据分析前的准备工作；了解等级资料统计分析方法的选择思路和假设检验基本思路	计量资料，计数资料和等级资料统计分析方法的选择思路基本思路	课堂讲授、案例讨论	2			
第四章 样本数据的统计描述与总体参数的估计	第一节 定量数据的统计描述与参数估计 第二节 定性数据的统计描述与参数估计	掌握定量数据的统计描述与参数估计的原理和思路；熟悉定性数据的统计描述与参数估计的原理和思路	定量数据和定性数据的统计描述的思路	课堂讲授、案例讨论	2	2		2
第五章 单个样本及配对设计单变量资料检验	第一节 单个样本单变量资料检验 第二节 配对设计单变量资料检验	掌握配对设计的应用条件，分析思路，操作步骤和结果分析；熟悉单个样本单变量资料检验的应用条件，分析思路，操作步骤和结果分析	单个样本和配对设计单变量计量资料检验的操作步骤和结果分析	课堂讲授、案例讨论、操作演示	2	2		2

章节	教学内容	教学重点	教学难点	教学方案设计（含教学方法、教学手段）	统计 48 学时	统计 32 学时	高级统计 16 学时	SPSS 应用 16 学时
第六章　两个样本单变量资料检验	第一节　成组 t 检验与 t' 检验 第二节　Wilcoxon 秩和检验与检验与 Mann-Whitney U 检验	掌握成组 t 检验与 t' 检验的应用条件、分析思路、操作步骤、结果分析；熟悉 Wilcoxon 秩和检验与 Mann-Whitney U 检验的应用条件、分析思路、操作步骤及结果分析	成组 t 检验与 t' 检验、Wilcoxon 秩和检验与 Mann-Whitney U 检验的操作步骤及结果分析	课堂讲授、案例讨论、操作演示	2	2		2
第七章　多个样本单变量资料检验	第一节　完全随机设计资料检验及多重比较 第二节　随机区组设计资料的检验 第三节　2×2 交叉设计资料的方差分析 第四节　2×2 析因设计资料方差分析 第五节　正交设计资料方差分析 第六节　重复测量资料方差分析	掌握完全随机设计单因素方差分析、Kruskal-Wallis H 检验；掌握随机区组设计随机区组设计两因素方差分析、Friedman M 检验；掌握重复测量资料方差分析、2×2 析因设计资料方差分析、2×2 交叉设计资料方差分析；了解正交设计资料方差分析	正交设计资料方差分析的应用条件、分析思路、操作步骤及结果分析	课堂讲授、案例讨论、操作演示	8	4		
第八章　相关与回归分析	第一节　两变量直线相关 第二节　两变量直线回归 第三节　两变量曲线回归 第四节　多重线性回归	掌握两变量直线相关、直线回归的使用条件、操作步骤及结果分析；熟悉多重线性回归的使用条件、操作步骤及结果分析	多重线性回归的使用条件、操作步骤及结果分析	课堂讲授、案例讨论、操作演示	4	4		
第九章　聚类分析与判别分析	第一节　聚类分析 第二节　判别分析	掌握 Q 型聚类、R 型聚类的操作步骤、结果分析；掌握各类判别分析的使用情况、操作步骤分析	各类判别分析的应用	课堂讲授、案例讨论、操作演示	4	4		
第十章　计数资料假设检验	第一节　成组设计 2×2 表资料 χ^2 检验 第二节　成组设计 $R×C$ 表资料 χ^2 检验及多重比较 第三节　配对设计四格表资料分析 第四节　多中心分层资料的分层 χ^2 检验	掌握成组设计 2×2 表资料 χ^2 检验及 $R×C$ 表资料 χ^2 检验操作步骤及结果分析；熟悉成组设计 $R×C$ 表资料 χ^2 检验及多重比较操作步骤及结果分析；熟悉配对设计四格表资料分析操作步骤及结果分析	成组设计 $R×C$ 表资料卡方检验及多重比较结果分析；配对设计四格表资料分析	课堂讲授、案例讨论、操作演示	6	4		4

续 表

章节	教学内容	教学重点	教学难点	教学方案设计（含教学方法、教学手段）	统计 48 学时	统计 32 学时	高级统计 16 学时	SPSS 应用 16 学时
第十一章 等级资料假设检验	第一节 单个样本等级资料检验 第二节 两个样本等级资料检验 第三节 多个样本等级资料检验 第四节 配对设计方表资料分析	掌握两个样本等级资料的秩和检验、Ridit 分析的应用条件、操作步骤及结果分析；掌握多个样本等级资料的 Kruskal-Wallis H 检验、Ridit 分析的应用条件、操作步骤及结果分析；掌握配对设计方表资料分析的操作步骤及结果分析	多个样本等级资料的 Kruskal-Wallis H 检验、Ridit 分析的应用条件、操作步骤及结果分析	课堂讲授、案例讨论、操作演示	6	2		
第十二章 Logistic 回归分析	第一节 二分类资料的 Logistic 回归 第二节 多分类资料的 Logistic 回归 第三节 条件 Logistic 回归	掌握二分类资料的 Logistic 回归的操作步骤及结果分析；了解多分类资料的 Logistic 回归的操作步骤及结果分析	多分类资料的 Logistic 回归的结果分析	课堂讲授、案例讨论、操作演示	4	2		
第十三章 生存分析	第一节 寿命表法 第二节 Kaplan-Meier 法 第三节 Cox 回归分析	掌握 Cox 回归分析应用条件、操作步骤及结果分析；熟悉 Kaplan-Meier 法应用条件、分析思路、操作步骤及结果分析；了解寿命表法的应用条件、分析思路、分析步骤及结果分析	寿命表法、Kaplan-Meier 法和 Cox 回归结果分析	课堂讲授、案例讨论、操作演示			4	
第十四章 主成分分析与因子分析	第一节 主成分分析 第二节 因子分析	掌握因子分析的操作思路、操作步骤及结果分析、分析思路；熟悉主成分分析的应用条件、分析思路、操作步骤及结果分析	主成分分析和因子分析的结果分析	课堂讲授、案例讨论、操作演示			4	
第十五章 多变量方差分析	第一节 单组资料的多变量方差分析 第二节 两组资料的多变量方差分析 第三节 多组资料的多变量方差分析 第四节 重复测量资料的多变量方差分析	掌握两组资料的多变量方差分析的应用条件、分析思路、操作步骤及结果分析；熟悉多组资料的多变量方差分析的应用条件、分析思路、操作步骤及结果分析；了解单组资料分析的应用条件、分析思路、操作步骤及结果分析	单组资料、两组资料的多变量方差分析和多组资料的多变量方差分析的操作步骤及结果分析	课堂讲授、案例讨论、操作演示			4	

续 表

章节	教学内容	教学重点	教学难点	教学方案设计（含教学方法、教学手段）	统计48学时	统计32学时	高级统计16学时	SPSS应用16学时
第十六章 诊断试验评价	第一节 诊断试验评价指标 第二节 ROC 曲线分析	掌握常用诊断试验评价指标；掌握诊断试验步骤及结果的应用条件、掌握 ROC 曲线分析的应用条件、分析思路，操作步骤及结果分析	诊断试验常用指标的计算和 ROC 曲线分析的操作步骤及结果分析	课堂讲授、案例讨论、操作演示			2	
第十七章 信度与效度分析	第一节 信度分析 第二节 效度分析	掌握信度分析的应用条件、分析思路，操作步骤及结果分析；掌握效度分析的应用条件、分析思路，操作步骤及结果分析	信度分析和效度分析的操作步骤及结果分析	课堂讲授、案例讨论、操作演示			2	
第十八章 统计图形	第一节 直方图 第二节 直条图 第三节 圆图 第四节 线图 第五节 散点图 第六节 误差条图 第七节 热图与火山图	掌握直方图、直条图、圆图、线图的应用条件和绘制方法；熟悉散点图、误差条图应用条件和绘制方法；了解热图与火山图的应用条件和绘制方法	各类统计图的绘制方法	课堂讲授、案例讨论、操作演示	4	4		4

注：实践包括实验、讨论、上机等。

五、实践教学内容和基本要求

理清统计思路，以案例分析和练习题为导向，在较短时间内掌握 SPSS 中的方法选择、操作和输出结果的解读，以便更好地理解统计学的内容，并能灵活运用 SPSS 协助医学科研设计与数据分析。

六、考核方式及成绩评定

考核内容	考核方式	成绩比例（%）	备注
期末成绩	开卷/闭卷考试	50~70	
平时成绩	老师评定	30~50	在线学习、课堂提问、练习、纪律、讨论

七、大纲主撰人：朱旭、邓思思、陈书　　大纲审核人：魏高文

参考文献 ▷▷▷▷

1. 魏高文．卫生统计学．2版．北京：中国中医药出版社，2018.

2. 魏高文，魏歆然．医学科研方法与循证医学．北京：中国中医药出版社，2019.

3. 蔡晶，魏高文．医学统计学实战进阶．北京：人民卫生出版社，2018.

4. 蔡晶，魏高文．医学统计学实战指导．北京：人民卫生出版社，2016.

5. 季光，赵宗江．科研思路与方法．北京：人民卫生出版社，2016.

6. 申杰，王净净．医学科研思路与方法．北京：中国中医药出版社，2016.

7. 史周华．医学统计学．2版．北京：人民卫生出版社，2016.

8. 史周华，何雁．中医药统计学与软件应用．2版．北京：中国中医药出版社，2017.

9. 何雁．中医药统计学．3版．北京：中国中医药出版社，2016.

10. 虞仁和．SPSS 18及其医学应用．2版．长沙：中南大学出版社，2017.

11. 王泓午，魏高文．预防医学．北京：人民卫生出版社，2020.

12. 王泓午．预防医学概论．北京：中国中医药出版社，2020.

13. 王泓午．医学统计学．北京：人民卫生出版社，2020.

14. 魏高文．护理科研．郑州：河南科学技术出版社，2008.

15. 魏歆然，裴芸，黄丹丹，等．病是吃出来的．太原：山西出版传媒集团，2012.

16. 裴芸，魏歆然，魏高文，等．女人最重要的时期——妊娠期．太原：山西科学技术出版社，2012.

17. 魏高文，周国兴．痢疾患者最想知道什么．太原：山西科学技术出版社，2004.

18. 魏高文．性病患者最想知道什么．太原：山西科学技术出版社，2005.

19. 魏高文，管弦．实用家庭食疗．太原：山西科学技术出版社，2006.

20. 熊正南．社区健康教育．长沙：中南大学出版社，2005.

21. 武松．SPSS统计分析大全．北京：清华大学出版社，2014.

22. 张文彤，董伟．SPSS统计分析高级教程．2版．北京：高等教育出版社，2013.

23. 贺佳．卫生管理统计及软件应用．北京：人民卫生出版社，2013.

24. 刘堃．SPSS统计分析在医学科研中的应用．北京：人民卫生出版社，2012.

25. 姜晶梅．医学实用多元统计学．北京：科学出版社，2014.

26. 万崇华，罗家洪．高级医学统计学．北京：科学出版社，2014.

27. 武松．SPSS实战与统计思维．北京：清华大学出版社，2019.

28. 宇传华．SPSS与统计分析．武汉：电子工业出版社，2006.